I0031277

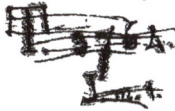

TRAITÉ

DE

PHARMACOLOGIE SPÉCIALE.

OUVRAGES DE L'AUTEUR.

Des Caractères propres à faire distinguer les Lésions faites pendant la vie, de celles qui peuvent avoir été produites après la mort.

(in-8° 1835.)

De l'Influence de la Physiologie Expérimentale sur la connaissance et le traitement des Maladies Chirurgicales.

(in-8° 1840.)

Du Procédé proposé par le Docteur Collin pour la réduction des Luxations de la Cuisse.

(in-8° 1841.)

De l'Opium dans le traitement des Fièvres Intermittentes.

(in-8° 1844.)

Etudes thérapeutiques sur la suppression et la guérison des Maladies.

(in-8° 1846.)

Sur les Lésions locales.

(in-8° 1847.)

Essai de Pharmacologie thérapeutique générale.

1er volume (in-8° 1847).

Imprimerie de J. Mantel aîné, rue de la Préfecture, 10

TRAITÉ

DE

PHARMACOLOGIE SPÉCIALE,

OU

HISTOIRE MÉDICALE

DES ESPÈCES MÉDICAMENTEUSES,

PAR

le Docteur A. JAUMES,

AGRÉGÉ ET CONSERVATEUR DES COLLECTIONS A LA FACULTÉ DE MÉDECINE
DE MONTPELLIER, SECRÉTAIRE DE LA SECTION MÉDICALE DE L'ACADÉMIE
DES SCIENCES ET LETTRES, SECRÉTAIRE PARTICULIER DE LA SOCIÉTÉ DE
MÉDECINE-PRATIQUE DE LA MÊME VILLE, MEMBRE CORRESPONDANT DE LA
SOCIÉTÉ MÉDICALE D'ÉMULATION DE LYON, DE LA SOCIÉTÉ ROYALE DE
MÉDECINE DE MARSEILLE, DE LA SOCIÉTÉ DE MÉDECINE DE POITIERS.

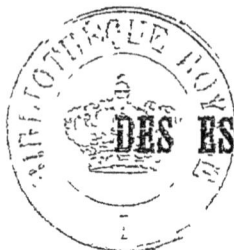

TOME PREMIER.

MONTPELLIER

Louis CASTEL, Libraire, Grand'-Rue, 32.

PARIS,

J.-B. BAILLIÈRE, Libraire, RUE DE L'ÉCOLE DE MÉDECINE 17.

1847

PRÉFACE.

L'objet de cet ouvrage est la description des espèces médicamenteuses et l'étude des mutations utiles que chacune d'elles peut déterminer. Je m'occupe d'abord du médicament considéré en lui-même (partie pharmaceutique); je passe ensuite à l'examen de ses effets (partie physiologique). Conformément aux principes exposés dans mon *Traité de pharmacologie générale*, je divise ces effets en deux catégories.

Les uns directs résultent de la provocation faite par le médicament à la sensibilité du sujet; les autres indirects, conséquence des premiers, sont des changements favorables survenus dans la maladie traitée.

En médecine, l'histoire d'un médicament embrasse donc trois choses étiologiquement liées entre elles : 1° l'action extérieure; 2° la réponse vitale, témoignant que cette action a été sentie; 3° l'effet thérapeutique. Le problème consiste à faire naître dans le corps malade les modifications nécessaires à la production de ce dernier effet. Pour cela, il importe de savoir les propriétés de l'agent, l'utilité et le danger de ces propriétés, quand elles s'exercent sur nous.

La pharmacologie serait parfaite si le médecin pouvait toujours saisir avec certitude le caractère, l'enchaînement des phénomènes énumérés tout à l'heure, et les développer à volonté d'une manière convenable. Certes, nous n'en sommes pas là, et les articles qu'on va lire présenteront des vides et des incertitudes. On aurait tort d'en conclure que mon système d'exposition est mauvais. Bien poser les questions essentielles, en signaler les difficultés, c'est sans contredit le meilleur moyen de préparer la solution ; le progrès qui consiste à mettre sur la bonne voie n'est pas à dédaigner.

Tant que l'observation raisonnée me l'a permis, j'ai fait connaître la mutation médicamenteuse qui sert à la cure des maladies, et j'ai montré les rapports de ces deux faits physiologiques. Souvent cette appréciation a été impossible ; alors je me suis contenté de donner des préceptes empiriques, en attendant que de plus habiles parviennent à remplir la lacune.

Tels sont, en peu de mots, le plan et l'économie de ce Traité de pharmacologie spéciale.

En suivant cet ordre d'idées, j'ai cherché à utiliser les améliorations récemment introduites dans la science.

Depuis quelques années, l'histoire pharmaco-chimique des médicaments a fait d'excellentes acquisitions qui ne peuvent se trouver dans les ouvrages classiques écrits au commencement du siècle. Celui de MM. Trousseau et Pidoux, quoique d'une date récente, laisse à désirer sous ce rapport. Les auteurs de ce livre, bien digne d'ailleurs du succès qu'il a obtenu, se sont surtout occupés de questions thérapeutiques, et ont laissé volontairement dans l'ombre plusieurs particularités qui se rattachent au médicament.

Les perfectionnements que je rappelle ici se trouvent présentés avec soin dans d'autres traités; mais ces traités, à l'inverse des précédents, donnent trop de place au détail chimique et pas assez à la partie physiologique qui intéresse principalement le médecin.

Je crois possible de réunir d'une manière plus synthétique, plus profitable qu'on ne l'a fait jusqu'à présent ce qui, dans l'étude des médicaments et dans celle du système vivant modifié par eux, peut contribuer à l'instruction des élèves et venir en aide à l'inexpérience des jeunes praticiens; ils sont pour la plupart peu familiers avec les connaissances pharmaceutiques, et j'ai pensé qu'il était avantageux de diriger leur attention de ce côté. Certes, je ne mettrai pas mes lecteurs en état d'exécuter par eux-mêmes toutes les manipulations dont je parlerai; mais il m'a paru nécessaire de leur offrir sur ce point les notions générales qui sont, au moins, de convenance, et les documents chimiques susceptibles d'éclairer l'art de formuler et la physiologie de l'homme médicamenté. J'ai pris la plume avec l'intention de parvenir à ces résultats.

Un dernier motif m'a décidé : depuis long-temps aucun ouvrage de pharmacologie spéciale n'est sorti de l'Ecole de Montpellier ; et cependant il y a dans cette Ecole, au sujet de la matière médicale appliquée, des idées et des pratiques qui ne sont exposées nulle part ; je crois utile de les porter à la connaissance du public.

En beaucoup d'endroits, ce livre aura donc une couleur particulière et différera de ceux qui l'ont précédé. Est-ce une qualité ? est-ce un défaut ? Il ne m'appartient pas d'en juger.

Après cet exposé rapide du plan et des desseins particuliers que je me suis proposés, je n'ai plus qu'à confier mon travail à la bienveillante appréciation de mes Confrères.

NOTIONS PRÉLIMINAIRES.

LE résumé qui va suivre a pour but de rappeler ou de faire connaître à l'élève les notions préalables nécessaires pour l'intelligence et la pratique médicale de la pharmacologie. Quel que soit le sujet dont on s'occupe, il y a toujours, au commencement, quelques explications à donner sur la manière dont ce sujet a été compris, et sur le sens spécial attaché à certains mots, à certaines choses.

Avant d'entrer en matière, je répondrai aux questions suivantes : 1° Quelles sont les substances qui font naturellement partie d'une pharmacologie spéciale? 2° Sous quelles formes ces substances sont-elles employées? 3° De quelles mesures se sert-on pour en déterminer les quantités?

ARTICLE Iᵉʳ.

DOMAINE DE LA PHARMACOLOGIE SPÉCIALE.

La pharmacologie est la science des médicaments et non pas la science des remèdes. Le remède comprend tout ce qui peut servir au traitement des maladies; et, en général, il porte avec lui l'idée d'une efficacité à peu près certaine dans un cas particulier auquel on fait allusion.

Le sens du mot *médicament* est plus restreint (1); il exige la matérialité de la substance, laquelle doit, par conséquent, pouvoir toujours se prêter à une description physique. D'après cela, le calorique, l'électricité, etc., resteront en dehors de mon plan : ce ne sont pas des médicaments.

D'un autre côté, il est des agents matériels fort souvent utilisés pour

---

(1) Voir mon Essai de pharmacologie thérapeutique générale.

A

le traitement des maladies, et dont je ne dirai rien non plus, parce que leur étude est revendiquée par l'hygiène ou par la médecine opératoire. Un peu d'arbitraire est inévitable lorsqu'il s'agit de déterminer les limites qui séparent ces sciences de la pharmacologie. Dans cette question, peu importante du reste, j'ai tenu compte des opinions généralement acceptées. Ainsi, l'eau, quoiqu'elle joue un grand rôle en thérapeutique, ne me paraît pas devoir figurer comme titre d'un article de pharmacologie : c'est aux ouvrages d'hygiène qu'il faut demander l'exposition des propriétés de ce liquide. Les sangsues ne sont pas non plus un médicament. Je laisse le soin d'en parler aux auteurs des traités de chirurgie.

Les médicaments sont naturels ou artificiels : les premiers sont produits par les forces du globe dans certaines localités ; les seconds sont l'œuvre de la pharmacie, ayant la chimie pour guide. Il est des substances pharmacologiques naturelles qu'on n'emploie pas : on trouve plus commode de s'adresser à l'art pour les obtenir ; il en est d'autres que l'art seul peut former.

La minéralogie, la botanique, la zoologie fournissent les médicaments ou les matériaux qui servent à les confectionner. Les médicaments minéraux ne sont pas aussi nombreux que ceux que l'on trouve parmi les corps organisés ; mais ils sont, en général, actifs. Le règne végétal fournit la plus grande partie des sujets de la pharmacologie ; le règne animal est plus pauvre encore que le règne minéral.

Les médicaments minéraux offrent le plus de sûreté dans leur emploi; il suffit d'être certain qu'ils ont été bien préparés et qu'ils ont conservé fidèlement leur identité, pour qu'on puisse les prescrire avec confiance. Il n'en est pas tout-à-fait ainsi de ceux qui sont végétaux ou animaux ; il y a quelquefois impossibilité et toujours difficulté à s'assurer de leur pureté. D'ailleurs, comme des circonstances puissantes ont pu influer sur la vitalité des êtres d'où ces produits ont été extraits, les qualités se trouvent parfois diminuées, exaltées, altérées ; il faut donc tenir compte de ces circonstances, dont les principales sont : l'âge, le climat, l'exposition, l'état sauvage, la culture, le mode et l'époque de la récolte, toutes considérations dont on n'a pas à s'occuper avec les substances inorganiques.

Un médicament est dit *simple*, pharmacologiquement parlant, lorsqu'il est administré tel que nous le donnent la nature ou l'art. Une légère préparation, qui ne peut lui faire subir de notables modifications, ne lui ôte pas son caractère de simplicité : ainsi, une décoction de quinquina, une dissolution de nitre, sont des médicaments simples.

Les médicaments *composés* sont ceux qui sont formés de deux ou plusieurs substances pharmacologiques ; ils sont *magistraux* ou *officinaux*.

Les premiers ont une composition très-variable et leur nombre est indéfini. Généralement non susceptibles de conservation, on les prépare au fur et à mesure des besoins, au gré et sur l'ordre du médecin.

Les *officinaux* sont d'avance confectionnés. Leur chiffre est limité ; ils se conservent sans inconvénient et quelquefois même avec avantage. Leur mode de préparation est connu ; ils ont tous un nom dont l'énoncé suffit au pharmacien, sans qu'il soit nécessaire d'entrer dans les détails de la composition.

L'objet de la pharmacologie spéciale est de connaître les vertus et les règles d'administration des médicaments simples et des médicaments composés. L'art de les préparer appartient à la pharmacie ; mais le médecin ne doit pas rester étranger aux choses les plus importantes qui se rapportent à cet art, afin qu'au besoin il puisse contrôler l'œuvre du pharmacien et même remplacer ce dernier.

On appelle *formule* l'indication méthodique des doses de la substance ou des substances que le médecin prescrit. La formule est ordinairement écrite ; elle indique comment le médicament doit être administré. et, quand cela est nécessaire, comment il doit être confectionné.

Quand on associe deux ou plusieurs substances, il y a toujours une préparation à exécuter. Le médecin la fait connaître dans sa formule.

Les formules sont *simples* ou *composées :* ces épithètes ont le sens que je caractérisais tout à l'heure à propos des médicaments.

La formule simple est celle qui désigne un seul médicament, ou dans laquelle celui-ci est uni à une substance qui a pour unique objet de donner une forme spéciale à la préparation, dans le but de faciliter l'administration et l'exercice des propriétés pharmacologiques. On appelle *excipient*, la matière relativement ou absolument inerte que l'on emploie pour cela. Ces formules peuvent, effectivement, être appelées simples, parce qu'à proprement parler, il n'y a qu'un seul médicament.

Les formules composées contiennent plusieurs substances destinées à agir concurremment. Parmi ces formules, les plus rapprochées des simples présentent deux ou plusieurs substances ayant même vertu, et qui se prêtent un mutuel appui. Le médicament le plus puissant porte le nom de *base ;* l'autre ou les autres sont des *auxiliaires*.

Des substances à propriétés différentes peuvent entrer dans la même formule : voici dans quelles intentions cela se pratique. Un médicament, d'ailleurs convenable, présente-t-il des qualités mauvaises qui le rendraient trop actif, ou bien susciteraient des mutations dynamiques dont pour le moment on ne veut pas, on neutralise ces qualités à l'aide d'un agent capable d'empêcher une pareille déviation : ce médicament est appelé *correctif*. De plus, il n'y a aucun inconvénient à masquer le goût d'une préparation médicamenteuse; on emploie pour cela le miel, le sucre, un sirop dont la saveur est généralement agréée : ces substances sont appelées *moyens édulcorants*.

Une formule qui renferme tous les agents variés qui peuvent entrer dans sa composition, offre donc une base, un auxiliaire, un correctif, un excipient, un édulcorant.

On place ordinairement, au commencement de la première ligne, le signe ℞, regardé comme abréviation du mot *recipe, prenez*. On inscrit ensuite les substances au-dessous les unes des autres, dans l'ordre que je vais indiquer : la *base*, l'*auxiliaire*, le *correctif*, l'*excipient*, l'*édulcorant*. En regard de ces désignations, et sur la même ligne, doivent se trouver les chiffres et les mots indiquant les doses.

Veut-on la même dose de deux ou plusieurs substances, on les réunit par une accolade, et l'on place en regard le mot *ana* ou ā ā devant la désignation de la quantité commune; enfin, on termine la formule en indiquant le mode de préparation et le mode d'administration. On date et l'on signe. L'énoncé de la préparation pharmaceutique désirée, suivi des trois lettres F. S. A. (*fiat secundùm artem*), suffit au pharmacien quand on n'a rien de particulier à lui faire connaître.

Assez ordinairement les mots *ordonnance* et *formule* sont considérés comme synonymes : toutefois le mot *formule* s'applique plus spécialement à ce qui regarde le médicament, et le mot *ordonnance* à ce qui concerne les soins hygiéniques dont l'observation est recommandée par le médecin.

L'art de formuler est pour le praticien d'un secours indispensable; il s'acquiert lentement et exige un aplomb, une sûreté que l'expérience seule peut donner. Cet art est la pierre d'achoppement des médecins au début de leur exercice : l'indispensable nécessité de s'y préparer de longue-main n'a donc pas besoin d'être prouvée.

Il ne suffit pas de savoir les propriétés dynamiques des médicaments; il faut de plus, pour les associer convenablement, connaître leurs propriétés physiques et chimiques. L'ignorance de ces dernières notions rend quelquefois inutile la science de tout le reste, et expose à la risée un médecin d'ailleurs instruit et capable. Les fautes de ce genre doivent être soigneusement évitées. Quand on songe à la multiplicité des matières de la pharmacologie, la chose semble fort difficile : elle l'est pourtant moins qu'elle ne le paraît.

On doit se rassurer, effectivement, en se rappelant que les associa-
tions médicinales subies par les médicaments ont lieu dans un cercle limité
et sont loin d'exiger, pour être exécutées, la connaissance de toutes les
affinités, de toutes les indifférences que les chimistes ont trouvées dans
les substances pharmacologiques. J'aurai soin d'indiquer uniquement,
dans chacun de mes articles, celles de ces propriétés qui intéressent
notre profession. La note chimique qu'on y trouvera sera rédigée en
vue de l'art de formuler, et souvent il me sera possible d'établir sur ce
point des règles générales qui s'appliqueront à des groupes spéciaux et
même à des classes entières. Des avertissements semblables aideront la
mémoire et faciliteront singulièrement le travail des commençants.

D'ailleurs, et pour peu qu'on y réfléchisse, on verra que la chose
ne peut pas être autrement : bien que tout l'arsenal pharmacologique
soit à la disposition du médecin, celui-ci, en réalité, n'en utilise qu'une
partie dans les circonstances habituelles de sa pratique. La nature des
maladies régnantes, la facilité de se procurer tels médicaments plutôt
que tels autres, les habitudes traditionnelles ou individuelles, la vogue
même, portent l'attention sur une série particulière de moyens dont la
variété d'action répond aux indications qui se présentent le plus souvent. Il résulte de là que chaque praticien choisit, au milieu de la masse
des médicaments, un formulaire circonscrit, composé de substances
qu'il peut ainsi mieux connaître à fond et manier avec une sûreté complète. Les cas imprévus qui le forcent à sortir de ce cadre ne sont pas
nombreux. Il lui est aisé de prendre les précautions nécessaires pour
formuler convenablement les agents avec lesquels il est moins familier.

Article II.

SOUS QUELLES FORMES LES MÉDICAMENTS SONT-ILS PRESCRITS?

On emploie les formes solide, pulvérulente, molle, liquide, gazeuse.
Quelques généralités sur chacun de ces points me paraissent indispensables.

§ Ier. — Médicaments solides.

Tout étant égal d'ailleurs, la cohésion des molécules entre elles est
un obstacle à l'exercice des propriétés pharmacologiques; leur division
est une condition favorable à l'absorption.

Les médicaments solides sont utilisés pour les médicamentations externes, lorsque l'on veut que l'activité de la substance se concentre et
s'épuise sur un petit espace. Les agents ainsi prescrits doivent être

puissants ; autrement le peu de sensibilité de la peau rendrait leur application parfaitement inutile : ce sont des vésicants (écorce de garou), des caustiques (pierre à cautère, pierre infernale, etc.). La portion essentiellement agissante est celle qui est désagrégée ou dissoute par le secours de l'humidité naturelle dont le tégument est imprégné.

Souvent on fait prendre par la bouche des médicaments solides destinés à passer dans les secondes voies ou à provoquer des modifications locales. Ces substances sont divisibles par la mastication, ou susceptibles de se liquéfier à l'aide des fluides buccaux, gastriques ou intestinaux. On cite des faits tendant à prouver que des médicaments solides, pris à l'intérieur, ont produit leur effet thérapeutique sans perdre leur cohésion. Tout en admettant cette possibilité, je puis affirmer que ce sont là des exceptions sur lesquelles on ne doit pas compter.

Quelques préparations solides ont reçu des noms particuliers dont il est bon de déterminer le sens.

Les *trochisques* sont des médicaments composés, divisés en petites masses auxquelles on a donné des formes particulières, celle d'un cône, d'un grain d'avoine, d'un tétraèdre, etc. Les trochisques, jadis très-souvent employés, ne le sont guère aujourd'hui. Quelques praticiens en font confectionner qui ont des propriétés escharotiques, et dont ils se servent pour ouvrir les bubons, les abcès, agrandir les plaies fistuleuses, etc.

Il suffit de nommer les *biscuits*, les *pains*, les *chocolats médicamenteux*, pour que le lecteur comprenne la valeur de ces dénominations. Les *condits* sont des substances végétales pénétrées et recouvertes de sucre cristallisé.

En associant diversement le sucre à certaines substances médicamenteuses, on obtient des *saccharolés* ou des *saccharures*. Les *biscuits*, les *chocolats*, les *condits* dont je viens de parler sont des *saccharolés*. Il en est d'autres dont je vais définir les principaux : ce sont les *grains*, les *pastilles*, les *tablettes*. Les *grains* sont roulés en très-petites masses sphériques. Les *pastilles* sont hémisphériques et plus grosses que les grains. Les *tablettes* sont des masses aplaties, rondes, carrées ou rhumboïdales. Ces médicaments sont analogues quant au mode de confection ; seulement la gomme dont on se sert pour les grains et les tablettes, afin de favoriser l'adhésion des parties, n'entre pas dans la composition des pastilles.

Les *saccharures* sont pulvérulents ; j'en parlerai tout à l'heure.

Les *pilules*, produit du mélange de substances pulvérulentes et d'autres liquides, ou molles, jouant le rôle d'excipient, sont des médicaments solides. On les avale entières ; elles se dissolvent seulement dans la partie sous-diaphragmatique du tube digestif. Il faut se méfier des pilules trop sèches, trop dures : celles-ci peuvent être rendues par l'anus sans avoir subi d'altération, ou bien elles s'accumulent dans l'intestin quand on en prend assidûment, et peuvent, plus tard, si elles sont dissoutes en masse, donner lieu à de graves accidents. A ma connaissance, des évènements de ce genre ont été observés pendant un traitement anti-syphilitique avec les pilules de sublimé.

Les *bols* diffèrent des pilules par leur volume plus considérable. On ne les prépare ordinairement qu'au moment de l'usage : aussi leur consistance est-elle ordinairement plus molle.

Les *emplâtres* sont des médicaments qu'on applique sur la peau et qui y adhèrent sans couler. Pharmaceutiquement, il y a deux espèces d'emplâtres : les uns sont principalement composés de résines et de différents corps gras; on leur a donné le nom moderne de *rétinolés solides,* de ῥητίνη, mot grec qui signifie *résine;* les autres ont leur partie essentielle formée par un savon résultat de la combinaison de l'huile ou de la graisse avec l'oxyde de plomb ; ils sont maintenant désignés sous le nom de *stéaratés* (στέαρ, *suif*).

Les *sparadraps* sont des bandes de toile ou de taffetas uniformément recouvertes d'une couche médicamenteuse de nature emplastique.

Les *emplâtres* et les *sparadraps* remplissent en thérapeutique le rôle de défensifs, de moyens mécaniques d'adhésion. Plusieurs ont d'autres propriétés dépendant des médicaments plus ou moins actifs ajoutés, dont la matière emplastique devient alors l'excipient. Ces propriétés sont, en général, peu prononcées; leurs effets ne se montrent qu'au bout d'un temps assez long.

Les *suppositoires* sont des médicaments solides de forme conique qu'on introduit dans le rectum, pour obtenir des mutations dans les parties touchées, ou bien pour provoquer des mouvements expulsifs de contraction de la part du gros intestin. Une mèche de charpie graissée, le savon, le beurre de cacao, sont la matière habituelle des suppositoires. On y ajoute, selon le besoin, des substances plus énergiques.

§ II. — *Médicaments pulvérulents.*

La *pulvérisation* désagrège les molécules médicamenteuses. Cette forme permet à la substance de recouvrir une plus grande surface, de s'accommoder aux inégalités des parties ; de plus, la pulvérisation est une opération qui facilite l'exécution d'un grand nombre de préparations.

La *concassation* ou *quassation* est une pulvérisation grossière. On l'emploie pour favoriser la *dissolution* de substances qui, à l'état solide, offriraient trop de résistance aux liqueurs dissolvantes ; elle est également de mise pour former certains mélanges mous *(cataplasmes)* faits en associant un liquide avec la matière concassée.

La forme décidément pulvérulente sert aussi à la confection d'autres préparations officinales ou magistrales ; mais elle est souvent laissée aux médicaments qui sont alors administrés à l'état de *poudres*.

Plusieurs procédés mécaniques que la pharmacie enseigne sont employés à la trituration des substances pharmacologiques. À l'aide de la *porphyrisation*, on obtient un produit extrêmement fin et ténu. On choisit ce dernier mode, lorsque la surface d'application, douée d'une vive sensibilité, serait blessée par le contact de fragments petits, mais encore grossiers et inégaux, l'œil par exemple. La porphyrisation est pareillement préférée lorsqu'il s'agit de porter le médicament dans des parties profondes et anfractueuses (insufflations au fond de la bouche, au fond du conduit vulvo-utérin, etc.)

La *poudre simple* est celle que l'on obtient en agissant sur une seule substance. Dans la *poudre composée* entrent deux ou plusieurs médicaments divisés ensemble ou séparément, et que, dans ce dernier cas, on mêle ensuite.

Les *poudres médicamenteuses* sont administrées seules, ou bien mêlées à une matière inerte ou agréable, destinée à les étendre ou à en masquer la saveur. À l'aide d'excipients mous, sirupeux ou liquides, les poudres prennent la forme de *pilules*, de *bols*, de *cataplasmes*.

Les médicaments pulvérisés et mêlés avec le sucre conservent le nom de *poudres* ; ils portent le nom spécial de *saccharures* lorsque le mélange se fait de la façon suivante :

Un liquide (alcool, éther, eau) chargé de parties médicamenteuses est versé sur du sucre en morceaux, de manière à imbiber ceux-ci d'une manière égale ; on fait sécher à l'air libre ; on pulvérise ensuite grossièrement ; on termine la dessiccation à l'étuve ; on pulvérise tout-à-fait et l'on tamise.

§ III. — *Médicaments mous.*

On les emploie à l'extérieur ou à l'intérieur.

Les premiers sont connus sous le nom de *pommades*, de *cérats*, d'*onguents*, de *cataplasmes*.

Les *pommades* sont des médicaments qui résultent du mélange de la graisse avec une ou plusieurs substances ; c'est ordinairement la graisse de porc (axonge) que l'on utilise pour cela. Les pommades ont reçu le nom de *liparolés* dans la nomenclature pharmaceutique moderne (λίπος, *graisse*, λιπαρός, *gras*). Il y a des *pommades simples* et des *pommades composées*.

Les *cérats* diffèrent des pommades en ce qu'ils sont formés par l'huile et la cire : ce sont les *élæo-cératés* d'aujourd'hui. Le *cérat simple* contient seulement l'huile et la cire. On peut y ajouter d'autres substances dont le cérat prend alors le nom (cérat opiacé, mercuriel).

Les *onguents*, véritables *rétinolés*, parce qu'une résine entre dans leur composition, diffèrent des *rétinolés-emplâtres* en ce que leur consistance est molle, onctueuse, qualité qu'ils tiennent de l'huile qu'on y fait entrer; ils pourraient donc recevoir le nom d'*élæo-rétinolés*.

Cataplasmes. — Médicaments composés de pulpes ou de poudres végétales et d'eau. Le mot *cataplasme* seul indique généralement une préparation émolliente. Les cataplasmes peuvent avoir d'autres vertus ; mais alors il faut exprimer l'épithète qui les caractérise : *cataplasmes astringents, cataplasmes résolutifs*. Les *cataplasmes rubéfiants*, faits avec la farine de moutarde, portent le nom particulier de *sinapismes*.

Voici maintenant la définition sommaire des médicaments mous employés à l'intérieur. Dans beaucoup de cas, on le comprend, ils servent aussi aux médicamentations externes.

Electuaires. — Ils sont formés principalement de poudres délayées dans du miel ou dans un sirop, ou de pulpes mêlées avec du sucre. D'autres substances de nature diverse sont fréquemment incorporées à celles que je viens de nommer. Le sucre, le miel sont la partie caractéristique, pharmaceutiquement parlant.

Les *conserves* et les *marmelades* sont des électuaires que l'on peut appeler *simples*, parce que le sucre ou le miel s'y trouvent mêlés avec une seule substance médicamenteuse. Le mot *conserve* était exact jadis, lorsqu'on ne faisait entrer dans cette préparation que des pulpes fraîches dont la matière saccharine favorisait la conservation; maintenant des poudres végétales séchées, et par conséquent susceptibles de se conserver très-bien par elles-mêmes, servent à former les *conserves*. Ce mot, sur quelques points, a donc perdu ses rapports étymologiques.

La *marmelade* est un électuaire tout-à-fait du ressort de l'art culinaire. C'est à tort qu'on désigne ainsi certaines préparations décidément médicamenteuses, comme la *marmelade de Tronchin ;* il est mieux de leur conserver le nom générique d'*électuaires*.

Les électuaires qui contiennent un nombre plus ou moins grand de substances actives sont dits *composés ;* on les appelle aussi des *confec-tions.*

Les électuaires sont généralement des préparations *officinales.* Ceux qui sont *magistraux* s'appellent *opiates ,* désignation inexacte, puisque l'opium n'est nullement partie nécessaire dans leur constitution.

Pâtes. — Médicaments ordinairement béchiques, émollients, incor-porés avec le sucre et la gomme, de manière à ce que la masse soit tenace et un peu élastique.

Gelées. — Préparations sucrées formées de principes gommeux, géla-tineux des végétaux ou des animaux. Les gelées sont liquides à la température de l'eau bouillante, et prennent une consistance trem-blante après le refroidissement. Ces préparations sont essentiellement nourrissantes.

Les médicaments mous internes dont je viens de parler sont de véri-tables *saccharolés ,* à cause de la matière sucrée qui, au point de vue pharmaceutique, en fait la partie essentielle.

Les *extraits* sont des parties d'un médicament naturel végétal ou animal plus actives que les autres, et qu'on sépare à l'aide de procédés particuliers. Ces procédés reposent sur la connaissance du dissolvant de la matière qu'on veut obtenir. On fait ensuite évaporer le véhicule ou excipient temporaire, jusqu'à ce que la préparation ait acquis une consistance molle.

Les extraits les plus nombreux s'obtiennent à l'aide de l'eau ou de l'alcool. Suivant le dissolvant, on les nomme *extraits aqueux, extraits alcooliques.* Il y a des *extraits éthériques ou par l'éther :* ces derniers sont en petit nombre.

Les *extraits aqueux* se font en traitant la substance médicamenteuse pulvérisée par l'eau froide, chaude ou bouillante. L'évaporation est obtenue à l'aide de l'ébullition, de la chaleur du soleil ou d'une étuve. Il est des préparations qu'on assimile aux extraits aqueux, et qui sont simplement le résidu de l'évaporation du suc dépuré ou non dépuré qu'on a exprimé de la plante encore fraîche. Il n'est pas indifférent d'employer l'un ou l'autre de ces procédés : malheureusement on n'est pas d'accord sur la valeur qu'il convient d'accorder à chacun d'eux, lorsqu'il s'agit de certains médicaments.

Relativement aux *extraits alcooliques,* il faut avoir égard au degré aréométrique de l'alcool. Les uns exigent l'alcool aqueux connu sous le nom d'eau-de-vie ; les autres réclament l'alcool plus ou moins dé-phlegmé.

Les *extraits,* comme les *électuaires,* peuvent être prescrits seuls ou mêlés à d'autres préparations. On s'en sert souvent comme excipients pour la confection des bols et des pilules.

Il y a des *extraits secs*, mais en petit nombre. Ces extraits sont alors des médicaments solides : tel est l'extrait de quinquina, primitivement connu sous le nom de *sel essentiel de Lagaraye*.

§ IV. — *Médicaments liquides.*

Les excipients qui donnent cette forme sont : l'eau, l'alcool, l'éther, le vin, le vinaigre, la bière, l'huile.

Préparations aqueuses. — Elles ont reçu le nom moderne d'*hydrolés* (ὕδωρ, *eau*). L'eau s'empare des principes médicamenteux par *suspension* ou par *dissolution*.

La *suspension* est favorisée, en ce qui regarde le médicament, par la pulvérisation ; en ce qui concerne l'eau, par l'addition d'une substance qui la rend épaisse, visqueuse, et lui permet ainsi de retenir plus longtemps la matière avec laquelle elle est mêlée. Les agents employés dans ce but sont ordinairement une gomme ou le jaune d'œuf. Quelque précaution que l'on prenne, l'intimité de ce mélange est provisoire ; le repos suffit pour que la séparation ait lieu, et la matière médicamenteuse surnage ou tombe au fond du liquide. L'agitation reproduit le mélange ; il faut y avoir recours au moment de l'administration. Toutefois, à cause de l'incertitude où l'on est de donner à chaque fois des doses exactement égales du médicament, on ne prescrit pas de cette façon les agents énergiques, pour lesquels des erreurs dans la quantité pourraient, quoique légères, être suivies de conséquences graves.

Avec la *dissolution* l'union est intime, égale et permanente. La *dissolution* est facile et prompte lorsque la substance est très-soluble ; il suffit de mettre en rapport les deux agents. Pour hâter cette opération, on pulvérise celui que l'on veut dissoudre.

Lorsque le médicament n'est soluble que dans une de ses parties, et que cette partie est retenue dans les mailles d'un tissu, ce qui a lieu presque toujours, s'il s'agit de corps végétaux ou animaux, la dissolution que l'on recherche exige une température et un temps appropriés.

Le temps est-il seul nécessaire et la température ordinaire suffit-elle, la *dissolution* se fait par *macération*.

La *digestion* exige, outre le temps, une température plus élevée, mais qui n'atteint pas celle de l'eau bouillante.

L'*infusion* a besoin d'un temps plus ou moins long et d'une eau portée à l'ébullition, au moment de son contact avec le médicament ; mais , après ce premier contact, on laisse baisser cette température : le reste s'opère par *digestion*.

Dans la *décoction*, le médicament est plus ou moins long-temps tenu en rapport avec l'eau élevée à la chaleur bouillante.

L'*infusion* et la *décoction* sont le mode le plus souvent employé. L'*infusion* s'applique aux substances qui renferment des principes volatils qu'une température haute et permanente ferait disparaître. On traite par la *décoction* les médicaments dont les principes sont fixes et ne sont cédés à l'eau qu'après résistance. L'emploi habituel que l'on fait des *infusions* et des *décoctions* donnera de l'utilité à la règle suivante : la dose de l'agent pharmacologique pour ces préparations est ordinairement le double de celle qui se prescrit lorsque cet agent est donné seul.

On appelle *eaux distillées* ou *hydrolats*, des médicaments composés d'eau et de principes volatils, unis au moyen de la distillation : ce sont des végétaux qui servent à la préparation des *eaux distillées*. En cette circonstance, ils cèdent une huile essentielle au véhicule aqueux. Les huiles essentielles étant des substances actives rendent l'eau médicamenteuse, bien que ce liquide n'en garde qu'une partie relativement petite, à cause du peu de solubilité des huiles. Toutefois, il est bon de faire remarquer que l'eau, pendant la distillation, se charge d'une plus grande proportion de principes volatils que si ces derniers étaient mis directement en rapport avec elle. Il se passe là quelque chose de particulier que les chimistes n'ont pas encore bien apprécié. Les *eaux distillées* les plus usitées sont des médicaments d'une énergie moyenne. Dans la plupart des cas , on peut les prescrire à quantités assez élevées, sans exposer le sujet à des inconvénients sérieux; elles remplissent ordinairement, dans les formules, le rôle d'auxiliaire, d'excipient, excepté quand il s'agit d'individus d'une grande susceptibilité, comme sont, par exemple, les enfants en bas âge. Alors elles se montrent assez actives pour qu'on puisse les donner seules, et leur emploi exige une surveillance particulière. Cette surveillance est toujours de rigueur pour l'*eau distillée de laurier-cerise* et pour celle *d'amandes amères*. Ces eaux sont des médicaments puissants dont il faut se méfier, avec d'autant plus de raison que leur action est inégale, à cause de l'impossibilité où est encore la pharmacie de les préparer de manière à ce qu'elles aient toujours le même degré de vertu. En raison de leur énergie possible, l'*eau de laurier-cerise* et l'eau *d'amandes amères* font une catégorie particulière parmi les autres *eaux distillées*.

Les *sirops* (saccharolés liquides) sont des médicaments visqueux formés d'une ou de plusieurs substances contenues dans une dissolution concentrée de sucre dans l'eau (1). Le sirop de sucre, composé seulement de sucre et d'eau, et qui sert souvent à préparer les sirops médicamenteux, est généralement appelé *sirop simple*. Conformément à la nomenclature adoptée en pharmacologie, il vaudrait mieux nommer *sirops simples* ceux dans lesquels il n'entre qu'un seul médicament, par opposition aux *sirops composés* qui en contiennent plusieurs. Ces dénominations auraient plus de chances de succès que celles de *sirops monoiamiques* (μόνος, *seul*, et ἴαμα, *médicament*) et de *sirops polyamiques* (πολύ, *beaucoup*) proposées actuellement.

Les sirops ont été imaginés à plusieurs fins : ils facilitent par la présence du sucre la conservation d'une substance médicamenteuse qui se détériorerait si elle était livrée à elle-même ; ils fournissent aux médicaments un correctif et un excipient agréables. On les prépare soit en ajoutant l'agent pharmacologique au *sirop de sucre*, soit en introduisant le sucre dans un soluté aqueux de cet agent. A l'aide de la chaleur, on donne au liquide le degré de densité nécessaire à la conservation.

Les sirops dont les vertus diffèrent beaucoup en degré d'énergie et en qualité ont pourtant ceci de commun, qu'ils supposent la possibilité d'en prescrire certaines doses (4 à 30 grammes dans la journée) sans risque considérable, du moins dans les circonstances ordinaires. Il est dangereux, et l'expérience l'a prouvé, de formuler des sirops qu'on ne peut administrer qu'à quantités minimes, à gouttes, par exemple. Aucun avantage, d'ailleurs, ne justifie cette opposition à l'opinion générale qui considère le dosage indiqué tout à l'heure comme habituellement permis. Quelques sirops sont à peu près inoffensifs, et se prennent seulement comme moyens édulcorants.

Miels médicamenteux (saccharolés liquides, mellites). — Ce sont des sirops dans lesquels le miel remplace le sucre. Il y a le *mellite simple* qui contient seulement de l'eau et du miel, et sert à édulcorer. Les *mellites* vraiment médicamenteux les plus usités sont : le *mellite de mercuriale simple* (miel de mercuriale), le *mellite de roses* (miel rosat), le *mellite scillitique* (miel scillitique).

PRÉPARATIONS ALCOOLIQUES. — Elles sont de deux ordres : les unes long-temps appelées *teintures*, et qui sont maintenant les *alcoolés ;* les autres, jadis nommées *esprits*, *eaux spiritueuses*, pour lesquelles on

(1) Le vin ou le vinaigre sont l'excipient que l'on préfère pour quelques sirops ; mais ces sirops sont rarement employés et constituent une véritable exception.

propose le nom d'*alcoolats*. Dans ces préparations, l'alcool remplit en même temps le rôle de dissolvant et de principe conservateur.

Les *teintures* ou *alcoolés* s'obtiennent par *solution*, *macération* ou *digestion*. Le degré de l'alcool varie selon la solubilité de la matière dont on veut s'emparer. Les teintures sont *simples* ou *composées*.

Les *esprits, eaux spiritueuses* ou *alcoolats* sont le produit de la distillation de l'alcool sur une ou plusieurs substances médicamenteuses. Il y en a également de *simples* et de *composés*.

Les mots *baumes*, *élixirs*, *quintessences*, etc., expriment l'excellence vraie ou supposée de certaines préparations alcooliques. Ces expressions sont consacrées par l'usage pour certaines d'entre elles, et n'ont, du reste, aucun sens scientifique.

Les *alcoolés* et les *alcoolats* tiennent à la fois leurs propriétés de l'alcool et de la substance dissoute par lui. L'excipient étant déjà fort actif, il en résulte que ces préparations sont énergiques. A l'intérieur, on les prescrit à petites doses, à gouttes. Il est même prudent de les étendre dans une certaine quantité d'un véhicule aqueux.

Préparations éthérées. — La dissolution directe de parties médicamenteuses dans l'éther sulfurique, et quelquefois dans l'éther acétique, constitue les teintures éthérées, actuellement *éthérolés*. Les *éthérolés*, au point de vue pharmacologique, ressemblent beaucoup aux *alcoolés*, d'autant mieux que les propriétés dissolvantes sont de part et d'autre à peu près les mêmes. On préfère généralement les alcoolés, du reste beaucoup plus nombreux et mieux éprouvés.

On a proposé de distiller l'éther sur diverses substances aromatiques, afin d'obtenir des médicaments analogues aux alcoolats, et que, pour ce motif, on a nommés *éthérats*. Mais l'éther entre en ébullition à une température basse, les matières en contact avec lui n'ont pas le temps de s'échauffer assez pour pouvoir être entraînées. Les éthérats sont donc peu chargés de principes médicamenteux; on les a abandonnés.

Il est utile de rappeler ici que les substances qui exigent l'intervention de l'alcool ou de l'éther, pour être dissoutes en quantités notables, sont semblables, sauf quelques exceptions que l'usage fait connaître : ce sont les résines, les baumes, les huiles volatiles, quelques huiles fixes. Les principes particulièrement solubles dans l'eau sont : les gommes, le sucre, beaucoup de sels, les matières extractives, gélatineuses, etc. J'indique ici des faits généraux : ce qu'il y a de spécial dans les diverses solubilités se trouvera dans les articles consacrés à chaque médicament.

Vins médicinaux. — On les appelle aussi *œnolés* (οἶνος, *vin*); ils sont le produit de l'action dissolvante du vin sur une ou plusieurs substances médicinales. On se sert, selon les cas, de vins rouges, de vins blancs, de vins très-spiritueux : ceux-ci (vins d'Espagne, Madère, Malaga, etc.) sont choisis pour les préparations actives qui ne peuvent se prescrire qu'en petites quantités. On préfère alors ces sortes de vins, parce que la provision officinale devant durer long-temps serait exposée à s'altérer, si l'on n'employait pas un vin chargé d'alcool. Les vins d'opium, d'ipécacuanha, de scille, de colchique, etc., sont ainsi préparés.

Les autres *œnolés* qui se consomment en quantités plus considérables, et sont, par conséquent, plus souvent renouvelés, sont faits avec des vins du pays. Les rouges sont l'excipient ordinaire des *œnolés* toniques ; les blancs servent principalement pour les préparations dont on attend des effets diurétiques.

Les *vins médicinaux* pour lesquels on se sert de nos vins ordinaires sont susceptibles de se gâter à la longue. Pour obvier à cet inconvénient possible quand ils séjournent dans les officines, Parmentier a eu l'idée de les confectionner, extemporanément, à la façon des préparations magistrales. Pour cela, il a conseillé de verser dans le vin la teinture alcoolique de la substance médicamenteuse, dans les proportions de 30 ou 60 sur mille. Les médecins ont bientôt remarqué que les vins ainsi obtenus n'étaient pas aussi efficaces que ceux que l'on fait en suivant la méthode ordinaire. Toutefois, il est resté de cette tentative une habitude assez bonne, c'est celle d'ajouter au vin une certaine quantité d'alcool : celui-ci augmente la propriété dissolvante et facilite la conservation.

Il y a des vins simples et des vins composés.

J'ai parlé de *sirops au vin ;* les plus employés sont : le *sirop d'ergot de seigle* dit *de Calcar,* le *sirop de gomme ammoniaque,* une espèce particulière de *sirop de quinquina* et le *sirop de safran.*

VINAIGRES MÉDICINAUX OU OXÉOLÉS (ὄξος, vinaigre). — Ils sont le produit de la macération d'une ou plusieurs substances médicamenteuses dans le vinaigre ; celui-ci doit provenir d'un bon vin. Le vinaigre de bois, à cause de sa saveur empyreumatique, peut tout au plus être employé pour des préparations qui s'administrent à l'extérieur.

Les *vinaigres médicinaux* sont ordinairement simples. Le plus connu de ceux qui sont composés est le *vinaigre dit des Quatre-Voleurs* (*oxéolé d'absinthe alliacé*).

On n'emploie guère qu'un sirop dont le véhicule est le vinaigre : c'est le sirop de vinaigre, qui se fait habituellement avec le vinaigre framboisé (*oxéolé de framboise*).

Les *oxymellites*, qui ont pour excipient une solution concentrée de miel dans du vinaigre, sont assez usités, quoique peu nombreux. Après l'*oxymellite simple* (miel et vinaigre), nous avons les *oxymellites de colchique (oxymel colchique)*, *de scille (oxymel scillitique)* et l'*oxymellite de cuivre*, vulgairement connu sous le nom d'*onguent égyptiac*, lequel ne se prescrit qu'à l'extérieur.

BIÈRES MÉDICINALES OU BRUTOLÉS (βρῦτος, bière). — Elles sont rarement employées à cause de la facilité avec laquelle cet excipient fermente et se gâte. On se sert quelquefois de la *bière de quinquina (brutolé de quinquina)*, et surtout de la *bière anti-scorbutique* ou *sapinette (brutolé de raifort composé)*.

HUILES MÉDICINALES OU ÉLŒOLÉS (ἔλαιον, huile). — Elles ont l'huile pour excipient: celle d'olive est généralement préférée. Les huiles grasses dissolvent les huiles volatiles, le principe vésicant de la cantharide, du garou, les principes narcotiques des solanées, le chlorophylle, plusieurs matières résineuses, etc. On traite ces substances par *macération*, *digestion* ou *ébullition*. Dans ce dernier cas, la chaleur n'est presque jamais portée au degré nécessaire pour faire bouillir l'huile. L'ébullition se maintient à 100°, parce qu'elle a lieu au moyen de l'eau qui se trouve dans les matières soumises à l'opération ou qu'on y ajoute à dessein. Si, en l'absence de l'eau, l'huile était portée à la température de sa propre ébullition et dépassait par conséquent 100°, elle s'altérerait aussitôt.

Il y a des *huiles médicinales simples* et des *huiles médicinales composées*.

Dans un très-petit nombre de cas, on fait dissoudre des parties médicamenteuses dans une huile essentielle. Ces préparations s'appellent *baumes* dans l'anciennne nomenclature; dans la nouvelle, ce sont des *myrolés* (μύρον, *essence* ou *parfum liquide*). Les seuls *myrolés* qui soient restés dans la pratique médicale sont le *myrolé de soufre anisé (baume de soufre anisé)* et le *myrolé d'ambre et de musc composé (baume de Lectoure)*, et même sont-ils rarement prescrits, du moins en France.

Selon la destination, les modes d'administration et les mélanges, les préparations diverses dont je viens de parler, reçoivent des noms particuliers dont il importe que l'élève connaisse la signification.

Préparations adressées à l'estomac. — 1° *Tisane*, légère infusion ou décoction qui a l'eau pour excipient et dont le malade fait sa boisson habituelle.

2° Le mot *bouillon* a le même sens en médecine et en économie domestique ; c'est le produit de la décoction d'une substance animale. Dans les *bouillons médicinaux* proprement dits, on ajoute à celle-ci un ou plusieurs médicaments.

3° L'*apozème* est une *tisane* plus concentrée, par conséquent plus active, dont le malade n'use qu'un petit nombre de fois par jour. L'a-pozème et la *tisane* sont souvent confondus. Beaucoup de véritables *apozèmes* sont désignés habituellement sous le nom de *tisane*.

4° *Emulsion.* Médicament formé par la suspension d'une matière huileuse dans l'eau. Cette suspension est facilitée et rendue perma-nente à l'aide d'un mucilage. On prépare ordinairement les émulsions avec des semences huileuses appelées pour cela *émulsives*. On en fait aussi avec des huiles qu'on mêle intimement à l'eau épaissie par la gomme ou un jaune d'œuf. La suspension dans l'eau d'une résine ou d'une gomme-résine, par le procédé que je viens d'indiquer, a reçu aussi par extension le nom d'*émulsion*.

5° *Potion.* Terme générique désignant un médicament liquide qui se prend en petites quantités, à cuillerées ordinairement.

Quelques potions ont un nom particulier.

6° Le *looch* est une *potion* très-sucrée et très-visqueuse, confectionnée de la manière indiquée à propos de l'émulsion.

7° Le *julep* est une *potion* d'un goût agréable qui se prend le soir, et dont les effets sont ordinairement calmants.

8° Le sens du mot *mixture* n'est pas bien défini. Assez généralement on entend par ce mot un mélange liquide de médicaments qui n'exer-cent entre eux aucune action chimique.

Les autres médicaments portent des noms différents selon le lieu de l'application.

9° Les médicaments liquides, introduits dans le gros intestin par l'anus, sont des *clystères* ou *lavements*.

10° *Bains.* Introduction et maintien de la totalité ou d'une partie du corps dans une substance liquide, gazeuse ou solide, celle-ci étant alors douée d'une faible cohésion. Les *bains* liquides sont plus souvent employés que les autres.

11° *Lotion.* Action de laver une partie du corps. On désigne ainsi par extension le liquide dont on se sert pour cela.

12° *Injection.* Médicament liquide qu'on introduit, pour un temps ordinairement court, dans une cavité du corps, dans un conduit, nor-maux ou anormaux.

13° *Epithème.* Médicament employé extérieurement, et qui n'est ni une *pommade*, ni un *onguent*, ni un *emplâtre*. Les *épithèmes* sont

B

mous, liquides ou secs : les mous comprennent les cataplasmes dont il
a été question ; les liquides s'appellent *fomentations* lorsqu'ils sont
chauds. On applique les *fomentations* à l'aide de linge, flanelles, épon-
ges, etc., dont on se sert pour retenir et fixer sur la partie le liquide
employé. Les *fomentations huileuses* se font à nu, sans intermédiaire,
et se nomment *embrocations*. Les *épithèmes secs* sont des poudres ren-
fermées ordinairement dans des espèces de *poches* ou *sachets*. Les
sachets portaient jadis des noms particuliers, selon la surface où ils
étaient appliqués : ces noms sont tombés en désuétude.

14º *Liniment.* Topique onctueux destiné à être employé en frictions.
Les huiles grasses sont l'excipient ordinaire des liniments. L'usage a
pourtant conservé ce nom à quelques préparations douces au contact et
qui ne contiennent pas d'huile. Le savon entre dans la plupart de ces
dernières préparations, et leur donne les propriétés onctueuses.

15º *Collyre.* C'est un médicament appliqué sur les yeux, quelle que
soit sa forme ; il suppose la pénétration de la substance entre les paupières et le globe. Il y a des *collyres secs*, des *collyres liquides*.

16º Le *gargarisme* est toujours un médicament liquide que l'on garde
dans la bouche en le portant vers le fond, et que l'on rejette ensuite.

17º Le *collutoire* est aussi employé dans la bouche ; il est ordinairement plus actif et d'une consistance molle. On l'applique avec un pinceau sur la partie malade.

§ V. — *Médicaments gazeux.*

Quelques substances volatiles fournissent des médicaments de ce genre
à la température ordinaire ; d'autres ont besoin pour cela du secours
de la chaleur. Il en est qui ne prennent cette forme qu'après avoir
subi certaines décompositions chimiques obtenues le plus souvent à
l'aide de la combustion.

L'administration de ces médicaments présente des difficultés auxquelles on obvie en prenant certaines précautions, ou en se servant
d'appareils particuliers.

Les *médicaments gazeux* sont constitués par des gaz proprement dits,
par des matières odorantes, par l'eau vaporisée ; ils sont désignés en
pharmacologie sous le nom générique de *fumigations*.

Les *fumigations* sont *sèches* ou *humides* : les premières ne contiennent pas d'eau, ou bien n'en présentent que des quantités inappécia-
bles ; dans les secondes, la vapeur d'eau existe en proportions notables.

Les *fumigations* peuvent être distinguées aussi en *désinfectantes* et en
médicinales : celles-là ont pour but d'assainir le milieu atmosphérique

dans lequel vit le sujet et les objets à son usage ; les autres modifient directement le sujet lui-même.

Si, comme cela arrive souvent, la chaleur est nécessaire pour volatiliser la substance, il faut tenir compte de la température. Celle-ci pouvant par elle-même provoquer des effets dynamiques puissants, doit être élevée ou abaissée au degré convenable pour le succès de la médicamentation.

Dans quelques cas, il suffit que la matière de la *fumigation* soit répandue dans la chambre ou dans un lieu spécial (étuves pour la respiration de la vapeur des eaux minérales). Il ne doit en résulter alors aucun inconvénient grave pour les fonctions pulmonaires.

D'autres fois il est utile d'accumuler et de maintenir le médicament sur une partie. On y parvient à l'aide d'appareils conducteurs appropriés, un simple entonnoir par exemple ; ou bien on dispose les linges, les couvertures, de façon à emprisonner le gaz ou la vapeur dans un espace circonscrit. Ces pratiques sont généralement connues, je me dispense de les décrire en détail.

J'indique aussi seulement les appareils ou boîtes fumigatoires dont la construction a pour but de mettre la surface du corps (bains) en rapport avec le médicament, sauf la tête qui doit être soigneusement préservée.

Il y a aussi plusieurs machines imaginées pour diriger des gaz ou des vapeurs dans les poumons, sur l'œil, dans le rectum, dans le conduit auditif, dans la trompe d'Eustache, etc. Je renvoie aux traités spéciaux pour leur description, du reste fort aisée à deviner.

Les *fumigations pulmonaires* ont pris faveur dans ces derniers temps. En outre du procédé simple qui consiste à mêler le médicament à l'atmosphère du sujet, il y a de plus les *cigarettes médicinales* que beaucoup de médecins font fumer à leurs malades pour certaines affections de la poitrine, et enfin un appareil spécial à l'aide duquel le sujet respire l'air qui se charge de particules médicamenteuses en traversant un flacon contenant un liquide vaporisable. Je me contente de cette simple indication, convaincu qu'avec un peu de sagacité, l'élève imaginera facilement de quelle manière ce but pratique peut être atteint.

Article III.

DES MESURES PROPRES A DÉTERMINER LA QUANTITÉ DES MÉDICAMENTS.

Poids anciens. — Ils sont divisés en *livres*, *onces*, *gros* ou *drachmes*, *scrupules* et *grains*. Ces quantités étaient désignées par des signes dont l'usage commence avec raison à être abandonné ; il vaut mieux, en effet, énoncer les quantités en toutes lettres. Voici ces signes qu'un médecin doit cependant connaître :

Livre ℔, *once* ℥, *gros* ou *drachme* ℈, *scrupule* ℈, *grain* g^r ou g̃. La quantité des *livres*, *onces*, *gros*, *grains*, était exprimée en chiffres romains.

Le signe ß annonce les *demies*. On le place après celui qu'il doit modifier : ainsi, ℈ ß = *un demi-gros*, ℈ j ß = *un gros et demi*.

Ces mesures offraient, selon les localités, des différences peu importantes pour les quantités considérables, mais qui, pour les petites, avaient des inconvénients réels.

L'unité première était le *grain* : c'est le *grain d'orge* qu'on avait choisi. On était d'accord, en France du moins, pour diviser la *livre* en *seize onces*, l'*once* en *huit gros*, le *gros* en *trois scrupules ;* mais la quantité de *grains* contenus dans un *scrupule* n'était pas la même partout, ce qui amenait des variations assez grandes dans le poids total de la livre. Avec le *poids dit de marc*, le *scrupule* pesait *vingt-quatre grains ;* avec le *poids dit de table*, il pesait seulement *vingt grains.* Le *poids de marc* était adopté à Paris ; c'est d'après lui que les prescriptions du Codex officinal furent primitivement rédigées. A Montpellier, on se servait du *poids de table*. Jadis il y avait en France quatre *poids de marc* différents ; mais depuis long-temps on s'était arrêté à l'un d'entre eux, qui avait seul une valeur légale. Le *poids de table* était encore réglé d'après les coutumes arbitraires des localités.

Poids décimaux. — Il était à souhaiter que ces différences disparussent ; d'ailleurs, l'unité première, le *grain*, n'ayant rien de fixe, il a paru avantageux de la remplacer par une autre unité déterminée et immuable : c'est ce qu'on a fait en utilisant les divisions du système métrique.

Cette unité est le poids d'*un centimètre cube d'eau distillée, prise à son maximum de densité ;* on l'a appelée *gramme*. 10 *grammes* = un *décagramme ;* 100 *grammes* = un *hectogramme ;* 1000 *grammes* = un *kilogramme*. Mais l'usage a justement voulu que les médecins laissassent de côté les mots *décagramme, hectogramme ;* ils énoncent en chiffres la quantité de grammes. Le mot *kilogramme* est employé.

Les divisions du *gramme* sont les suivantes : un *décigramme* = un *dixième de gramme*, 0,1 ; un *centigramme* = un *centième de gramme*, 0,01 ; un *milligramme* = un *millième de gramme*, 0,001.

Il convenait de faire connaître les rapports existant entre les *poids anciens* et les *poids décimaux*. Quelques raisons que l'on eût pour désirer l'emploi exclusif de ces derniers, on ne pouvait supprimer les formules énoncées d'après les vieilles mesures ; d'ailleurs, les habitudes enracinées par le temps et la crainte de se tromper en adoptant un système inaccoutumé, devaient retarder la vulgarisation de ce système : il a donc fallu composer avec ces nécessités. Dans la période de transition où nous nous trouvons, beaucoup de praticiens ont pris le parti d'énoncer les quantités en même temps en poids anciens et en poids modernes.

Voici les rapports de ces poids, tels qu'ils ont été calculés : ils sont approximatifs ; mais leur sincérité est suffisante, et l'erreur ne peut être jamais dangereuse.

1 milligramme   = 1 cinquantième de grain.
5 milligrammes   = 1 dixième de grain.
1 centigramme   = 1 cinquième de grain.
5 centigrammes   = 1 grain.
1 décigramme   = 2 grains.
1 gramme   = 18 grains.

Ces rapports sont les mêmes pour le *poids de marc* et pour le *poids de table,* puisque les différences entre ces poids commencent seulement à partir du scrupule, qui est 24 grains pour le premier et 20 grains pour le plus usité des seconds, celui de Montpellier. Dans les tableaux suivants, je constaterai les rapports qui existent, au-dessus du scrupule, entre les poids décimaux comparés avec ceux de Paris d'une part et de l'autre avec ceux de Montpellier.

POIDS DE PARIS.

Demi-gros ou 36 grains = 2 grammes.
1 gros   ou 72 grains = 4 grammes.
2 gros   =   8 grammes.
Demi-once   =   16 grammes.
1 once   =   32 grammes.
Demi-livre   = 250 grammes.
1 livre   = 500 grammes.
2 livres   = 1000 grammes.

POIDS DE MONTPELLIER (1).

Demi-gros ou 30 grains = 1 gramme, 60.
1 gros   ou 60 grains = 3 grammes, 20.
2 gros   =   6 grammes, 40.
Demi-once   =   13 grammes.
1 once   =   26 grammes.
Demi-livre   = 208 grammes.
1 livre   = 416 grammes.
2 livres   = 832 grammes.

(1) Ce tableau est emprunté à M. le Prof' Gay, qui l'a donné dans sa *Pharmacopée de Montpellier*, vol. Ier, pag. 49.

Les différences perdant de leur importance à mesure qu'on s'élève à des quantités considérables, il en résulte que l'on peut sans inconvénient, dans les circonstances habituelles, prendre indifféremment l'un ou l'autre de ces rapports. Il en est résulté que les chiffres du premier tableau étant plus commodes tendent à être généralement adoptés : ainsi, l'*once*, pour la plupart des praticiens, est égale à 32 *grammes*. Quelques-uns, adoptant une espèce de milieu entre les deux traductions, font équivaloir l'once à 30 grammes, et déterminent, en conséquence, les autres poids dérivés.

Les mesures dites de *capacité* usitées en médecine sont les suivantes :

Litre, qui représente environ en poids 2 *livres*, soit 1,000 *grammes :* c'est à peu près la *pinte*.

Demi-litre, en poids *une livre*, soit 500 *grammes ;* il représente environ l'ancienne *chopine*.

Quart de litre, en poids *demi-livre,* soit 250 *grammes :* c'est l'équivalent approximatif du *demi-setier*.

Voici d'autres mesures de capacité, mais qui ne sont pas rigoureuses :

Le *verre* = 4 à 5 *onces*.

La *cuillerée à bouche* = 4 à 5 *gros*.

La *petite cuillerée* = 1 *gros* environ.

Quand il s'agit de médicaments liquides très-actifs, on les prescrit à *gouttes*. Pour beaucoup de médecins la *goutte* représente à peu près *un grain*, 5 *centigrammes*. Cependant le poids des *gouttes* varie selon la densité du liquide, et surtout selon sa viscosité : ainsi, une goutte d'éther sulfurique équivaut à deux centigrammes ; une goutte de laudanum de Sydenham pèse le double. Afin d'obvier à cet inconvénient, on a proposé de déterminer ces quantités en poids ; mais les avantages d'une précision aussi rigoureuse sont trop minimes pour que l'ancienne mensuration par *gouttes*, qui est plus prompte et plus commode, soit abandonnée.

Plusieurs substances peu énergiques, soit par elles-mêmes, soit à cause du mode d'administration, sont évaluées d'une manière grossière, qui suffit cependant à l'emploi qu'on veut en faire : ainsi, on désigne par *fascicules* ou *brassées, manipules* ou *poignées, pugilles* ou *pincées,* ce que peut soutenir le bras serré contre le corps, ce que la main ou les doigts peuvent retenir. Quant aux *fruits* prescrits entiers, on en énonce numériquement la quantité : 1, 2, 3, etc.

Lorsque la dose d'une substance peut varier selon les évènements de la préparation, le médecin prescrit cette substance en *quantité suffi-*

sante, dont la détermination plus précise regarde ensuite le pharmacien. Le signe adopté est *Q. S.*, abréviation de *quantùm satis*, *quantité suffisante*. S'il n'y a aucun inconvénient à laisser au choix du malade ou du pharmacien la fixation d'une quantité, on l'indique par le signe *Q. V.*, qui signifie *quantùm volueris*, *quantité voulue*. Les valeurs indéterminées portent presque toujours sur les édulcorants ou sur les excipients.

Le lecteur a fait connaissance, dans ce qui précède, avec la langue de la science et de la pratique pharmacologiques. Je puis maintenant aborder mon sujet.

Je dois avertir que, pour tout ce qui regarde la partie pharmacotechnique, je me suis aidé principalement des ouvrages de MM. Henry et Guibourt (1), et de M. Soubeiran (2). Moyennant cette déclaration, je pourrai me dispenser de signaler tous les emprunts que je leur ferai quand l'occasion l'exigera.

(1) Pharmacopée raisonnée, ou Traité de pharmacie pratique et théorique.
(2) Traité de pharmacie théorique et pratique.

TRAITÉ

DE

PHARMACOLOGIE SPÉCIALE,

ou

HISTOIRE MÉDICALE DES ESPÈCES MÉDICAMENTEUSES.

Un ouvrage de pharmacologie spéciale serait sans limites, si l'on y admettait tous les médicaments ayant servi ou pouvant servir au traitement des maladies. Le chiffre des agents naturels ou artificiels susceptibles de provoquer des effets thérapeutiques est impossible à fixer. La pharmacologie spéciale doit donc se borner : elle choisit les substances les plus éprouvées par l'expérience, celles qu'elle croit les meilleures et dont elle règle le mieux l'emploi. Lorsqu'il ne s'agit pas de ces médicaments particulièrement efficaces que rien ne peut remplacer, il lui est permis de s'accommoder aux besoins, aux idées des localités.

D'après cela, ne soyons pas surpris si le choix des objets de description varie selon les temps et les lieux, si les traités de pharmacologie spéciale vieillissent vite. Les progrès de l'art, la mode à laquelle on peut se conformer toutes les fois qu'elle recommande des moyens équivalents ou meilleurs, changent incessamment la face de certaines parties de la science. Cette mobilité est donc sans danger, et même désirable tant qu'elle se borne à des perfectionnements réels et à de légitimes substitutions. L'auteur d'un traité de pharmacologie spéciale doit être au courant de toutes ces choses et avoir égard, quand il

1

n'y a aucun inconvénient, aux habitudes des médecins de son pays. Les médicaments dont je vais parler sont ceux qu'on a généralement adoptés en France, et surtout à Montpellier.

Voici le plan d'après lequel cette exposition sera faite.

J'ai indiqué, dans mon *Traité de pharmacologie générale*, les bases et les divisions principales de ma classification ; il est utile seulement d'en reproduire ici le tableau.

Classification pour servir à l'exposition des objets composant la Pharmacologie spéciale.

MÉDICAMENTS dont le mode d'action nécessaire à l'effet thérapeutique est connu. — A action pathologique et provoquant des Fonctions nouvelles	Médicaments irritants.	Rubéfiants......... 1 / Vésicants. 2
	Médicaments désorganisateurs.	Caustiques........ 3
A action modificatrice de Fonctions existant déjà.	Médicaments modificateurs des fonctions spéciales, ou Médicaments spéciaux.	Emétiques... ..... 4 / Purgatifs.......... 5 / Diurétiques........ 6 / Sudorifiques....... 7 / Expectorants...... 8 / Emménagogues.... 9
	Médicaments modificateurs des fonctions générales, ou Médicaments généraux.	Sthéniques : Toniques.......... 10 / Astringents........ 11 / Excitants .... 12 — Asthéniques : Emollients.... .... 13 / Tempérants........ 14 / Narcotiques....... 15 / Anti-spasmodiques. 16
MÉDICAMENTS dont le mode d'action nécessaire à l'effet thérapeutique est inconnu.		Anti-blennorrhagiques............ 17 / Anti-syphilitiques.. 18 / Anti-psoriques..... 19 / Anti-dartreux...... 20 / Anti-scrofuleux.... 21 / Anti-scorbutiques.. 22 / Anti-périodiques... 23 / Anthelminthiques.. 24

Nous avons donc 24 classes de médicaments.

Chacune sera précédée de généralités communes aux diverses substances qui la composent; j'en ferai autant pour les subdivisions que je croirai devoir établir dans les classes. J'arriverai ainsi à l'espèce médicamenteuse, qui sera l'objet d'un article enseignant ce qu'elle présente de spécial.

Les descriptions particulières présenteront trois parties distinctes.

1° Je donnerai sommairement l'histoire naturelle de la substance; j'y joindrai les principales notions chimiques qui peuvent rendre compte de certains phénomènes et éclairer l'art de formuler.

2° La seconde partie comprendra l'étude des effets du médicament ou la médication.

Ces effets seront subdivisés en deux séries.

Les uns (rubéfaction, eschare, vomissement, purgation, excitation, narcotisation, etc.) résultent de la provocation faite à l'individu en tant que doué de sensibilité. On peut les obtenir chez l'homme sain comme chez le malade. Ce sont ceux qui sont désignés dans les auteurs par les mots *effets primitifs, immédiats, physiologiques,* et que, pour des motifs exposés dans mon *Essai de pharmacologie générale,* je nomme *effets de mutation affective.*

Les autres, nés en vertu de la mutation affective, sont les changements favorables observés dans un état morbide préexistant. Ils ne sont possibles que chez l'homme malade, et exigent l'intervention d'une faculté spéciale qui est la faculté médicatrice. Je les appelle *effets, mutations thérapeutiques.*

3° Une dernière partie, complément des précédentes, indiquera les doses, les modes d'administration, les préparations usitées et les principales formules.

Le but du praticien est d'arriver à la mutation thérapeutique au moyen de la mutation affective. Il y parvient, en général, rationnellement et avec connaissance de cause, s'il emploie des médicaments tirés des seize premières classes. Cet avantage

n'existe plus pour les huit dernières, dans lesquelles les relations des deux ordres d'effets échappent à l'intelligence : l'empirisme est alors notre seul guide.

Les mutations affectives, connues ou inconnues, ne sont pas
nécessairement bienfaisantes : elles peuvent être inutiles ou
nuisibles. Il faut donc les provoquer à propos, les diriger convenablement. Je m'efforcerai de donner sur ce point les règles
consacrées par l'expérience.

Le lecteur sera ainsi initié à l'art d'utiliser les propriétés des
médicaments, autant que le permet l'état actuel de la pharmacologie.

SECTION PREMIÈRE.

Médicaments à mutation affective appréciable, à action pathologique
et provoquant des fonctions nouvelles.

IRRITANTS.

GÉNÉRALITÉS. — MUTATION AFFECTIVE.

Une irritation naissant sur la surface mise en rapport avec
le médicament est le commencement obligé de cette médication, et le point de départ des scènes variées qui peuvent
survenir ensuite. L'action irritante se révèle par un accroissement de la sensibilité, par la douleur, par un afflux
d'humeurs; l'irritation peut aller jusqu'à l'inflammation. Les
irritants sont donc des stimulus phlogistiques.

Tous n'agissent pas de la même manière : les uns font rougir
la partie à l'aide de la fluxion sanguine diffuse qu'ils attirent à

la superficie : on les a nommés *rubéfiants*; les autres soulèvent l'épiderme et donnent lieu à la sécrétion d'un liquide sérosoplastique, lequel s'interpose entre cet épiderme et le tissu sousjacent : ce sont les *vésicants*. Un rubéfiant énergique et assez long-temps appliqué amènerait la vésication.

Le contact prolongé d'un irritant, surtout quand il est favorisé par l'appauvrissement des forces, peut déterminer la mort de la peau attaquée : alors l'irritant devient un caustique.

Les rubéfactions et les vésications que la thérapeutique utilise ont pour siége la surface tégumenteuse.

L'action dynamique locale des irritants ne constitue pas la totalité de la mutation affective. Cette action est la cause d'autres phénomènes annonçant que l'impression médicamenteuse a été sentie au-delà du lieu de l'application.

Si l'irritation locale est intense , si elle est répandue sur une large surface, si la douleur est vive , si le sujet est doué d'une susceptibilité vitale prononcée, il survient des scènes d'excitation générale (agitation , accélération du pouls , chaleur, insomnie , etc.) : c'est une mutation affective générale par diffusion.

A cette excitation , lorsqu'elle est forte et prolongée , succède, surtout chez les individus dont les forces radicales sont en défaut, un état de faiblesse, de collapsus, d'épuisement. Ainsi , les irritants sont susceptibles de devenir asthéniques d'une manière médiate.

Des scènes d'une autre nature sont aussi la conséquence de l'action locale des irritants. Celle-ci, quand elle ne donne pas lieu à une excitation générale , peut , en attirant les mouvements vitaux de son côté, les détourner des organes voisins ou sympathisants vers lesquels ces mouvements se dirigent avec trop d'activité. Il y a là un travail artificiellement produit et qui se fait aux dépens d'un autre : c'est l'attraction ou épispase.

L'épispase seule n'explique pas la propriété qu'ont les irritants de rendre difficiles ou impossibles les scènes morbides suffisamment mobiles. On comprend également que l'impression éprouvée par le système vivant, à la suite d'une excitation locale ou généralisée, peut l'occuper au point de l'empêcher de continuer une opération morbide commencée. Cette distraction de forces est souvent utilisée en thérapeutique; les agents à l'aide desquels on l'obtient sont appelés *perturbateurs*. Il est quelquefois difficile de distinguer l'action perturbatrice de l'action attractive des irritants; souvent même elles se combinent ensemble et contribuent ainsi, l'une aidant l'autre, au résultat médicateur. Cependant il est permis de croire que l'attraction domine lorsque la mutation thérapeutique s'établit d'une manière lente, et qu'il s'agit de maladies constituées essentiellement par un mouvement fluxionnaire humoral; tandis que la perturbation l'emporte quand cette mutation est obtenue promptement, et que la maladie se compose surtout de scènes de sensibilité et de mouvement.

En résumant ce qui précède, je formule de la manière suivante les caractères possibles de la mutation affective irritante: elle peut être excitante locale, rubéfiante, vésicante, caustique, excitante générale, consécutivement asthénique, attractive, perturbatrice.

Quel parti la thérapeutique peut-elle tirer de ces effets? Quels sont ceux qu'il faut empêcher ou développer selon les cas? Je vais m'efforcer de répondre à ces questions.

EFFETS THÉRAPEUTIQUES.

L'excitation locale est quelquefois recherchée pour elle-même: les irritants se comportent alors à la façon des toniques, des astringents, qui aident à la résolution, à la cicatrisation, si ces fonctions thérapeutiques sont empêchées par l'allanguissement des facultés vitales. En faisant naître artificiellement une irritation ou une phlogose modérée sur une partie malade, on peut changer la nature des mouvements morbides, et les remplacer par d'autres dont la terminaison est facile et heureuse. Les irritants sont donc des agents de la médication substitutive. L'action du médicament doit alors être modérée, accommodée à la sensibilité locale, et réglée de façon à ne pas susciter de fâcheuses inflammations. On se souviendra que de longues suppurations, la gangrène, sont à redouter chez les individus atteints d'un état cachectique ; à moins d'une semblable contre-indication, on porte, dans plusieurs cas, l'irritation artificielle jusqu'à la vésication. La mutation irritante à ses degrés divers se montre quelquefois efficace dans les paralysies ; elle favorise l'absorption de la matière des abcès commençants et de ceux qui ne renferment qu'une médiocre quantité de pus : de là, la propriété résolutive qu'on a accordée aux vésicatoires.

Les irritants sont souvent prescrits pour réveiller le système plongé dans la stupeur (asphyxie, apoplexie, narcotisme, etc.), pour soutenir la vie défaillante. L'irritation ne doit jamais être assez violente pour amener la gangrène ; quand on veut provoquer celle-ci, il vaut mieux s'adresser à d'autres substances dont l'emploi est plus commode et plus sûr : la causticité est donc un accident fâcheux, il faut l'éviter.

Les irritants, considérés comme produisant une excitation de l'ensemble de l'économie, sont rarement prescrits ; cependant ce genre d'excitation est utilisé dans quelques cas, ainsi que je le dirai tout à l'heure. Le plus souvent, l'état d'éréthisme général causé par les irritants est dangereux et doit être soigneusement empêché.

On comprend aisément d'après cela que la faiblesse indirecte qui suit cette excitation serait achetée au prix de trop grands inconvénients. Il y a d'autres médicaments de beaucoup préférables pour l'effet asthénique.

De tous les services que les irritants peuvent rendre, les plus grands, les plus nombreux viennent sans contredit de leur propriété attractive. Les maladies dans lesquelles l'élément-fluxion est partie principale ou complicante (catarrhes, rhumatisme, goutte, phlegmasies, etc.) sont combattues ou simplifiées à l'aide des irritations locales, révulsives ou dérivatives.

La propriété attractive des irritants est aussi fréquemment mise à profit dans les cas de rétrocession d'une maladie externe; le lieu de l'application du médicament est celui où cette maladie siégeait avant de disparaître.

On obtient avec les irritants des perturbations locales, des perturbations générales : les premières exigent que le médicament soit placé, autant que possible, dans le voisinage du siége de la maladie. Veut-on, par exemple, dissiper une douleur nerveuse, catarrhale, rhumathoïde, le succès sera d'autant plus probable que l'agent sera placé sur la peau qui recouvre les parties souffrantes.

La mutation affective irritante est-elle portée au point d'affecter l'ensemble du système, on conçoit qu'elle peut devenir un moyen de perturbation relativement à d'autres affections. On a quelquefois recours à ce procédé pour conjurer le danger d'un accès de fièvre intermittente pernicieuse, pour faire avorter des maladies graves, typhus, fièvres pestilentielles, etc., pendant la période d'incubation ou celle de spasme initial. En portant les mouvements vers la peau, en occupant le système avec une excitation artificielle, on contrarie l'évolution morbide commençante et l'on peut l'annihiler.

Ce qui précède renferme implicitement les règles relatives à l'administration des irritants. Selon l'effet thérapeutique qu'on veut obtenir, on atténuera leur énergie à l'aide de petites doses ou de correctifs. On donnera à la mutation affective son entier développement, sans toutefois aller jusqu'à la destruction des parties, lorsqu'on aura besoin d'une irritation plus intense. Excepté dans les cas indiqués tout à l'heure, on évitera tout effet d'excitation générale, et on veillera à ce que celle-ci, si elle est de mise, n'atteigne pas le degré auquel elle perd ses qualités bienfaisantes, augmente la violence de la maladie, ou est suivie d'une débilitation indirecte.

Malgré ces précautions, il est possible, soit par erreur d'indication, soit par vice d'administration, qu'on provoque avec les irritants des scènes qui n'ont pas d'utilité thérapeutique. Le traitement de cette maladie du remède consiste dans la soustraction du médicament, le lavage de la partie, pour en enlever jusqu'aux dernières traces du stimulus; dans l'application de cataplasmes émollients, de bains, de fomentations de même nature, de cérats, de substances narcotiques si la douleur domine, et dans l'emploi des calmants généraux s'il y a excitation de l'ensemble.

J'ai ainsi exposé d'une manière sommaire les avantages et les inconvénients de la mutation affective irritante. Je passe maintenant à l'étude des rubéfiants; les vésicants viendront ensuite.

PREMIÈRE CLASSE. — **Rubéfiants.**

On se rappelle que la rubéfaction portée à un plus haut degré amène la vésication; toutefois nous verrons, dans la classe suivante, qu'il est des agents qui sont vésicants d'une façon toute spéciale.

La rubéfaction s'obtient, en général, plus promptement que la vésication; elle peut avec moins d'inconvénients porter sur une large surface; elle développe mieux que la vésication des phénomènes de sensibilité et de sympathie. De là, l'utilité de cette mutation affective pour les cas où il importe d'agir vite, où l'irritation doit modifier surtout les facultés sensitives. Aussi convient-elle dans les maladies mobiles, sans matière, encore mal établies au siége qu'elles ont adopté. La douleur artificielle de la rubéfaction se substitue assez souvent à celles qui sont récentes et peu fixes.

Cette provocation de la sensibilité est utilisée dans les anesthésies locales ou générales, lorsqu'on veut, par une secousse violente, donner à l'économie une activité passagère, prolonger les moments d'un agonisant.

Au milieu de circonstances contraires, l'excitation déterminée par la rubéfaction devient un inconvénient; aussi les rubéfiants ne peuvent pas être employés long-temps. Cette mutation affective est donc aiguë et de courte durée. Seulement, pour en assurer l'effet, on peut y revenir par intervalle, au fur et à mesure des besoins. La condition dont je parle actuellement explique l'impuissance ordinaire des rubéfiants, quand on s'en sert pour le traitement d'une maladie devenue opiniâtre, soit par l'assuétude, soit par la nature fixe de sa cause.

Les rubéfiants agissent plus vite et plus fortement sur les surfaces où le tissu de la peau est délicat; le lieu d'élection, quand on peut choisir, est la région antérieure du corps et la face interne des membres.

Les règles relatives à l'administration des rubéfiants sont faciles à retenir.

La douleur sera maintenue à un degré modéré, compatible avec la tolérance du sujet. Elle est un avertissement utile à consulter pour fixer les limites de la médicamentation; trop vive, elle amène des troubles fâcheux chez les gens impressionnables et nerveux (spasmes, agitation et leurs conséquences). Cet avertissement manque quand la sensibilité de conscience est nulle ou obtuse. Si l'on n'examine pas de temps en temps la partie, et si la durée de l'application est trop longue, on expose à des vésications, à des gangrènes inutiles et quelquefois dangereuses.

Les médicaments employés habituellement comme rubéfiants sont la moutarde et le garou.

MOUTARDE.

Famille des CRUCIFÈRES; genre SINAPIS.

Sinapis nigra.

I. Plante annuelle qui se plaît dans les terrains maigres,

humides : on la cultive surtout dans le nord de l'Europe ; en France, celle de Strasbourg passe pour donner les meilleurs produits.

2 à 4 pieds ; tige cylindrique, rameuse, légèrement velue ; feuilles inférieures larges pétiolées, dont les bords présentent des lobes arrondis ; fleurs jaunes, en grappes terminales ; corolle à 4 pétales en croix ; fruits, siliques droites, serrées contre la tige, terminées par une corne courte.

Les semences sont les parties usitées ; on les trouve au nombre de 6 à 8 de chaque côté des siliques, de la grosseur du millet, noires ou violacées, à l'époque de la maturité.

La poudre est d'une couleur vert-jaune, parsemée de points noirs, débris de l'enveloppe des semences. Cette poudre est susceptible de rancir, à cause de l'huile grasse qu'elle renferme. Il est utile de la conserver dans des boîtes fermées, à l'abri de la lumière et du contact de l'air ; elle perd de son activité en vieillissant.

L'odeur des semences et de la poudre sèches est nulle : elle devient très-piquante dans les premières, quand elles sont brisées et mouillées avec l'eau, et dans la poudre, si elle est simplement humectée. La saveur, peu marquée d'abord, est ensuite amère, chaude et brûlante à mesure que la substance se mêle avec la salive.

La moutarde, chimiquement étudiée, présente de la myrosine, du myronate de potasse, de l'albumine, du sucre, de la gomme, un acide libre, une matière verte, de la sinapisine, etc. La sinapisine paraît jusqu'à présent n'offrir aucun intérêt au point de vue médical. On trouve de plus dans la moutarde une huile douce assez abondante.

Cette huile, qu'on obtient par expression, est plus consistante que l'huile d'olive ; elle est inodore, d'une couleur ambrée. Boërhaave l'employait comme laxative, à la dose de 60 grammes. Quelques médecins conseillent de priver préalablement la moutarde de son huile douce : de cette façon, disent-ils, la farine ne rancit pas et acquiert plus d'activité. La facilité avec laquelle on remplace une farine avariée, diminue l'importance du premier avantage ; le second n'est pas recherché, le médicament ayant suffisamment d'énergie tel qu'il est.

Dans l'énumération des éléments chimiques que je viens de faire, il n'y a aucun principe irritant : effectivement, à l'état naturel, la moutarde n'en contient pas. Ainsi, les semences pilées à sec n'ont pas d'odeur ; traitées par l'alcool ou l'éther, elles ne cèdent rien d'âcre ni de volatil. Mais la scène change lorsque l'eau agit sur la graine contuse : alors il se forme une huile essentielle, laquelle, d'après des travaux récents (MM. Boutron, Fremy, et surtout M. Bussy), est le résultat de la décomposition du myronate de potasse : cette décomposition a lieu par l'influence de la myrosine (espèce de ferment) aidée par l'eau. L'huile essentielle de moutarde, principe essentiellement actif de ce médicament, peut être isolée par la distillation. Elle est plus pesante que l'eau, blanche ou de couleur citrine, soluble dans l'alcool et l'éther, en partie soluble dans l'eau ; son odeur est aussi irritante que celle de l'ammoniaque. La chaleur n'est pas indispensable pour le développement de l'huile essentielle, cependant elle le favorise quand elle est modérée. La température de l'eau bouillante, les acides, les alcalis, ont la propriété de contrarier la formation de cette huile.

Ces données chimiques ont une importance dont il faut tenir compte dans la pratique.

II. La moutarde prise en semences entières, et à la dose d'une ou deux cuillerées, a, dit-on, une vertu laxative. Si cela est, elle agit alors comme corps étranger. Légèrement broyée et délayée dans l'eau à la dose de 4 à 8 grammes, c'est un émétique qui peut être utile en cas d'urgence ; à plus haute dose, elle provoque des phlogoses sur la surface gastro-entérique. La moutarde mâchée donne lieu à une irritation violente dans la bouche et augmente sensiblement la salivation.

La poudre mouillée et placée sur la peau y suscite, au bout de quelques minutes, une douleur vive qui est rarement supportée après trois quarts d'heure, à moins d'un affaiblissement de la sensibilité. Quand l'appareil est enlevé, le contact de l'air frais diminue cette douleur. La partie est rouge; quelquefois elle l'est médiocrement; dans quelques cas elle n'a pas changé de couleur. A moins de disposition à l'œdème, on n'observe pas de tuméfaction. Quelque temps après, le sentiment de cuisson acquiert plus de violence; les points rouges se multiplient ou se montrent pour la première fois; enfin, la teinte devient uniforme. La douleur varie beaucoup en durée et en intensité, selon la susceptibilité des sujets, le temps de l'application, l'activité du médicament; à la douleur succède un prurit qui persiste quelquefois pendant plusieurs jours. Il arrive, et ceci n'est pas très-rare, que la rougeur apparaît seulement au bout de plusieurs heures, et même après un temps plus long. Les effets que je viens de décrire sont plus lents et beaucoup plus modérés si le médicament est placé sur la peau sans avoir été préalablement humecté; l'humidité naturelle à la partie est trop faible pour donner lieu à la formation d'une grande quantité d'huile essentielle.

La moutarde, soit par défaut de sensibilité de conscience, soit par énergie de la volonté, reste-t-elle long-temps sur la partie, il se forme de petites phlyctènes qui deviennent de plus en plus amples. Plus tard la peau prend une teinte violacée, puis noirâtre, puis enfin elle se gangrène. Ordinairement il y a inconvénient à prolonger au-delà d'une heure la durée de l'application : c'est ce qu'il ne faut pas oublier lorsque le sujet ne sent pas le médicament. Après un pédiluve sinapisé, il est prudent de recommander le repos pendant quelque temps; la déambulation trop prompte expose à un engorgement inflammatoire, lors même que la rougeur est médiocre ou nulle.

L'huile volatile de moutarde, mise en contact avec la peau,

donne lieu à des ampoules presque sur-le-champ : c'est un poison des plus caustiques.

III. La moutarde n'est guère employée à l'intérieur que comme condiment, dans la préparation culinaire que tout le monde connaît ; ainsi préparée, elle convient aux personnes dont l'estomac est paresseux, et passe pour amener à la longue des effets anti-scorbutiques. Dans cette intention, quelques praticiens conseillent l'usage habituel de boissons dans lesquelles on a fait macérer un peu de ce médicament.

Mais c'est à l'extérieur qu'on s'en sert principalement dans la pratique médicale. La moutarde est de tous les rubéfiants celui qui mérite le plus de confiance, parce que son action est sûre, prompte, son emploi commode, et que l'on peut très-aisément en modérer, en augmenter l'énergie.

Depuis la poudre sèche, dont on saupoudre chaque jour les bas d'un malade pour attirer lentement une crise goutteuse vers les pieds, pratique qui amène son effet thérapeutique à l'aide d'une mutation affective à peine appréciable, jusqu'aux sinapismes à effets si prononcés, que l'on prescrit pour enrayer rapidement une fluxion dangereuse, il existe une foule d'actions graduelles que le praticien produit à volonté et qu'il utilise suivant l'occurrence. Dans les cas d'anesthésie, comme stimulant, dans les mouvements fluxionnaires, comme attractifs, pour les névropathies non encore bien établies, comme agent perturbateur, c'est à la moutarde qu'on s'adresse ordinairement. Tout ce que j'ai dit dans les généralités relatives aux rubéfiants peut s'appliquer à ce médicament.

IV. *Usage interne.* — On fait macérer 2 à 6 grammes de graine de moutarde concassée dans un litre d'eau, de lait, de vin, de bière. Cette boisson anti-scorbutique, que l'on prend en manière de tisane, est peu employée.

Usage externe. — Les sinapismes et les applications sinapisées, qui résument, pour la plupart des médecins, les moyens de la médication rubéfiante, se font de la manière suivante :

120 grammes et plus de farine de moutarde mêlés à une quantité suffisante d'eau constituent un cataplasme irritant. Avec l'eau froide, l'action est plus lente ; d'ailleurs, cette température pourrait être nuisible dans certaines maladies : on choisit habituellement l'eau tiède. En y mêlant de l'ail ou du levain, ainsi que beaucoup le font encore, on n'affaiblit l'activité de la moutarde qu'autant qu'on introduit dans la préparation de grandes quantités de ces substances. L'ail et le levain n'ajoutent rien à la vertu du médicament ; le vinaigre l'amoindrit notablement. Quelle que soit la coutume à cet égard, on doit s'abstenir de cet acide lorsqu'on désire des sinapismes puissants.

Pour en avoir de mitigés, on mêle la farine de moutarde avec la farine de lin, dont on augmente ou diminue la dose selon l'effet que l'on veut produire. Ces sortes de cataplasmes sont souvent employées chez les enfants, parce que chez eux la susceptibilité vitale est plus grande. On peut se contenter de saupoudrer le cataplasme avec la moutarde.

60 à 120 grammes, que l'on délaie dans la quantité d'eau tiède nécessaire, donnent un pédiluve sinapisé.

On fait des fomentations irritantes avec une partie environ de moutarde en poudre sur quatre d'eau. On imbibe des compresses qu'on applique en les renouvelant, quand cela est nécessaire.

M. Fauré, pharmacien à Bordeaux, a proposé l'emploi de l'huile essentielle ; il mêle une partie de cette huile avec 20 parties d'alcool à 66° et filtre ensuite : c'est le *révulsif de moutarde*. Un morceau de linge fin trempé dans ce liquide et humecté à plusieurs reprises quand il est sec, rubéfie la peau au bout de deux ou trois minutes. Ce procédé expose à la vésication : celle-ci serait inévitable si l'on prolongeait le temps de l'application. M. Lisfranc estime que cette préparation est presque aussi énergique et d'un emploi aussi avantageux que la pommade ammoniacale de Gondret.

L'eau saturée d'huile volatile (50 centigrammes se dissolvent dans 500 grammes) a été conseillée en lotions pour la guérison de la gale. Le moyen peut être efficace, mais il n'est pas adopté dans la pratique ordinaire. On peut employer cette dissolution pour réveiller la sensibilité dans les cas de paralysie.

L'eau distillée qui est laiteuse, âcre et piquante, rendrait des services analogues.

Si les effets de la médicamentation par la moutarde ont dépassé le but, on fait sur la partie des applications émollientes et narcotiques. M. Trousseau vante le topique suivant :

> Onguent populéum............ 16 grammes.
> Extrait de belladone..........⎫
> Id.   de jusquiame..........⎬ āā 30 centigrammes.
> Id.   de datura-stramonium..⎭
>   Mêlez.
> Enduisez un linge et appliquez sur la partie.

Les semences du *sinapis arvensis* (sénevé, moutarde sauvage), plus petites que celles du *sinapis nigra*, se trouvent souvent dans la moutarde du commerce. Les propriétés sont analogues, mais plus faibles, et ce mélange, quand il n'est pas porté trop loin, est sans inconvénient.

Les graines de moutarde blanche (*sinapis alba*) sont plus grosses, d'une couleur blanc-jaune, et beaucoup moins énergiques que celles de la moutarde noire. Elles ne forment pas d'huile essentielle sous l'influence de l'eau, mais seulement une matière âcre, sans odeur, produit probable de la réaction de l'eau et d'un principe particulier appelé *sulfo-sinapisine*. Il paraît que, prises entières à la dose d'une ou deux cuillerées (20 à 40 grammes), seules ou mêlées à l'eau, elles provoquent des évacuations alvines, sans coliques ni chaleur. Cette propriété, exploitée par l'industrialisme moderne, a mis en vogue, il y a quelque temps, l'usage de la moutarde blanche comme laxatif. On lui a attribué une foule de vertus chimériques. Quelques hypochondriaques s'en servent encore.

La famille des thymélées ou daphnées renferme des plantes généralement âcres et susceptibles de produire des effets irritants. On emploie pour l'usage médicinal le *daphne gnidium* et le *daphne mezereum*.

GAROU (SAIN-BOIS).

Famille des THYMÉLÉES; genre DAPHNE.

Daphne gnidium.

I. Petit arbuste fort commun dans les lieux incultes de nos contrées méridionales. La tige ramifiée est longue de 1 à 3 pieds environ ; elle porte des feuilles allongées, étroites, entières, fort rapprochées l'une de l'autre ; les fleurs blanches forment de petits corymbes au sommet des ramifications de la tige ; il leur succède des baies d'abord rouges, puis noires.

On se sert seulement de l'écorce, que l'on trouve dans les officines en paquets composés de lanières minces, grisâtres en dehors, ridées, marquées de points blanchâtres, traces de l'attache des feuilles; la couleur de la surface intérieure est jaunâtre ; la saveur est âcre, mais n'est perçue qu'au bout de quelque temps.

Le principe âcre paraît résider dans une matière résineuse, volatilisable, insoluble dans l'eau, susceptible de s'unir aux corps gras. La daphnine passe, mal-à-propos, aux yeux de quelques médecins, pour être ce principe.

II. L'écorce préalablement trempée dans du vinaigre pendant une heure, et maintenue sur la peau à l'aide d'un morceau de sparadrap assujetti par une bande, produit, au bout de vingt-quatre heures, une rubéfaction douloureuse; après quarante-huit heures il peut y avoir vésication. La lenteur de cette action explique pourquoi on emploie peu le garou de cette manière. On s'en sert quelquefois chez les enfants, pour établir une irritation artificielle derrière les oreilles, laquelle peut être suivie de la dénudation du derme et tenir ainsi lieu de vésicatoire. On aurait tort de renouveler, selon le conseil de

2

quelques auteurs, l'écorce à chaque pansement ; il en résulterait des douleurs et des ulcérations désagréables.

III. Le garou est surtout utilisé pour aviver les vésicatoires.
La pommade au garou, que l'on obtient en faisant digérer
l'écorce dans de l'axonge et de la cire, est d'une couleur jaune
verdâtre et a une odeur un peu vireuse. Cette pommade est
relativement douce et doit être préférée à celles dans lesquelles
entrent les cantharides, pour panser les exutoires des personnes dont les plaies s'enflamment aisément. On appelle vicieusement pommade au garou, une des pommades cantharidées
qui a une couleur analogue.

L'huile de garou proposée par M. Lartigue se prépare en
faisant bouillir 500 grammes d'écorce dans 1000 grammes
d'huile d'olive et 1000 grammes d'eau. jusqu'à ce que ce
dernier liquide soit presque entièrement évaporé. Cette huile
s'emploie en manière d'épispastique comme la pommade.
D'après M. Soubeiran l'eau n'est pas nécessaire ; il suffit de
faire digérer le garou dans l'huile ; les proportions sont de 1
sur 12.

On fabrique des papiers, des taffetas irritants, avec des
substances emplastiques dans lesquelles l'extrait alcoolique de
garou est le principe actif.

Quelquefois on donne l'écorce de garou à l'intérieur. C'est
alors au *daphne mezereum* (bois gentil) qu'on recommande de
donner la préférence ; mais en réalité, dans le midi de la France
du moins, où le *mezereum* est rare, on n'emploie que le garou.
Il est administré ainsi en qualité d'altérant, comme moyen
auxiliaire dans les traitements récorporatifs des vieilles véroles,
des affections dartreuses invétérées, dans les accidents produits
par la mercurialisation, dans les engorgements de nature sus-
pecte. Pour cela, on se sert de la décoction ou de l'extrait
alcoolique.

La décoction expose à des douleurs gastriques, à des coliques, à des purgations : elle est rarement mise en usage. On

la fait avec 8 grammes d'écorce pour 1500 grammes d'eau, que l'on réduit par l'ébullition à 1000 grammes. Le malade prend cette décoction à tasses, trois ou quatre fois par jour.

L'extrait est bien plus fréquemment prescrit : il ne constitue jamais l'agent essentiel du traitement, mais on y tient à Montpellier. Il sert d'excipient à certaines préparations d'or (poudre, oxydes) ; on ne l'associe pas au chlorure qu'il décomposerait. On choisit habituellement ici cet extrait pour donner la forme pilulaire aux médicaments qui font la base des traitements anti-scrofuleux, anti-dartreux. La dose de cette préparation donnée seule serait de 10 à 20 centigrammes par jour, et davantage s'il y avait tolérance.

D'autres plantes pourraient être employées comme rubéfiants ; mais leur action inégale, irrégulière, provoquant quelquefois des vésications, des ulcérations, exige une surveillance minutieuse. On ne se sert de ces substances que lorsqu'on est privé de celles dont je viens de parler. Les renonculacées, et particulièrement les renoncules, les clématites, les anémones, fourmillent de sujets de ce genre.

L'urtication, application de l'ortie (*urtica urens*, urticées) sur le corps, est un rubéfiant puissant, mais trop douloureux et trop énergique ; elle est peu usitée.

L'eau chaude assez long-temps appliquée, les acides minéraux suffisamment étendus, sont, au contraire, utilisés fréquemment, surtout sous forme de pédiluves, pour provoquer la rubéfaction. (Acide chlorhydrique, 52 à 125 grammes dans q. s. d'eau chaude.)

Seconde Classe. — Vésicants.

Les vésicants, à l'aide d'un contact suffisamment prolongé, provoquent la sécrétion d'un fluide séroso-plastique et le soulèvement de l'épiderme, de manière à ce qu'il se forme une cloche ou ampoule. Il s'établit d'abord çà et là, sur la surface d'application, de petites vésicules qui grossissent et se rapprochent ainsi de leurs voisines. Arrive un moment où, la réunion de ces vésicules étant complète, on n'en trouve qu'une fort développée, dont les limites sont celles du topique médicamenteux.

L'action irritante des vésicants est plus énergique, plus fixe; l'effet épispastique est autrement soutenu que celui des rubéfiants. On s'en sert dans les cas où la maladie sur laquelle on veut agir est jugée devoir opposer quelque résistance.

Toutefois, la souffrance occasionnée par les vésicants le plus ordinairement employés est médiocre dans son intensité et dans sa durée. Or, nous l'avons vu, les rubéfiants, exaltant surtout la sensibilité, doivent être essayés les premiers pour guérir par substitution les douleurs commençantes.

La mutation locale que les vésicants déterminent, constitue un état morbide artificiel appelé *vésicatoire*, du nom du moyen employé pour l'obtenir.

Les vésicatoires sont dits *volants*, lorsque, la vésication étant produite, on favorise la reproduction de l'épiderme. Les vésicatoires sont *permanents*, quand la plaie est maintenue ouverte, et poussée vers la suppuration à l'aide d'applications irritantes. Dans les vésicatoires volants, l'effet perturbateur peut se réunir à l'effet attractif; ils conviennent aux maladies dans lesquelles une mutation aiguë, vive, énergique, est jugée suffisante. Veut-on obtenir une attraction permanente, y a-t-il nécessité d'entretenir au-dehors une fluxion et une excrétion satisfactoires d'un besoin intérieur, ce sont les vésicatoires permanents que l'on préfère.

Les vésicatoires ont des effets excitants, par diffusion sur l'ensemble, moins prompts mais plus durables que les effets analogues des rubéfiants. L'incommodité provenant des plaies; le temps nécessaire à leur guérison; la facilité avec laquelle elles dégénèrent, lorsque des dispositions venant de l'individu ou des agents extérieurs font redouter des érysipèles, des érup-

tions, des gangrènes, des suppurations épuisantes ; la pourri-
ture d'hôpital, etc. : tous ces motifs rendent les vésicants plus
dangereux que les rubéfiants.

Cependant il y a des maladies à tendance gangréneuse dans
lesquelles un vésicatoire puissant est le meilleur moyen de
guérison : tels sont les érysipèles gangréneux. On se rend
compte de l'effet thérapeutique obtenu, à l'aide de la perturbation ; et probablement aussi il existe un effort attractif qui
pousse au-dehors le processus morbide et dégage les parties
sous-cutanées alors gravement atteintes.

Les vésicatoires employés en certain nombre et éparpillés
sont suivis, quand l'excitation n'est pas véhémente, d'un effet
sudorifique prononcé, en attirant vers le tégument les mouvements vitaux. La conséquence de cette diaphorèse est un certain degré de constipation.

Pour les raisons exposées dans les généralités, les vésicatoires sont contre-indiqués pendant les périodes d'irritation et
d'état des maladies. Ils conviennent généralement, au commencement, quand la jugulation est souhaitable et possible,
et vers la fin, à l'époque de la détente.

L'action vésicante est indispensable lorsque, pour favoriser
l'absorption d'un médicament par la peau, on veut le placer
sur le derme (procédé endermique). Le bénéfice de cette pratique est contrarié par les scènes d'irritation qu'elle entraîne
avec elle ; malheureusement ces scènes sont inévitables. Le
contact du médicament soumis ainsi à l'absorption est souvent
très-douloureux ; il amène quelquefois des ulcérations rebelles,
et même la gangrène. En supposant qu'on parvienne à éviter
ces accidents, le derme perd de plus en plus le pouvoir d'absorber, à mesure qu'on s'éloigne du moment de la dénudation ; il
se couvre de fausses membranes, qui finissent par former une
barrière insurmontable. On est très-souvent obligé d'ouvrir de
nouveaux vésicatoires, et ceux-ci deviennent bientôt impuissants comme les premiers. On conserve autant que possible au

derme dénudé sa faculté absorbante, en le mettant à l'abri des causes d'irritation. Dans cette intention, le médicament toujours prescrit à petites doses est étendu sur toute la surface; il est recouvert d'un correctif émollient; au besoin, il est incorporé avec ce dernier; les fausses membranes sont enlevées, si cela se peut sans trop de douleur; en un mot, le derme doit autant que possible être nu et dénué d'inflammation.

Le calorique accumulé sur une partie est, selon le degré, rubéfiant, vésicant, caustique. On l'utilise assez souvent comme moyen de vésication : ainsi, l'application de l'eau bouillante, d'un marteau trempé dans ce liquide, détermine au bout de peu de temps la formation d'une cloche. Un morceau de drap ou même de papier imbibé d'alcool et enflammé amènerait sur la partie un semblable résultat. D'autres agents sont également vésicants à des degrés divers, j'en ai cité quelques-uns à propos des rubéfiants. Je nommerai maintenant l'euphorbe, à peu près abandonné à cause de son extrême énergie, le *rhus toxicodendrum*, la noix d'acajou, l'huile de *croton tiglium*, etc. Ce qu'il y a de particulier dans la vertu vésicante de ces substances ne mérite pas de nous arrêter, ou sera exposé dans d'autres articles. Pour le moment, je traiterai seulement de la cantharide et de l'ammoniaque : ce sont, sans contredit, les meilleurs vésicants que la matière médicale met à la disposition du praticien.

CANTHARIDE.

Insecte coléoptère de la famille des Epispastiques ou Trachelides; tribu des Cantharidées; genre Cantharus.

Meloe vesicatorius, *Lytta vesicatoria*, *Cantharis vesicatoria*.

I. Ces noms divers, selon les auteurs, désignent un insecte facile à reconnaître aux caractères suivants :

Longueur de 9 à 10 lignes; tête grosse, triangulaire, rétrécissement en forme de cou qui la sépare du corselet; antennes noires, filiformes; élytres longues et flexibles; ailes membraneuses. L'animal est d'un beau vert cuivré ; il exhale une odeur forte, caractéristique. Le mâle est plus petit que la femelle.

La cantharide, à l'état de développement complet, se tient par essaims sur des arbres de la famille des jasminées, sur les frênes surtout ; il n'est pas très-rare de la rencontrer sur d'autres végétaux, orme, chèvre-feuille, sureau , etc. La chaleur du climat exalte l'activité des principes médicamenteux qu'elle renferme ; aussi , quoique la cantharide soit commune en France, on préfère celle qui vient d'Italie, d'Espagne.

La récolte se fait le matin : l'animal est alors engourdi par la fraîcheur de la nuit et mouillé par la rosée. On secoue les arbres qui en sont garnis ; il tombe et on l'étouffe par la vapeur du vinaigre, ou simplement en l'immergeant dans ce liquide. Après l'avoir ensuite fait sécher au soleil ou à l'étuve, on le conserve dans un endroit sec , en le tenant, autant qu'on le peut, à l'abri du contact de l'air.

Les bonnes cantharides doivent être légères et fort odorantes. En vieillissant, elles perdent de leurs vertus et sont exposées à être attaquées par des mites , des acares. Ainsi avariées, elles constituent un mauvais médicament, car les parties molles, plus actives que les autres , disparaissent les premières. Quelques personnes pensent que la vermoulure est bonne pour l'usage : cela n'est pas exact ; il y a positivement diminution dans l'action.

L'analyse la plus adoptée de la cantharide a été faite par M. Robiquet. Ce chimiste a trouvé une huile jaune , une huile verte concrète, une substance jaune visqueuse, de l'osmazome, une matière noire , de l'acide acétique , de l'acide urique , un autre acide paraissant être le phosphorique, du phosphate de chaux , du phosphate de magnésie, de la cantharidine.

Je signale l'huile verte , qui contribue pour la plus grande part à la coloration de l'animal, et la substance jaune, à l'aide de laquelle la cantharidine peut se dissoudre dans l'eau.

La cantharidine est essentiellement le principe vésicant ; on la sépare de la matière jaune au moyen de l'éther. Elle est sous forme de petites lames micacées, blanches, se volatilisant même à la température ordinaire, d'une excessive âcreté, insolubles dans l'eau, se dissolvant très-bien dans l'éther, l'huile et l'alcool chaud. Son contact détermine promptement des ampoules sur la peau. A l'intérieur, c'est un poison d'une énergie extrême.

Il résulte des faits chimiques qui précèdent, que le principe actif de la cantharide peut passer dans l'alcool, et surtout dans l'éther et les huiles. Les préparations obtenues par ces derniers dissolvants sont par conséquent les plus puissantes. Les préparations aqueuses ne sont pas dépourvues d'activité, il s'en faut : la cantharidine s'y trouve dissoute au moyen de la substance jaune.

L'énergie moindre des cantharides entières, mais conservées depuis long-temps, s'explique par la volatilisation lente de la cantharidine.

II. La cantharide mise en rapport avec les tissus vivants y provoque des effets d'irritation, qui varient selon la durée de l'application et le genre de préparation. Sur la peau, on obtient d'abord une irritation modérée et ensuite la vésication ; enfin, si l'on se sert d'une préparation très-énergique, et surtout si le contact se prolonge outre mesure, il survient une inflammation de mauvaise nature et la gangrène.

Les applications sont-elles multipliées de façon à ce qu'une portion notable du principe actif soit absorbée, des symptômes d'irritation du côté des organes génito-urinaires se prononcent : difficultés, douleurs pour l'excrétion de l'urine, et pourtant envies fréquentes d'uriner, érections, etc. D'après quelques faits publiés récemment par M. Morel-Lavallée, il se formerait alors dans la vessie des fausses membranes qui sont expulsées sous forme de petites boulettes, molles, d'un aspect muqueux, rose grisâtre. Ce phénomène s'observerait plus fréquemment chez l'homme que chez la femme. Selon le même auteur, la scène peut être plus intense : alors le sujet éprouve des épreintes au périnée, des douleurs vives au méat, des envies presque continuelles d'uriner ; les fausses membranes sont disposées en rouleaux et d'une expulsion plus difficile ; il y a fièvre, agitation ; après quelques heures (5 à 11) tout a disparu. M. Morel-Lavallée a, dans quelques cas, trouvé de l'albumine dans les urines. MM. Bouillaud et Vernois ont également constaté cet état albumineux après l'application des vésicatoires (1).

Ces faits confirment ce que l'on sait depuis long-temps touchant l'action élective que la cantharide exerce sur l'appareil génito-urinaire.

Mais les phénomènes d'irritation qu'elle produit dans ce système d'organes sont bien plus marqués lorsque le médicament est placé sur une surface puissamment absorbante, l'estomac, par exemple. Alors la mutation affective se généralise aisément et se présente avec des symptômes variés qu'il est important de connaître.

Voici ce qu'on observe, même avec de petites doses de cantharides :

La substance est-elle agglomérée et d'une absorption difficile (poudre grossière seule ou délayée), elle irrite, enflamme la muqueuse de l'estomac et des intestins, et l'on a d'abord toutes les nuances des symptômes de la gastro-entérite ; puis surviennent les phénomènes génito-urinaires déjà décrits, et qui sont produits par la pénétration matérielle ou dynamique du médicament.

Si le principe actif est dissous et étendu dans un véhicule correctif, les symptômes phlogistiques de contact sont moins prononcés ; les scènes provenant de l'absorption se dessinent avec plus de netteté.

Et d'abord apparaissent les irritations génito-urinaires. A petites doses, il y a simplement excitation des parties, et alors

(1) Séances de l'Acad. de méd. de Paris, 8 et 15 juin 1847.

on obtient des effets diurétiques, emménagogues. A plus forte
dose, l'irritation est décidément douloureuse et tourne vers la
phlogose. En cet état, elle suscite des désirs vénériens ; mais
la vivacité de la douleur ne laisse guère place au sentiment
d'âcre et morbide volupté que quelques malheureux recherchent dans cette excitation artificielle. On conçoit qu'une semblable modification du système a pu, chez la femme enceinte,
produire des avortements.

Ces symptômes s'accompagnent ou sont suivis d'une irritation de l'ensemble, entremêlée de phénomènes annonçant
une atteinte portée sur le système nerveux et simulant la rage :
délire, convulsions, état tétanique, respiration pénible; enfin,
arrive un collapsus général au milieu duquel le malade suc-
combe.

Il est essentiel de faire remarquer que l'asthénie et la stupeur
vitales s'établissent facilement à la suite de l'emploi de la cantharide à doses relativement élevées, et toutes les fois que le
sujet se montre très-impressionnable ; aussi beaucoup de médecins admettent-ils avec raison que le principe actif de la
cantharide porte avec lui quelque chose de septique. Si la résistance vitale est surmontée, cette vertu affaiblissante prend
le dessus et les scènes d'irritation sont nulles ou médiocres. Les
conditions relatives à l'individu, à l'activité du médicament,
à ses doses, rendent compte des variations que l'on remarque
dans les effets de la cantharide.

Un phénomène analogue s'observe même dans les effets
locaux. Quand la cantharide est appliquée en certaine quantité
dans une région circonscrite de la peau, il y a, à la suite de ce
contact et de l'absorption consécutive, une espèce d'intoxication
avec stupeur nerveuse dans les parties sous-jacentes ou sym-
pathisantes. Cela explique les vertus calmantes, anti-spasmodiques, que de tout temps, à Montpellier, on a reconnues dans
les vésicatoires cantharidés, prescrits avec les précautions
nécessaires pour ne pas exciter l'ensemble de l'économie. Ce

sont des faits du genre de ceux que je viens de noter qui ont décidé l'école italienne à placer la cantharide parmi les contro-stimulants.

L'ouverture du corps des individus morts à la suite de l'empoisonnement par les cantharides, donne des renseignements utiles à la pharmacologie. J'indiquerai ce qu'il y a de plus important dans cette espèce de symptomatologie rétrospective.

On trouve des traces de phlogose dans les organes génito-urinaires, à l'estomac et aux intestins. Le cerveau et les méninges sont assez souvent injectés. Il faut des doses très-considérables de cantharides pour provoquer de semblables effets, si le médicament a été placé sur la peau ; les accidents mortels sont alors impossibles, à moins de la plus haute imprudence. C'est particulièrement aux reins et à la vessie que la phlogose serait appréciable. On pouvait supposer qu'après une intoxication dans laquelle la septicité du principe actif a exercé dès l'abord son influence prédominante, les traces d'inflammation sont nulles ou peu prononcées. L'anatomie pathologique a confirmé cette prévision.

En résumant les principaux traits du tableau rapide que je viens de tracer, je signale : 1° une action locale irritante susceptible de se généraliser ; 2° une action de même nature se portant, d'une manière élective, sur le système génito-urinaire ; 5° une action stupéfiante.

III. L'action irritante locale modérée est utilisée pour ranimer la sensibilité et la contractilité : de là, l'usage des lotions, des applications de cantharide étendues pour les paralysies.

La cantharide est l'agent le plus fréquemment employé pour la confection des vésicatoires. Elle provoque alors les effets thérapeutiques excitants, épispastiques, perturbateurs, antispasmodiques, suppuratifs, qui ont été mentionnés dans les généralités sur les irritants. Les maladies dans lesquelles le spasme s'unit à la fluxion, catarrhes, rhumatisme, etc., réclament particulièrement les vésicatoires cantharidés.

L'influence élective que la cantharide exerce sur les organes génito-urinaires, rend compte des succès obtenus avec cet agent dans l'incontinence d'urine par asthénie, dans l'anaphrodisie, la paralysie de la vessie. Lorsque cette action est maintenue dans les limites d'une excitation légère, celle-ci pourrait, comme diurétique, rendre des services dans les cas d'hydropisie ; comme emménagogue, dans les maladies où se trouve l'indication de rappeler les menstrues. On conçoit sans peine qu'administrée avec ces intentions, la cantharide doit être donnée à très-petites doses, afin d'épargner au malade les effets d'inflammation ou de sédation. Les dangers possibles de ce traitement l'ont fait à peu près abandonner.

L'intoxication ne sera jamais provoquée telle que je l'ai décrite plus haut ; une pareille maladie du remède aurait de funestes conséquences. Quand on désire une mutation affective générale par la cantharide, on la fait naître lentement, de manière à ce qu'elle soit amoindrie et exempte de tout danger. On ne sait pas au juste alors en quoi elle consiste ; on est réduit à l'instituer empiriquement d'après les résultats thérapeutiques connus. La cantharide administrée dans ce sens est un moyen périlleux, mais aussi une arme puissante dans certaines maladies chroniques invétérées. L'essentiel est d'en diriger convenablement l'emploi. Ce dernier point n'est pas encore bien éclairci, et comme le danger de dépasser la dose pharmacologique est toujours présent, il en résulte que quelques médecins seulement ont recours à ce genre de médicamentation.

Il semblait rationnel de tenter un pareil moyen dans les maladies où l'on juge utile d'imprimer une forte secousse au système nerveux : de là, les tentatives qu'on a faites pour le traitement du tétanos, de la rage, de l'épilepsie, etc., tentatives qui n'ont rien amené de positif et méritant d'être noté. Dans l'état actuel de la science, il n'y a rien de bon à espérer d'une mutation affective générale aiguë par la cantharide.

Une médicamentation chronique, à l'aide de doses petites,

divisées de façon à modifier insensiblement le système des facultés vitales, a paru utile à M. Biett pour la thérapeutique de
l'eczéma chronique (type de la dartre vulgaire), et surtout pour
les éruptions cutanées à formes squameuses, *psoriasis, lepra
vulgaris*, etc. Sous l'influence de ce traitement, dit cet obser-
vateur, la peau s'anime, les plaques rougissent, les squames
tombent, les élévations pustuleuses s'affaiblissent et disparaissent. La guérison, ajoute-t-il, est obtenue au bout d'un mois
à six semaines. Les faits cités à l'appui de ces assertions sont
encore en petit nombre. Il me semble que ce genre de traitement ne peut convenir que lorsque la maladie de la peau s'accompagne d'un état local d'atonie. Peut-être que la cantharide
agit alors en décidant un mouvement d'expansion périphérique,
mouvement provoqué pour l'expulsion de la substance et qui,
entraînant avec lui le produit des absorptions interstitielles
devenues plus actives sous l'influence du médicament, prend
ainsi un caractère dépurateur. Les anciens caractérisaient ce
genre d'effet thérapeutique par le mot *discussif*. M. Biett a remarqué que son traitement réussit principalement pour les sujets jeunes et pour les femmes. Cela s'expliquerait assez bien,
en disant que, chez ces malades, les actions dépuratoires ont
une tendance plus grande à se porter du côté de la peau.

Il est prudent, à mon sens, de ne pas prescrire la cantharide comme modificateur de l'ensemble, lorsqu'il y a éréthisme
nerveux et organisme sanguin. On l'a vue réussir dans des cas
de maladie inflammatoire : mais alors le médicament a agi
localement, soit comme anti-spasmodique, soit indirectement,
comme substitutif, épispastique, perturbateur ; et toujours est-
il que ce n'est pas dans la période d'irritation des maladies
qu'on doit prescrire les vésicatoires, à moins qu'on n'ait l'espoir fondé d'obtenir un effet thérapeutique par jugulation.

Quand il y a une prédisposition fâcheuse de la part du sujet,
l'intoxication est à redouter, lors même que la cantharide est
prescrite à l'extérieur. Certains praticiens se méfient de l'emploi

de cet agent dans les fièvres qui menacent de tourner à la putres-
cence; ils accusent le vésicatoire d'introduire dans le corps un
principe septique, lequel, dans les conditions particulières de
l'individu, acquiert une activité inaccoutumée. Il est certain,
du reste, que les pyrexies des pays chauds, susceptibles
comme on sait de revêtir le caractère adynamique, putride,
s'aggravent fréquemment à la suite de l'emploi, même externe, de la cantharide. Dans quelques cas, l'événement doit
être rapporté à des irritations intempestivement provoquées.

Lorsqu'on a à craindre l'action de la cantharide sur les
organes génito-urinaires ou sur l'ensemble du système, on
l'associe ordinairement avec le camphre qui passe pour être
son correctif. Il ne faut pas trop compter là-dessus, car très-
souvent le camphre se montre impuissant; néanmoins cette
précaution consacrée par l'habitude ne sera pas négligée,
on aurait tort de la juger entièrement inefficace. Le camphre
entre dans beaucoup de formules cantharidées, même dans
quelques-unes qui sont destinées à l'usage extérieur.

A l'intérieur, l'excipient de la cantharide doit être abondant
pour remplir le rôle de correctif. C'est ordinairement une
boisson émolliente.

Pour combattre les accidents provoqués par ce médicament,
on prescrit les bains répétés, les tisanes émulsionnées, mucila-
gineuses, le camphre, le nitre. Les phlegmasies constituant la
maladie du remède seront traitées par les anti-phlogistiques,
sans oublier toutefois qu'une période de collapsus peut être
imminente. Si les symptômes indiquent la présence de cet état
asthénique, qu'il soit primitif ou consécutif, on aura recours
aux excitants, aux toniques généraux, appropriés à la sensibilité, à la tolérance du patient.

IV. La pharmacie met à notre disposition la poudre de cantharide, l'infusion, la décoction dans l'eau, l'alcoolé, l'éthérolé, enfin diverses préparations officinales servant à la préparation des vésicatoires.

La poudre se reconnaît aisément à son odeur caractéristique, aux particules vertes qu'elle contient et qu'on aperçoit aisément à la loupe si l'œil ne suffit pas. Ce moyen est utilisé dans les expertises médico-légales relatives aux empoisonnements par la cantharide.

La poudre se détériore plus vite que l'animal entier, probablement parce que la cantharidine a alors plus de facilités pour son évaporation ; il convient donc d'en renouveler fréquemment la provision. On ne l'emploie que très-rarement à l'intérieur. La dose indiquée est un centigramme pour commencer, en s'élevant progressivement jusqu'à 10. Cette quantité doit être autant que possible divisée pour éviter l'action locale qui est au moins inutile. Pour cela, on suspend le médicament dans une potion gommeuse qui est à la fois un excipient et un correctif. De cette façon, on prévient l'accumulation et le séjour des particules médicamenteuses sur une partie de la muqueuse. La forme pilulaire est dangereuse ; elle exige la plus grande surveillance, pour des motifs que le lecteur comprend facilement d'après ce qui précède. La poudre de cantharide est principalement employée pour l'usage externe ; j'en reparlerai dans un instant.

L'infusion et la décoction, jadis préconisées, ne sont plus en usage maintenant à cause de leur trop grande activité. On se rappelle que la cantharidine s'y trouve dissoute par le secours de la substance jaune.

L'alcoolé (teinture de cantharide) ne contient qu'une faible partie de la cantharidine ; c'est cependant une préparation puissante. Peut-être faut-il conclure de là que la cantharidine n'est pas le seul principe actif. La teinture est généralement préférée pour l'intérieur : elle présente sur la poudre l'avantage d'une entière atténuation des molécules médicamenteuses, circonstance favorable à l'absorption et qui diminue les chances d'irritation gastro-intestinale. Les doses sont de 1 à 5 gouttes dans le principe ; on peut s'élever progressivement jusqu'à 15. A partir de ce moment, la quantité ne sera augmentée qu'avec une grande prudence. L'alcoolé se fait avec 1 partie de poudre de cantharide sur 8 d'alcool à 56°.

L'extrait aqueux et l'extrait alcoolique seraient des préparations énergiques qu'on pourrait peut-être employer, mais qui ne sont pas usitées.

L'éthérolé ou teinture éthérée se fait ordinairement avec l'éther acétique (poudre de cantharide 1, éther acétique 16); il est beaucoup plus actif que l'alcoolé. C'est probablement à cause de cela qu'on ne l'emploie pas à l'intérieur. Sa dose serait de 1 à 4 gouttes très-étendues.

Ne confondez pas cet éthérolé avec un autre éthérolé de cantharide dit *vésicant*, qui se fait en traitant dans l'appareil à déplacement 1 partie de poudre et 5 parties d'éther sulfurique. Un papier imbibé de cette teinture est un vésicatoire énergique. Il sera question tout à l'heure d'une préparation analogue.

MM. Devergie et Lisfranc ont essayé la vertu excitante de l'alcoolé de cantharide, administré en injection par l'urètre dans les débilités de la vessie. Le premier a proposé cette médicamentation pour les cas d'incontinence d'urine provenant de la faiblesse du col; le second l'a vantée pour les paralysies de l'organe.

M. Devergie traite les incontinences de l'espèce susdite par des injections faites avec 5 gouttes teinture dans 48 grammes de décoction d'orge. On répète la médicamentation deux fois par jour s'il y a tolérance. Chaque 24 heures on ajoute une goutte de plus, jusqu'à production d'une légère excitation dans la vessie et dans le col, ce qui se reconnaît à une faible douleur que le sujet éprouve en urinant. Comme la matière de l'injection doit être retenue quelque temps dans la vessie, la quantité de l'excipient ne dépassera pas la dose indiquée.

Pour les paralysies vésicales, M. Lisfranc conseille de procéder de la façon suivante : une sonde en gomme élastique

étant placée, une goutte de teinture est introduite par l'ouverture de l'instrument; on y pousse ensuite la valeur d'un
demi-verre d'eau tiède. M. Lisfranc a expérimenté que l'excitation n'était pas suffisante, lorsque préalablement il étendait
la teinture dans le véhicule. On peut aller jusqu'à trois injections par jour avec trois gouttes pour chacune.

On pratique des injections excitantes dans les abcès froids,
les trajets fistuleux, avec 12 grammes teinture sur 500 grammes
d'eau. Selon les besoins, on augmente ou l'on diminue la proportion de la teinture.

La teinture peut s'employer sur la peau, comme excitant de
la sensibilité, à la dose de 4 à 8 grammes en frictions. Etendue
avec l'huile d'amande douce ou l'huile d'olive (16 grammes
teinture sur 125 huile), on a un liniment irritant maintes
fois prescrit.

L'huile de cantharide, qu'il ne faut pas confondre avec la
préparation précédente et les analogues, s'obtient en traitant
125 grammes de poudre par 1000 grammes d'huile (1 sur 8).
Elle est employée aux mêmes usages que le liniment, mais elle
est plus active.

Pour obtenir l'effet rubéfiant, on se sert de la teinture, des
liniments, en multipliant et rapprochant les frictions. L'huile
de cantharide et l'éthérolé agissent plus énergiquement.

Le soulèvement de l'épiderme est obtenu à l'aide de vésicatoires proprement dits, et de quelques autres préparations de
cantharides, appelées pour cela vésicantes.

On a un vésicatoire en saupoudrant un onguent quelconque,
ou même un morceau de levain, avec de la poudre récente;
ordinairement on se sert d'un emplâtre composé de poix blanche, de térébenthine, de cire jaune, et de cantharide en
poudre. La dose de celle-ci est relativement faible, et la vésication se ferait lentement. On augmente l'activité de l'emplâtre
en faisant adhérer à la surface une couche de poudre. C'est
l'emplâtre vésicatoire dit magistral. On le laisse appliqué pen-

dant douze ou quinze heures environ. Une précaution dont on use vulgairement, consiste à laver la partie avec du bon vinaigre avant d'appliquer l'emplâtre.

Il y a d'autres emplâtres vésicatoires dans lesquels la cantharide se trouve en quantité suffisante pour qu'on puisse se passer de le saupoudrer au moment de l'emploi. Tel est l'emplâtre vésicatoire dit *anglais*, dans lequel la cantharide est associée à la poix blanche, à la cire, au suif, à l'axonge, de manière à former le tiers de la masse totale.

L'emplâtre vésicatoire de la pharmacopée d'Edimbourg renferme quatre parties de poudre de cantharide sur quatre de résine jaune, autant de cire jaune et autant de graisse de porc. Cet emplâtre est très-vésicant, et agit dans quatre ou cinq heures.

Les vésicatoires connus depuis quelque temps sous le nom de *mouches de Milan*, sont des préparations analogues à l'emplâtre vésicatoire anglais. Sous prétexte de perfectionnement, plusieurs formules ont été imaginées, mais elles ne diffèrent que par des circonstances accessoires. La durée de l'application est la même que celle du vésicatoire ordinaire.

Vésicatoires Bretonneau. — On établit sur un morceau de sparadrap, ayant la forme et la grandeur convenables, une couche (1 à 2 millimètres) d'une pâte faite avec un mélange de poudre de cantharide et d'huile ; on recouvre l'emplâtre de papier brouillard, et, en cet état, on l'applique sur la peau. L'huile cantharidée passe à travers le papier et produit l'effet vésicant. Cet effet est ordinairement complet au bout de huit ou dix heures au plus. On a soin de laisser à nu une portion de la circonférence du sparadrap, afin qu'en la faisant adhérer à la peau, elle fixe le vésicatoire.

Vésicatoires Trousseau. — Ce professeur emploie l'extrait huileux de cantharide par l'éther. Cet extrait s'obtient en traitant la poudre par l'éther sulfurique dans un appareil à déplacement ; puis on distille pour retirer l'éther. Il reste une huile épaisse, verte et très-vésicante. Du papier brouillard imbibé de cette huile, taillé en morceaux convenables et fixé sur la peau à l'aide du sparadrap, constitue un vésicatoire qui agit plus promptement que les précédents. Cinq heures chez l'adulte et moins chez les enfants suffisent pour que la vésication soit produite. D'après M. Trousseau, le papier brouillard ainsi préparé peut très-bien se conserver dans une trousse et servir au besoin. Un fragment exposé à l'air pendant quinze jours n'avait pas notablement perdu de ses vertus. On a reproché à l'extrait huileux de cantharide par l'éther de s'affaiblir en vieillissant, parce qu'il laisse cristalliser des portions de can-tharidine. Le procédé Trousseau ne serait bon que tout autant qu'on se servirait d'un extrait éthéré récemment obtenu.

Sous le nom d'extrait acétique de cantharide, on recom-mande à présent une matière de consistance butyreuse, produit de la distillation, après digestion à la chaleur du bain-marie, d'un mélange fait avec la poudre de cantharide, l'acide acéti-que à 10 degrés et l'alcool à 56°. On assure que la cantharidine ne cristallise jamais dans cet extrait, qui serait substitué avec avantage à l'extrait par l'éther, pour l'exécution du procédé Trousseau.

En recouvrant un emplâtre vésicatoire quelconque d'une couche d'un de ces extraits (l'extrait huileux par l'éther a été surtout expérimenté), on a des vésicatoires analogues pour l'activité à ceux dont je parlais il n'y a qu'un instant.

Si l'action de la cantharide sur les organes génito-urinaires est à craindre, on camphre les topiques vésicants. Cela se fait en répandant sur leur surface une couche de camphre en poudre.

L'imagination des pharmaciens modernes s'exerce beaucoup, depuis quelque temps, pour trouver des sparadraps aggluti-natifs rendus vésicants. Il existe un grand nombre de papiers, de taffetas prônés à l'envi par les journaux. Dans la matière emplastique se trouvent, soit la cantharide mêlée quelquefois avec l'euphorbe qui est lui-même un irritant très-puissant, soit l'huile qu'on retire de la cantharide au moyen de l'éther, soit l'extrait hydro-alcoolique.

L'emplâtre de Mejean, ainsi nommé à cause de l'emploi qu'en faisait un célèbre praticien de Montpellier, produit sur la peau une légère rubéfaction avec transpiration abondante. Cet emplâtre, dont on se loue beaucoup comme agent anti-fluxionnaire, d'un usage commode et peu douloureux, n'est pas connu hors de notre ville. Pour ce motif, je crois devoir en donner la formule :

Moutarde.....................	
Euphorbe.....................	ãã 22 grammes.
Poivre long.................	
Staphysaigre................	
Pyrèthre....................	ãã 32 grammes.
Gomme ammoniaque.........	
Galbanum...................	
Sagapenum..................	ãã 48 grammes.
Bdellium..........	
Cantharide...................	64 grammes.
Poix noire..................	
Poix résine.................	
Cire jaune.........	ãã 96 grammes.
Térébenthine...............	

Faites s. a. un emplastique.

Il y a, ainsi que je l'ai dit, souvent indication de faire supurer la plaie du vésicatoire ; on utilise, dans cette intention , les *préparations* dites *épispastiques.*

Les emplâtres dans lesquels la cantharide est entrée par incorporation en quantité suffisante pour amener la vésication, peuvent servir eux-mêmes, appliqués de nouveau, comme moyen d'entretien et de renouvellement.

Le plus souvent on prescrit des pommades faites exprès. J'ai déjà parlé de la pommade au garou ; outre celle-ci, on en connaît trois autres dont la poudre de cantharide est la base. Ces pommades ont trois degrés d'énergie : la plus faible est blanche , l'axonge et la cire dominent dans ce mélange qui contient une quantité relativement petite de principe vésicant ; la moyenne est jaune, elle doit sa couleur au curcuma qu'on y

fait entrer. Quelques médecins, fort mal à propos, la désignent
sous le nom de pommade au garou. La pommade forte est verte
à cause de l'onguent populéum qui est le principal excipient.
La poudre de cantharide y entre pour 1/32e. L'action de cette
dernière pommade est très-énergique. Du reste, on mitige à
volonté cette énergie et celle des autres, en les étendant plus
ou moins de beurre ou de cérat.

Les formules des pommades épispastiques sont du reste assez
nombreuses, et varient beaucoup dans les dispensaires. Maintenant la mode recommande, pour remplacer ces pommades,
des papiers épispastiques classés par degré d'activité. Les
papiers dits d'*Albespeyres* ont acquis une grande vogue et la
méritent à tous égards.

Je pourrais entrer dans de minutieux détails sur les soins à
donner au pansement et à l'entretien des vésicatoires. Mais ces
choses sont vulgairement connues ; on les trouvera, du reste,
exposées dans les traités de petite chirurgie et dans les articles
de dictionnaire. Je renvoie, pour les diverses utilités des vésicatoires par les cantharides, à mes généralités sur les vésicants, lesquelles leur sont parfaitement applicables.

Le genre *Cantharis* de la tribu des cantharidées n'est pas le
seul qui renferme des insectes vésicants ; il y en a aussi dans
les genres *cerocoma, dices, mylabris, decatoma, lydus, œnas,
meloe, tetraonyx*. On ne doit pas prendre au hasard dans chacun
de ces genres, car toutes les espèces ne sont pas également
douées. Les succédanés de la cantharide indiqués par les auteurs sont : 1° le mylabre de la chicorée *(mylabris cichorii)*
qu'on trouve quelquefois en France, mais qui est infiniment
plus commun dans l'Orient, la Sibérie, la Calabre ; 2° la
méloé proscarabée *(meloe proscarabeus)* qui se voit souvent
dans nos latitudes ; 5° la méloé de mai *(meloe maialis)* commune dans le midi de l'Europe. Tous les coléoptères vésicants
agissent par un principe qui est le même : la cantharidine.

AMMONIAQUE (ALCALI VOLATIL).

I. L'ammoniaque est proprement un gaz qui se produit
toutes les fois que l'hydrogène et l'azote se rencontrent à l'état
naissant. Ce gaz est très-soluble, et on l'emploie ordinairement
combiné avec l'eau, ce qui constitue l'ammoniaque liquide
(alcali volatil fluor). On l'obtient en cet état en faisant
chauffer dans une cornue du chlorhydrate d'ammoniaque
et de la chaux. Celle-ci prend la place de l'ammoniaque,
laquelle, devenue libre, se volatilise, et est conduite dans des
flacons remplis d'eau refroidie où elle se dissout.

L'ammoniaque du commerce marque environ 22° à l'aréomètre. Si le flacon qui la contient n'est pas bien bouché et
tenu au frais, elle s'affaiblit et descend à 17° et même à 16°;
alors elle est trop peu énergique pour certains usages médicinaux.

L'ammoniaque liquide est incolore, d'une saveur très-caus-
tique, d'une odeur fortement pénétrante, dangereuse même.
Ses propriétés alcalines sont prononcées; on peut l'étendre
d'eau en toutes proportions.

II. Les vapeurs d'ammoniaque sont insupportables et très-
excitantes pour la conjonctive et la pituitaire. L'ammoniaque
liquide en contact avec la peau y provoque promptement une
rubéfaction passagère. Si le contact est maintenu, l'effet vésicant ne se fait pas attendre. Ainsi, employée avec un peu de
persistance, l'ammoniaque concentrée donnerait lieu à une
eschare.

A l'intérieur, ce médicament administré en petites quantités
neutralise, en sa qualité d'alcali, les acides de l'estomac. A doses
moins faibles, c'est un excitant diffusible. Il amène en peu de
temps de la chaleur, de l'accélération dans le pouls, de l'agitation; puis il provoque la sueur, les urines, et tout disparaît
au bout de peu de temps. Quand un individu a pris des doses

un peu considérables d'ammoniaque, sa transpiration exhale l'odeur caractéristique de la substance.

A doses toxiques, l'ammoniaque provoque de violentes inflammations et une grande excitation du système, laquelle se transforme bientôt en un état de stupeur et de prostration.

L'emploi continu de l'ammoniaque, surveillé de manière à éviter les effets phlegmasiques (saturation par médicamentation chronique), donne lieu à ce qu'on appelle la cachexie ammoniacale, qui, du reste, est analogue à celle que l'on observe après l'usage trop long-temps prolongé des alcalis, du mercure : adynamie progressive, décoloration des tissus, défaut de coagulabilité dans le sang, disposition aux hémorrhagies passives, etc., etc.

III. On utilise en thérapeutique les effets irritant, absorbant des acides, excitant diffusible, sudorifique, et la vertu atténuante que l'ammoniaque exerce sur les liquides de l'économie.

La propriété irritante qu'on modère ou qu'on active à volonté rend des services divers dans beaucoup de circonstances dont voici les principales. L'ammoniaque est un excitant de la sensibilité des parties sur lesquelles elle est appliquée. C'est alors un agent sthénique qui peut être tour-à-tour résolutif, substitutif, épispastique. Tout le monde sait que son action sur la pituitaire amène le réveil du système dans les cas d'asphyxie, et que, flairée à temps, elle peut empêcher une attaque d'épilepsie imminente.

Par l'excitation générale, par le mouvement d'expansion que ce médicament provoque quand il est administré à l'intérieur à doses petites mais répétées, il pousse vivement la peau, et est susceptible de faire avorter une affection commençante. C'est probablement à cause de cette qualité que l'ammoniaque s'est montrée utile dans le traitement des morsures des animaux venimeux et surtout de la vipère. Seule ou associée avec l'opium, l'ammoniaque donnée peu de temps avant l'époque présumée d'un accès de fièvre intermittente prévient ceux dans lesquels la période de froid a de l'intensité et de la durée, ce qui arrive souvent dans les fièvres quartes. L'ammoniaque passe aussi avec raison pour excitant céphalique : à ce titre, elle convient dans les pyrexies accompagnées de stupeur et d'adynamie; elle a été proposée pour empêcher et atténuer les effets de l'ivresse, dissiper la migraine, etc.

Comme neutralisant des acides de l'estomac, l'ammoniaque facilite les digestions, dissipe les aigreurs et agit à la façon des pastilles, des eaux de Vichy. On la prescrit pour certains cas de gastralgie, d'impuissances digestives. Le praticien agit alors d'une manière empirique, car la propriété absorbante ne peut pas expliquer les principaux effets thérapeutiques.

Les vétérinaires se servent de l'ammoniaque, pour le météorisme dû à la présence de grandes quantités d'acide carbonique dans le tube digestif; ils donnent le médicament par l'estomac et par le rectum. Ici, il y a, sans contredit, une action chimique par laquelle l'acide, se combinant avec l'ammoniaque, perd beaucoup de son volume et devient incapable de produire ses effets mécanico-dynamiques. L'affinité de l'ammoniaque pour l'acide carbonique est telle, qu'à défaut d'eau de chaux, on peut s'en servir pour assainir un lieu infecté par la présence de cet acide.

Lorsque l'ammoniaque est administrée dans les asthmes humides, les catarrhes chroniques, aux fins de faciliter l'expulsion de matières trop visqueuses contenues dans les bronches, on peut expliquer une partie de ses effets par la propriété dont elle est douée, d'atténuer, de fluidifier les matières de nos excrétions. Mais cette explication n'est pas de mise si l'expectoration s'établit promptement; alors une titillation excitante portée sur le poumon, et très-probablement une impression anti-spasmodique, rendent mieux compte des résultats obtenus. Dans les cas où, comme on l'assure, l'ammoniaque a réussi pour la coqueluche purement nerveuse, on est obligé d'admettre une semblable interprétation. De tout temps on a employé, à Montpellier, l'ammoniaque à l'intérieur comme sudorifique, anti-spasmodique, dans les asthmes et surtout dans ceux qui sont produits, entretenus ou compliqués par une affection catarrhale. « Les alcalis volatils, a dit Grimaud (1), sont des toniques et des excitants convenables; non-seulement ils agissent comme correctifs de la dégénération pituiteuse des humeurs, mais encore ils tendent très-puissamment à dissiper l'état de faiblesse et d'atonie qui coexiste familièrement avec la diathèse pituiteuse. »

IV. Dans quelques circonstances, l'ammoniaque est employée à l'état gazeux. On applique sur les tumeurs indolentes, sur les engorgements chroniques et dans un sachet, le mélange de chaux éteinte et de chlorhydrate d'ammoniaque (parties égales) qui produit le gaz. Celui-ci se dégage lentement et peut provoquer sur la partie une excitation résolutive. Le topique suivant a été conseillé pour rappeler la sueur des pieds : Poudre de chaux délitée et chlorhydrate d'ammoniaque, parties égales; saupoudrez, avec une cuillerée à café de cette poudre, des bas que l'on met en se couchant. Continuez ainsi pendant quelques nuits.

Dans les amauroses par débilité locale, on place quelques gouttes d'ammoniaque liquide sur le creux de la main, et l'on expose l'œil aux vapeurs qui s'en élèvent. On peut aussi tenir cet organe sur un vase de forme convenable et renfermant le mélange que j'indiquais tout à l'heure.

Chacun connaît l'emploi vulgaire qui se fait des vapeurs de l'ammoniaque pour les asphyxies. C'est un moyen énergique qu'il faut employer seulement dans les cas graves, et toujours avec précaution. La respiration de ce gaz est nuisible, à cause de l'excitation puissante qu'elle amène, et surtout parce qu'elle est vénéneuse et que l'action toxique est plus vivement sentie dans l'état de grande faiblesse où se trouvent quelques

(1) Cours de fièvres, T. IV, p. 68 : *De la coqueluche et de la péripneumonie gastrique pituiteuse.*

asphyxiés. Cette pratique, aveuglément appliquée, peut donc hâter le moment de la mort.

Les brûlures (1er degré), les morsures d'animaux venimeux, sont pansées dès les premiers instants avec des linges imbibés d'ammoniaque, celle-ci étant renouvelée à mesure qu'elle s'évapore. Il y a là, thérapeutiquement parlant, substitution, perturbation et en même temps effet calmant, par suite de l'abaissement de température que la volatilisation continuelle détermine dans la partie. Pour les morsures faites par les animaux venimeux, on se sert ordinairement de l'eau de Luce (alcoolé savonneux succiné (1) 1 part., ammoniaque 16 part.), que l'on donne aussi à l'intérieur, ainsi que je l'ai dit plus haut.

Il y a d'autres formules pour l'emploi extérieur et avec lesquelles on utilise la propriété excitante de l'ammoniaque : ce sont des gargarismes propres à dissiper des débilités locales, des injections emménagogues faites par le vagin, des lotions pour les ulcères fétides et de mauvais caractère, des liniments pour les douleurs rhumatismales chroniques, etc., etc. Dans les premiers cas, l'ammoniaque est étendue d'eau, d'après des proportions variables, 1 gramme jusqu'à 16 et plus, s'il y a lieu, pour 500 de véhicule. L'ammoniaque associée avec l'huile forme ce qu'on appelle un liniment volatil (ammoniaque 8 grammes, huile d'olive 60 grammes); si on a fait dissoudre du camphre (4 grammes) dans l'huile, on a le liniment volatil camphré.

Le baume Opodeldoch (alcoolé de savon animal composé) est une combinaison d'ammoniaque, de camphre, d'alcool, d'huiles essentielles de labiées et de savon animal; il est fréquemment prescrit en frictions pour les douleurs rhumatismales, les engorgements froids, les paralysies locales, etc.; il

(1) L'alcoolé savonneux succiné est le résultat de la macération de : huile de succin rectifiée 2, savon blanc 1, baume de la Mecque 1 dans 96 alcool à 86°.

fond à la chaleur de la peau et ne tache pas le linge, comme les liquides huileux.

L'ammoniaque est un rubéfiant énergique, lorsqu'on frictionne le tégument avec un morceau de flanelle imbibée par ce liquide. Au bout de cinq minutes environ, on obtient un érythème assez prononcé.

La pommade de Gondret, vantée par son auteur en frictions sur le front, le sinciput, pour les fluxions chroniques des yeux, les cataractes commençantes, les maladies catarrhales, recommandée par M. Lisfranc (1) contre l'amaurose, surtout quand cette maladie est accompagnée de la dilatation de la pupille; la pommade de Gondret, dis-je, agit comme rubéfiant épispastique. Récemment préparée et appliquée pendant un temps suffisamment long, elle amènerait la vésication et même l'escharification. Cette pommade, comme du reste toutes les pommades ammoniacales, perd beaucoup de son énergie à mesure qu'on s'éloigne de l'époque de la préparation.

Le mode de confection varie selon la température extérieure. En été, à 15° Réaumur et au-dessus, on mêle parties égales de suif de chandelle et d'ammoniaque liquide. Mais en hiver, le même thermomètre étant à 8° + 0 et au-dessous, on procède de la manière suivante : Suif de chandelle 20 gram., huile d'amandes douces 12 grammes; faites liquéfier à une légère chaleur dans un flacon à large ouverture; attendez que la température du vase soit tombée à 10° + 0; alors ajoutez ammoniaque liquide à 22°, 50 grammes; agitez jusqu'au moment où le mélange devient concret; bouchez hermétiquement et lutez. Un flacon à l'émeri serait préférable.

A 10°+0 et jusqu'à 15° : suif de chandelle 24 à 28 grammes, huile d'amandes douces 4 à 8 grammes; liquéfiez; attendez que le vase soit à la température de l'atmosphère, et ajoutez ammoniaque liquide à 22°, 50 grammes; faites ensuite comme

_____

(1) Précis de méd. opér.

ci-dessus. Il est permis de remplacer le suif de chandelle par
le beurre de cacao, ou la cire et l'huile d'amandes douces par
l'axonge, le jaune d'œuf, l'huile d'olive.

Veut-on seulement produire de l'excitation sur les téguments, augmenter ou rétablir la perspiration cutanée, on
pratique, avec la rapidité d'une impulsion unique, quelques
frictions à l'aide d'un linge imbibé de la pommade, et on essuie
immédiatement. Voulez-vous obtenir la rubéfaction, étendez
sur un linge une couche de 2 millimètres 1/2 à 5 millimètres
d'épaisseur (1 à 2 lignes), et appliquez ce topique pendant cinq
à six minutes. Un séjour de dix à quinze minutes déterminerait
la vésication. On aurait une eschare au bout de demi-heure.

Les vésicatoires à l'ammoniaque n'ont pas les inconvénients
des vésicatoires à cantharide, dans ce sens qu'ils n'introduisent dans l'économie aucun principe irritant ni septique.
Cependant les seconds sont préférés, parce que pour l'ordinaire cette absorption est sans danger. Mais, comme l'ammoniaque agit promptement, quelques praticiens s'en servent
pour la dénudation du derme, nécessaire à la méthode endermique. Toutefois, la faiblesse des ammoniaques fournies
par les pharmaciens, la facilité avec laquelle les préparations ammoniacales se détériorent, les précautions à prendre
pour en régler l'action, empêcheront probablement toujours
la vulgarisation de ce genre de vésication.

Le mode le plus simple consiste à employer l'ammoniaque
pure; mais, comme il ne réussit pas toujours, M. Trousseau,
à qui nous empruntons ce qui va suivre, conseille de ne tenter
ce moyen que dans les circonstances pressantes. Voici ce procédé tel que le professeur de Paris l'a décrit :

Taillez une rondelle d'agaric ou un morceau de compresse
fine en 10 ou 15 doubles, placez sur la peau et imbibez ou
arrosez d'ammoniaque toutes les deux ou trois minutes. Dix
minutes ou un quart d'heure suffisent quand l'ammoniaque est
de bonne qualité et quand le tégument est finement constitué.

Assez souvent il y a simplement cuisson et rubéfaction. Pour empêcher l'évaporation de l'ammoniaque, on a le soin d'imbiber l'agaric du côté spongieux. L'arrosage suffit quand on se sert de la compresse. Alors on recouvre le petit appareil avec du sparadrap.

M. Trousseau préfère la pommade ammoniacale. La préparation, l'application de celle qu'il propose, exigent des précautions minutieuses. Cette pommade doit avoir une blancheur éclatante, l'aspect gras de la crème ; elle ne vaut rien quand elle n'est pas bien liée, quand elle est grenue ; alors la combinaison de l'ammoniaque avec la graisse n'a pas été complète. Il faut que cette pommade ait une consistance telle, qu'elle ne fonde pas à la température du corps, 56° centigrades. Trop dure, elle s'appliquerait mal ; trop molle, elle coule, ne concentre pas suffisamment son action et attaque les parties qu'on voudrait respecter. La formule du codex, dit M. Trousseau, est mauvaise, parce qu'elle exige de l'ammoniaque à 25° qu'on ne trouve pas dans les officines. La consistance variera selon la température extérieure. Pour cela, M. Trousseau propose deux formules analogues à celles de la pommade Gondret ; l'une sert en été, l'autre en hiver.

Formule d'été....
$\left\{\begin{array}{l}\text{Axonge récente.........} \quad 12 \text{ grammes.}\\ \text{Suif de mouton.........} \quad 4 \text{ grammes.}\\ \text{Ammoniaque à 22°......} \quad 16 \text{ grammes.}\end{array}\right.$

Formule d'hiver.
$\left|\begin{array}{l}\text{Axonge récente.........}\\ \text{Ammoniaque à 22°......}\end{array}\right|$ ãã 16 grammes.

Voici les précautions indiquées pour opérer convenablement le mélange : Faites liquéfier la graisse dans un flacon à large ouverture ; retirez du feu, quand la graisse prend une teinte opaline et commence à grener légèrement ; ajoutez l'ammoniaque, fermez vivement et agitez en mettant le flacon dans l'eau froide ; répétez d'autres agitations de temps en temps. Le mélange peut ne pas être assez intime, alors chauffez de nouveau et puis refroidissez, en se comportant comme la première fois.

Pour l'usage, on applique un petit tas de cette pommade
sur la partie qu'on veut vésiquer. Il n'est pas bon de couvrir
et d'user de la compression. Certes alors l'effet est plus prompt
et plus énergique, mais on s'expose à aller au-delà de celui
qu'on veut produire ou à rester en deçà. La douleur accusée
est un mauvais indice pour juger le résultat. On reconnaît que
l'action est suffisante lorsque la peau rougit autour de la pommade et que l'auréole s'étend ; alors on retire le médicament.
La durée de l'application est ordinairement de quelques minutes. Si au bout de cinq minutes on n'a pas réussi, il faut
ôter la pommade et lui substituer un nouveau tas. L'effet est à
point lorsque l'épiderme commence à se détacher ; il a été trop
énergique quand la cloche est complètement soulevée. Il y a eu
alors un commencement d'eschare, l'absorption endermique
est médiocre et la cicatrisation se fait long-temps attendre.
L'effet est encore bon s'il y a de petites bulles. L'épiderme s'enlève en frottant avec un linge ; le derme doit être d'un rouge
pâle ; l'aspect d'un rouge vif et la présence de petites ecchy-
moses annoncent une gangrène inévitable. Dans le cas où le
vésicatoire a été ouvert pour une médicamentation endermique,
on place l'agent que l'on veut faire absorber, et par-dessus, un
morceau de taffetas ciré ou de sparadrap. A chaque pansement
on enlève les fausses membranes. Les vésicatoires de ce genre
dépassent rarement la surface d'une pièce d'un franc. Au moment où la pommade ammoniacale est appliquée sur la peau,
elle produit du froid, ce qui ne dure qu'un instant, puis vient
de la chaleur, et, deux ou trois minutes après, une sensation
de piqûre. Cette sensation n'est pas, à beaucoup près, aussi
pénible qu'on pourrait le supposer d'après la rapidité avec
laquelle se fait la vésication ; elle est si faible ordinairement,
que presque jamais les malades ne témoignent de véritable
douleur.

L'ammoniaque administrée à l'intérieur se prescrit dans un
excipient aqueux à la dose de 3 à 6 gouttes dans 130 grammes,

s'il s'agit de produire un effet local anti-acide. La dose est plus forte si l'on veut exciter le système et provoquer un mouvement d'expansion vers la peau ; on met 10, 12, 20 gouttes dans la tisane ordinaire, dans une décoction de quinquina, dans une potion sudorifique, selon l'indication. Cette dose a besoin d'être répétée plusieurs fois dans les vingt-quatre heures, si l'on veut agir avec quelque intensité. L'ammoniaque sera versée dans l'excipient peu de temps avant l'ingestion ; sans cette précaution, une grande partie disparaîtrait par l'évaporation. L'eau de Luce se donnerait de la même manière.

Jusqu'à présent, l'ammoniaque administrée pour l'asthme était prescrite à l'intérieur dans un véhicule aqueux et sucré, ou bien mêlée à des agents anti-spasmodiques ou expectorants ; maintenant, sur le conseil du docteur Ducros, on l'emploie d'une autre manière. Ce procédé, dont on prétend s'être bien trouvé, mérite d'être décrit ici.

On trempe dans un mélange de 4 parties d'ammoniaque liquide et d'une partie d'eau, un pinceau en linge ou en charpie, gros comme la dernière phalange du doigt médius. Après l'avoir exprimé, on porte ce pinceau au fond de la voûte palatine, ou bien sur le voile du palais, ou même sur la partie accessible du pharynx qui est adossée à la colonne vertébrale. On le laisse appliqué, comme si on voulait faire une cautérisation. Voici ce qui se passe alors :

Le malade est aussitôt saisi de suffocation, d'agitation, et il est prudent de retirer promptement le pinceau. Il survient une expectoration copieuse pendant cet orage ; puis le calme reparaît et le sujet se trouve considérablement soulagé. Ce mode de médicamentation expose à des accidents, à des déceptions. L'activité de l'ammoniaque peut varier beaucoup, selon les officines. D'ailleurs la susceptibilité des sujets n'est pas la même ; il est donc prudent, avant d'appliquer le pinceau, de le flairer rapidement. L'impression reçue est-elle trop forte, on attend un peu pour donner au médicament le temps de s'affaiblir. La première application doit se faire au haut de la voûte palatine : celle-là est la moins offensive ; l'application sur le pharynx est au contraire la plus dangereuse. Dans deux cas connus, elle a provoqué un accès terrible de suffocation, qui a donné des craintes pour les jours du malade.

Si le mieux n'est pas prononcé après une première application, on recommence le lendemain, et comme on connaît déjà le degré de tolérance du patient, on modifie le procédé en conséquence. On augmente la force du médicament, on applique plus fortement le pinceau, on le maintient plus longtemps, on attaque le voile du palais, selon que cela est jugé nécessaire. Il paraît que l'attouchement pharyngien n'est permis que dans des cas exceptionnels.

Deux applications suffisent ordinairement, et si les symptômes reviennent, on renouvelle la médicamentation.

On a pensé avec raison que l'action du médicament sur le lieu de son apposition ne pouvait pas seule expliquer les résultats obtenus. La pénétration des vapeurs ammoniacales dans les bronches n'est pas certainement une circonstance indifférente.

De tous les sels à base d'ammoniaque, le carbonate est le seul dans lequel on retrouve des traces notables de la propriété rubéfiante.

CARBONATE D'AMMONIAQUE.

(Jadis ALCALI VOLATIL CONCRET, SEL VOLATIL D'ANGLETERRE, maintenant SOUS-CARBONATE D'AMMONIAQUE, CARBONATE SESQUI-BASIQUE.)

On peut le retirer des substances animales. Selon la matière sur laquelle on opérait, c'était le sel de corne de cerf, le sel volatil d'urine. A l'état liquide, on l'appelait sel volatil huileux, esprit de corne de cerf. Dans ces préparations grossières, le carbonate d'ammoniaque est toujours impur, sali et coloré par l'huile empyreumatique qui s'est volatilisée avec lui.

Aujourd'hui on fait à l'aide de la chaleur une double décomposition dont les éléments sont fournis par le chlorhydrate d'ammoniaque d'une part, et de l'autre par le carbonate de chaux. Le carbonate d'ammoniaque, une fois formé, se volatilise et se condense au haut de l'appareil refroidi.

C'est un sel blanc, volatil, cristallisant en barbes de plume ou en feuilles de fougère, d'une odeur fortement ammoniacale, d'une saveur urineuse, caustique, doué de propriétés alcalines, soluble dans l'eau. Conservé dans des vases mal fermés, il perd une partie de son ammoniaque et se rapproche de l'état de bicarbonate.

Par son odeur, il titille la pituitaire. En contact suffisamment prolongé avec la peau, il l'irrite et la rubéfie.

A l'intérieur, il agit à la façon de l'ammoniaque, mais moins énergiquement.

Introduit dans un flacon et aromatisé avec quelques gouttes d'une huile essentielle d'une odeur agréable, il constitue le sel volatil anglais, en usage chez les dames sujettes aux vapeurs.

Veut-on employer le carbonate d'ammoniaque comme irritant, on en saupoudre un emplâtre, ou bien on applique des compresses mouillées avec une dissolution de ce sel, 1 sur 5 de véhicule.

A l'intérieur, on le donne à la dose de 55 à 50 centigrammes en augmentant progressivement jusqu'à 1 gramme ¹/₂, pour les 24 heures. Il faut le dissoudre dans l'eau froide, afin d'éviter la volatilisation. Quelques praticiens le regardent comme approprié à la cure des engorgements d'origine laiteuse. Ils l'appliquent en même temps sur la partie malade. L'onguent suivant a été conseillé en onctions sur les mamelles :

Carbonate d'ammoniaque.......... 4 grammes.
Onguent rosat.................... 32 grammes.
Huile essentielle *ad libitum*........ 6 gouttes.

Frictionnez trois ou quatre fois par jour.

Le cérat ammoniacal (carbonate d'ammoniaque 4 grammes, cérat de Galien 52 grammes) aurait des vertus analogues.

4

Le carbonate d'ammoniaque entre dans la composition de
l'élixir anti-scrofuleux (dissolution de ce sel dans la teinture
de gentiane). Il agit probablement contre les scrofules, en
poussant à la peau et favorisant la résorption des matières qui
forment les engorgements.

En ce moment, on essaie en Allemagne le carbonate d'ammoniaque pour le traitement du diabète sucré. Il n'y a rien de
positif à dire sur ce sujet. Quelques succès ont pourtant été
signalés.

TROISIÈME CLASSE. — Caustiques.

GÉNÉRALITÉS.— MUTATION AFFECTIVE.

On appelle ainsi des substances capables de détruire la vitalité des parties sur lesquelles elles sont appliquées. On les distingue en cathérétiques et en escharotiques. Cette division est
bonne au point de vue thérapeutique; mais elle ne peut servir
à un classement pharmacologique, parce que le même agent
peut, suivant son mode de préparation, sa concentration,
sa dose, la durée, le lieu de l'application, revêtir l'un ou
l'autre de ces caractères. L'effet cathérétique est celui qui se
borne à la mortification de la portion la plus superficielle du
tissu cautérisé. Cet effet, en diminuant d'énergie, devient tout-
à-fait inappréciable, et n'est alors, pour nos yeux du moins,
qu'une modification purement dynamique d'une nature irritante ou même simplement excitante. Les caustiques escharotiques, ainsi que l'indique cette épithète, amènent une mortification plus profonde dont la conséquence est une eschare.

De quelle façon agissent les caustiques, pour altérer ainsi
nos parties dans leurs facultés vitales et leur organisation?
Leur action affaiblie est, disais-je tout à l'heure, d'une nature
irritante. Cette action exagérée suffit-elle pour expliquer la
causticité? Il est impossible de le penser, puisque dans le tissu
atteint on n'aperçoit nullement les scènes caractéristiques d'une
inflammation se terminant par la gangrène, comme cela serait

nécessaire dans la théorie proposée. Il y a certainement, au contraire, quelque chose qui empêche le développement de cette fonction essentiellement vitale, si tant est que le point de départ soit une provocation phlogistique. Il faut donc admettre que le caustique tend par son action directe à priver la partie des conditions indispensables pour l'accomplissement d'un phénomène quelconque de vitalité.

Cette action délétère est considérée par quelques-uns comme provenant de combinaisons chimiques qui s'établissent entre le tissu vivant et le caustique et ôtent au premier ses éléments organiques. Cette thèse a été principalement soutenue à propos des alcalis. Ainsi, l'eschare obtenue avec la potasse, la soude, serait un véritable savon pour lequel nos parties fourniraient l'acide gras. Cette explication est encore inadmissible. Les choses ne se passent pas semblablement sur le cadavre et sur le corps animé, ce qui devrait être si tout consistait en une opération chimique. Sur le cadavre, l'action du caustique ne porte que sur la partie immédiatement touchée. La nouvelle combinaison est effectivement un savon, savon dans la composition duquel on trouve une partie de l'alcali, lequel a diminué d'autant. Cette nouvelle combinaison n'a aucune adhérence avec les parties voisines et se détache facilement. Sur le vivant, au contraire, l'impression destructrice porte au-delà de la limite de la surface en rapport immédiat avec l'agent; l'eschare n'est pas un savon et ne peut pas, par exemple, se dissoudre dans l'eau. Le caustique n'a rien perdu de son poids et n'a par conséquent rien fourni; enfin, l'eschare est adhérente aux tissus environnants et ne se détache que long-temps après, à la suite d'un travail essentiellement vital. Evidemment la vie oppose une résistance aux affinités chimiques mises en jeu par le caustique. Celui-ci exerce d'abord une influence qu'on appellera anti-vitale, si on veut la caractériser par un mot; et puis, quand la mortification est complète, les débris du composé animal se combinent avec l'alcali, les lois chimiques

reprennent leurs droits, ainsi que cela arrive dans toute organisation devenue cadavre. Mais alors la partie vivante a été
tuée et l'effet caustique est accompli (1). Le phénomène primitif n'est donc pas une simple combinaison; c'est, je le répète,
une action anti-vitale, donnant lieu à un empoisonnement
local, inévitable et nécessaire, si l'agent, suffisamment énergique, est convenablement et assez long-temps appliqué.
L'épithète *anti-vitale* n'explique rien, cela est évident; mais
elle constate le fait réel, important, à la suite duquel surviennent les mutations matérielles appréciables dont la conséquence est l'eschare.

La mortification qui nous occupe est un phénomène *sui
generis*, inexplicable dans sa formation intime comme tous les
phénomènes vitaux. On ne contestera pas ce caractère dynamique, si l'on se rappelle que la mort du tissu n'est pas
instantanée, ainsi que cela arrive après une attrition mécanique, une combustion. L'organisation ne cède pas sans résistance; elle se dégrade par progrès caché. Dans la gangrène,
telle que les médecins la considèrent, la partie ne meurt pas
tout-à-fait dès l'abord : *Nondùm emortua est*, a dit Galien, *sed
adhuc emoritur*. Il y a donc vie pendant un temps plus ou
moins long; et s'il y a vie, quelque faible qu'elle soit, il n'y
a pas encore triomphe complet des lois chimiques, et ce n'est
pas en elles seules qu'il faut chercher la raison suffisante de
l'action des médicaments caustiques.

L'eschare étant formée, une scène inflammatoire s'établit
autour d'elle dans les parties restées vivantes. La suppuration
détruit les liens adhésifs du tissu mort, lequel est enfin éliminé
au bout d'un certain temps. C'est là incontestablement une
fonction régulièrement constituée, dont les moyens sont coor-

---

(1) L'opinion que j'émets ici sur l'action locale des alcalis caustiques,
et les faits d'expérience sur lesquels cette opinion est appuyée, appar-
tiennent à M. le professeur Anglada. (Voir son *Traité de Toxicologie
générale*, p. 92 et suiv.)

donnés pour la séparation de ce qui est devenu étranger au système.

Après l'élimination de l'eschare, il reste une solution de continuité avec perte de substance, et qui se cicatrise selon le mode habituel de ces sortes de plaies.

Lorsque la surface la plus superficielle est seule détruite (effet cathérétique), on observe des changements de coloration en gris, en noir, etc. Des lames, des feuillets se détachent bientôt. Au-dessous, les parties ont subi une impulsion excitatrice, laquelle, selon l'état de ces parties, les éloigne de l'état hygide par l'irritation, l'inflammation, ou bien les en rapproche en leur fournissant les conditions de vitalité dont elles sont dépourvues. Il n'y a pas de notable solution de continuité ; aussi la scène est de beaucoup plus courte.

Trois choses sont donc à considérer dans l'action des caustiques : 1° un effet simplement modificateur, excitant, irritant, qui existe seul, ou se fait sentir dans les tissus auprès desquels expire la désorganisation ; 2° l'effet intoxiquant, anti-vital, destructeur ; 5° le travail phlegmasique et suppuratif qui préside à l'élimination des parties mortifiées.

Le premier est seul appréciable, lorsque la mutation médicamenteuse reste en deçà de l'effet cathérétique. Le second se montre si l'énergie du caustique surmonte la résistance vitale, les tissus limitrophes subissant seulement une modification dans leur vitalité. Le travail phlegmasique et suppuratif s'établit après toute eschare, pourvu que le temps nécessaire à son accomplissement lui soit accordé.

Ces scènes diverses ont une durée très-variable : la première est généralement courte, la troisième est la plus longue. Selon la nature de l'agent, sa concentration, sa dose, etc., chacune d'elles se réalise plus ou moins vite. J'aurai à m'expliquer sur ces circonstances importantes, à propos de chaque caustique.

La destruction des parties a lieu avec des douleurs médiocres ou vives ; l'eschare a des caractères différents, selon la substance employée. Ce sont là encore autant de détails dont je donnerai plus tard connaissance au lecteur.

EFFETS THÉRAPEUTIQUES.

L'action dynamique, excitante, irritante, est recherchée pour les médications substitutives locales, pour tarir des écoulements, relever le ton des parties, réprimer leur boursoufflement asthénique.

L'action cathérétique remplit des indications analogues. Par son secours, on régularise, on favorise les cicatrisations des plaies, des ulcères ; on arrête la marche de phlegmasies diphthéritiques, de celles qui tendent à la gangrène. Règle générale : ces médicamentations sont contre-indiquées lorsque la partie est atteinte d'une vive phlogose avec éréthisme prononcé. De nos jours, quelques praticiens négligent volontairement ce précepte, et professent qu'une irritation cathérétique intense convient pour faire avorter les inflammations aiguës des muqueuses (blennorrhagie à l'état de suracuité traitée par des injections faites avec une solution concentrée de nitrate d'argent). Mais les succès obtenus de cette façon sont des hardiesses thérapeutiques qui exposent à des inconvénients sérieux (douleurs violentes, aggravation de la maladie). On doit approuver les médecins qui préfèrent arriver à leurs fins par des voies plus sûres et moins périlleuses.

L'action cathérétique faible et l'action cathérétique proprement dite sont l'analogue de celle des puissants astringents : des deux côtés on trouve les qualités, résolutive, antihémorrhagique, dessiccative, tonique locale. Les astringents énergiques, placés sur les tissus dénudés, agissent à la façon des légers caustiques, et on peut assez souvent remplacer les uns par les autres avec avantage.

Par leur effet escharotique ou destructeur, les caustiques

sont considérés avec raison comme des succédanés de l'instrument tranchant. On emploie les caustiques quand la partie qu'il faut détruire est toute en surface ou d'un petit volume, quand elle est située dans un lieu où les ciseaux, le bistouri ne pourraient pas atteindre ou manœuvreraient d'une façon peu commode. N'oublions pas l'influence dynamique exercée par les caustiques sur les parties avoisinant l'eschare. Cette influence dynamique est excitante, si l'on se fie aux symptômes appréciables ; elle est d'une nature quelquefois inconnue, si l'on se contente de la déterminer par les effets thérapeutiques : ce point est encore un mystère. On a cru remarquer que, dans quelques cas, les diérèses faites par les caustiques fournissent des plaies qui se cicatrisent plus vite et mieux que les autres. Peut-être que la situation des parties, abritées du contact de l'air par l'eschare, expliquerait ce phénomène, qui serait semblable à ce qui se passe dans ce qu'on appelle aujourd'hui *divisions sous-cutanées*. Peut-être qu'une impulsion modérée d'incitation, une réaction salutaire, que le travail désorganisateur suscite autour de lui, doit aussi être invoquée. Toujours est-il que le fait thérapeutique est incontestable dans certaines circonstances.

Il a semblé aussi que, pour les maladies susceptibles de reproduction (cancers, tumeurs érectiles), les récidives étaient moins fréquentes avec les caustiques. Si cela est vrai, comme l'affirment beaucoup de chirurgiens, on ne sait pas au juste quel rôle joue alors l'action dynamique, dont l'intervention peut seule cependant donner une explication raisonnable. Y a-t-il là un empoisonnement artificiel, curatif par substitution d'un empoisonnement morbide ? Je ferai remarquer toutefois, et ceci est plus utile à la thérapeutique qu'une hypothèse, que, dans d'autres cas pathologiques, les caustiques perdent la propriété salutaire dont il s'agit maintenant : en augmentant l'irritation existante, ils aggravent la maladie, l'enveniment, la font dégénérer, ou en favorisent le retour. On s'accorde

généralement à dire que lorsqu'il y a contre-indication des
irritants, lorsque la destruction totale exige des applications
caustiques multipliées, l'instrument tranchant mérite la préférence, tout étant égal d'ailleurs. D'autres fois cependant cette
préférence est dictée par des motifs purement empiriques ;
on l'adopte parce que l'expérience s'est prononcée, et le pourquoi reste inconnu.

A ce sujet, il est bon de consigner ici une remarque importante faite par le professeur Estor, dans un travail sur l'inflammation oblitérante, inséré au *Journal de la Société de
médecine-pratique de Montpellier* (janvier 1840). Il est souvent utile en chirurgie de n'opérer la diérèse qu'indirectement,
de façon à n'obtenir la solution de continuité qu'après avoir
oblitéré les cellules et les vaisseaux ouverts. La cautérisation
fournit cet avantage. L'instrument tranchant, en divisant les
tissus, entame un certain nombre de cellules et de petits vaisseaux ; d'où résultent l'écoulement du liquide naturel qui les
remplit, la pénétration de l'air, l'imbibition et l'absorption de
matières étrangères souvent nuisibles. Sous ce rapport, il
existe une énorme différence entre les solutions de continuité
par un instrument tranchant, et celles qui s'établissent sous
l'influence du procédé ulcératif spontané. En effet, dans celui-
ci, il y a préalablement occlusion des cavités et des conduits
intéressés : ceci explique la supériorité des procédés de la
nature sur ceux de l'art. Or, les caustiques, parmi nos moyens
de division, sont ceux qui se rapprochent le plus des opérations qui s'exécutent naturellement dans le système vivant.
Cette observation générale rend compte de la préférence qu'il
convient d'accorder aux caustiques dans quelques circonstances.

Les caustiques, employés comme agents de destruction,
doivent être liquides, toutes les fois qu'on veut agir sur des
surfaces inégales dont il faut atteindre soigneusement les
anfractuosités, pour détruire, par exemple, un virus, un
venin déposé ou inoculé à la suite d'une morsure. Cette forme

liquide est indispensable, si l'on adopte, pour faire périr une tumeur, un procédé récemment proposé, et qui consiste à introduire le caustique dans cette tumeur au moyen de l'injection.

La forme solide ou pâteuse est préférée, toutes les fois que l'effet désorganisateur ne pourra pas être borné par des barrières naturelles, et qu'on aura à redouter la diffusion du médicament.

Les propriétés des caustiques sont mises à profit dans d'autres circonstances. Le froncement qu'ils provoquent dans les tissus, l'obstacle formé par les parties mortifiées, les rendent aptes à arrêter les hémorrhagies capillaires ou provenant de petits vaisseaux. La mutation profonde établie par eux dans les tissus qui ne sont pas tués, mutation d'autant plus grande que l'empoisonnement local a été plus intense, le mouvement attractif qui succède aux mortifications et dont les limites vivantes de celles-ci sont l'aboutissant, tout cela contribue à concentrer les scènes pathologiques dans le lieu attaqué, à enrayer l'absorption des matières putrides. On se rend ainsi raison, jusqu'à un certain point, de l'utilité des cautérisations dans le traitement des maladies cutanées de mauvais caractère (pustules malignes, charbons).

Assez souvent les caustiques sont sollicités par les personnes pusillanimes pour l'ouverture des abcès. Mais il y a des cas où ce moyen est de tout point préférable à l'instrument tranchant. Supposez, par exemple, un abcès au foie qu'il faut ouvrir. Si l'on se sert du bistouri, la matière purulente peut, en prenant son issue à l'extérieur, tomber dans la cavité péritonéale en se glissant entre le feuillet pariétal et le feuillet hépatique de la séreuse ; alors il survient le plus souvent une péritonite formidable. Il serait donc à désirer qu'il se fût formé des adhérences entre les parties du péritoine qui se trouvent dans le trajet de l'ouverture. Or, les caustiques, par l'irritation qu'ils font concevoir aux tissus avoisinant l'eschare, donnent lieu à des adhérences protectrices, à l'aide desquelles le pus s'échappe sans que la moindre portion pénètre dans la cavité de l'abdomen.

Enfin, lorsqu'il s'agit d'abcès critiques, gangréneux ou simplement purulents, il importe d'attirer vers le siége de la crise les efforts médicateurs. A cette fin, l'action irritante, attractive, escharotique même des caustiques, est préférable à une ouverture simplement mécanique faite par un instrument tranchant.

Il me reste à parler des services que peut rendre, en thérapeutique, l'inflammation suppurative nécessaire à l'élimination de l'eschare. Evidemment, un travail de ce genre est épispastique, et l'on s'en sert pour produire des substitutions médicatrices, des effets de révulsion ou de dérivation. Dans ce sens, les caustiques agissent comme les rubéfiants et les vésicants; mais il existe des différences bonnes à noter.

Veut-on produire une mutation prompte, et ceci est spécialement nécessaire pour la révulsion, on choisit les rubéfiants ou les vésicants, parce que, ceux-ci agissant sur une large surface et produisant bientôt une irritation prononcée, sont plus vivement sentis, et conséquemment plus efficaces dans la circonstance fugitive dont il est question; mais après cette première impulsion, ce coup de fouet, l'action des rubéfiants s'évanouit. Celle des vésicatoires se conserve pendant quelque temps, surtout si on les entretient à l'aide d'agents suppuratifs; mais, après quelques jours, ordinairement du moins, les plaies se sèchent, ou s'irritent outre mesure quand on s'obstine dans l'emploi des pommades épispastiques, et la suppuration tarit. L'effet attractif des caustiques s'établit, au contraire, dans toute sa plénitude, lorsque celle dès autres diminue ou prend sa fin. La suppuration dure au moins autant de temps qu'il y a de parcelles d'eschare à détacher, et rien n'est plus aisé que d'entretenir la solution de continuité, en y plaçant un corps étranger.

On appelle *cautères* les plaies artificielles obtenues à l'aide des caustiques. Les cautères, par leur action lente, modérée, mais fixe et durable, sont particulièrement des moyens de dérivation. On les prescrit surtout pour les maladies chroniques dans lesquelles des mouvements fluxionnaires sont entretenus par l'habitude ou toute autre cause. On les place dans les lieux les plus voisins du siége de ces maladies ; il y a pourtant des lieux d'élection (jambe, bras) pour ce genre d'exutoire. Quand ils sont établis dans ces régions, les cautères servent principalement aux traitements révulsifs prophylactiques ou curatifs ; ils ont pour objet de constituer, dans une partie éloignée, un travail durable qui occupe le système vivant, en lui fournissant une substitution salutaire, ou bien ils entretiennent une évacuation humorale dont l'économie a besoin. Dans tous les cas, c'est par leur permanence et la facilité avec laquelle on maintient la suppuration que les cautères se recommandent à l'attention des praticiens.

Un cautère un peu ancien exige des soins attentifs, lorsque, la maladie étant guérie, on veut le supprimer. L'exutoire peut être devenu un état morbide nécessaire à l'économie, par le fait seul de sa durée. Je devais signaler cette question thérapeutique que la pharmacologie n'a pas mission de résoudre.

Les cautères sont volants lorsqu'ils sont faits de manière à obtenir une eschare peu profonde, et qu'on laisse cicatriser la solution de continuité. Leur superficie est ordinairement celle d'une pièce d'un franc. On en ouvre plusieurs successivement, 2, 4, 6, 10 et plus, selon les cas, afin d'avoir en même temps un certain nombre de surfaces en train de suppuration. Cette pratique est employée quelquefois avec succès, comme puissamment dérivative : au cou pour les maladies chroniques du larynx, à la poitrine pour les hémoptysies et les fluxions chroniques dont le poumon est le terme, pour les hydrothorax, pour les hydropéricardes. J'ai vu des phthisies commençantes arrêtées à l'aide d'une semblable médicamentation ; je puis citer aussi une hydropéricarde guérie par M. le professeur Lallemand.

La conservation de la plaie caractérise les cautères permanents. Pour les obtenir, on est dans l'usage de diviser les parties mortes avec l'instrument tranchant, d'en détacher les fragments avec les ciseaux : de cette façon l'élimination est plus aisée, plus prompte, la solution de continuité ne risque pas de se cicatriser au-dessous de l'eschare, et la suppuration qu'on recherche s'établit le plus tôt possible. Celle-ci est entretenue à l'aide de corps étrangers (pois d'iris, boulettes de cire, etc.). On peut agrandir ou restreindre la surface suppurante, en augmentant ou diminuant le nombre ou le volume des pois.

L'entretien des cautères réclame des soins que tout le monde connaît ; il suffit de maintenir dans la plaie le degré d'irritation morbide qui convient à l'effet suppurant. L'irritation est-elle en deçà du degré nécessaire, on enduit les pois de pommades plus ou moins épispastiques ; est-elle au-delà, on fait des applications émollientes pour modérer l'éréthisme de l'ulcère. Quelques praticiens utilisent les cautères comme surface d'absorption, et y placent, au lieu de pois, des pilules médicamenteuses : c'est un des procédés de ce qu'on appelle la *méthode endermique.*

L'action des caustiques est primitivement locale ; ils peuvent, sans contredit, modifier médiatement les organes éloignés et même l'ensemble de l'économie ; mais ces effets sont la conséquence des mutations accomplies dans le lieu de l'application. Cette circonstance est heureuse ; car, si l'influence délétère des caustiques, tels qu'ils sont communément employés, pouvait se propager, soit par pénétration dynamique, soit par absorption, ils deviendraient des agents très-dangereux. Un seul, l'arsenic, présente cette redoutable propriété, et l'on verra plus tard combien il importe de l'empêcher, lorsque ce médicament est prescrit comme caustique.

Les agents cathérétiques ou escharotiques sont en grand

nombre. J'ai déjà dit que les astringents actifs, placés sur des surfaces suffisamment sensibles, se comportaient à la façon des cathérétiques. L'alun calciné mérite décidément cette dernière épithète.

Les acides concentrés, surtout minéraux, quelques oxydes, quelques sels métalliques, sont de puissants caustiques ; mais les uns sont mis de côté parce que leur emploi est infidèle ou peu commode ; les autres (acides, deuto-chlorure de mercure, chlorure d'or) seront mieux placés dans une autre classe de médicaments (astringents, anti-syphilitiques).

Je parlerai maintenant de ceux qui composent la classe des caustiques généralement adoptés ; ils sont tous d'origine minérale : ce sont le nitrate d'argent, le nitrate acide de mercure, le vert-de-gris, la potasse, la soude, la chaux et l'arsenic.

Le calorique concentré est un puissant escharotique ; on l'accumule dans des instruments métalliques appropriés et de formes variées : c'est alors le *cautère actuel,* ainsi nommé afin de le distinguer des autres escharotiques, connus sous le nom de *cautères potentiels.* Pour les raisons déjà exposées, je suivrai l'exemple des auteurs de pharmacologie qui n'ont pas admis le calorique parmi les médicaments.

NITRATE D'ARGENT (AZOTATE D'ARGENT).

I. Ce sel est toujours le produit de l'art ; on l'obtient par la combinaison directe, en faisant dissoudre de l'argent pur (argent de coupelle) dans de l'acide nitrique pur à 55°. Après la dissolution du métal, obtenue à l'aide d'une chaleur modérée, on verse dans une capsule de porcelaine ; on fait évaporer à moitié et on laisse cristalliser. On dissout ensuite les cristaux dans l'eau distillée pour une nouvelle cristallisation. Si l'on a employé de l'argent allié au cuivre, le produit a une couleur bleue à cause du nitrate de cuivre qu'il renferme. Il faut alors répéter les cristallisations jusqu'à ce que l'on obtienne des

cristaux blancs. Le nitrate de cuivre étant plus soluble que
le nitrate d'argent finit par rester dans les eaux-mères. M.
Guibourt conseille de laver le nitrate d'argent cuivreux avec
de l'acide nitrique concentré ; le nitrate de cuivre s'y dissout,
l'autre y est insoluble. Celui-ci, après qu'on l'a fait égoutter
à l'air, est de nouveau dissous dans l'eau distillée pour une
dernière cristallisation.

Le produit est le *nitrate d'argent cristallisé* : ce sont des
lames minces, larges, incolores, anhydres, transparentes,
renfermant souvent entre elles un petit excès d'acide nitrique,
d'une saveur âcre, métallique, fort désagréable ; de là, les noms
donnés par les anciens à ce sel : *centaurea mineralis*, *fel metallorum*. Le nitrate d'argent tache les doigts en noir, et est soluble
à froid dans parties égales d'eau ; il est fusible à l'aide du feu.

Si on fait fondre du nitrate d'argent cristallisé dans un creuset
d'argent chauffé au rouge obscur, et qu'on le coule en cylindres
dans une lingotière, on a le nitrate d'argent fondu, *pierre
infernale*.

Les cylindres de nitrate d'argent fondu sont opaques, d'une
couleur gris-noir, d'une texture fibreuse. La cassure fait voir
des aiguilles rayonnées ; la couleur est moins foncée à l'intérieur qu'à l'extérieur. C'est une portion du métal réduit qui
colore le nitrate d'argent fondu : celui-ci resterait blanc et
transparent, si on l'introduisait dans le moule immédiatement
après la fusion. Mais cette teinte gris-noir étant un caractère
distinctif auquel on est habitué, les pharmaciens recherchent
la réduction de la quantité d'argent qui le donne, et pour cela
ils laissent le sel quelque temps fondu sur le feu, et même ils
y font tomber une goutte de suif, laquelle en brûlant fournit
du carbone servant à la coloration.

Les propriétés chimiques sont semblables dans le nitrate
fondu et dans le cristallisé. Toutefois le premier, à cause de la
portion de métal réduit et de la petite quantité d'acide qu'il a
perdue pendant la fusion, est exposé à varier dans la pro-

portion de ses éléments composants, et n'est pas toujours identique avec lui-même. Pour ce motif, on préfère le cristallisé pour l'usage interne, et même toutes les fois que le médicament est prescrit en solution.

Le nitrate d'argent en cylindres est conservé dans des flacons. Ces cylindres sont fragiles, et, pour éviter leur fracture, on remplit le flacon de semences de lin ou de psyllium, qui, au bout d'un certain temps, se trouvent couvertes d'une couche d'argent métallique.

II. Le nitrate d'argent appliqué à l'extérieur provoque principalement des effets locaux; à l'intérieur, il peut amener des modifications générales.

Action extérieure. L'application passagère de ce médicament sur la peau donne lieu à une coloration noire, qui ne disparaît qu'après le renouvellement de l'épiderme. Lorsque la partie a été préalablement humectée et qu'on la frotte avec le crayon pendant cinq minutes, la peau devient noire, le sujet ressent une douleur cuisante; au bout de dix minutes, il se forme un bourrelet qu'entoure bientôt une auréole rouge; le bourrelet s'efface ensuite, l'auréole disparaît; l'eschare, qui comprend toute l'épaisseur de la peau, tombe vers le douzième jour (1). Ces effets seraient plus marqués et plus prompts si le tégument était injecté, enflammé ou altéré par une maladie quelconque.

Les pommades au nitrate d'argent, après des frictions d'un quart d'heure, provoquent des cuissons, des douleurs même assez vives durant quelques heures. La peau rougit et se couvre de pustules miliaires, acuminées, marquées d'un point central noirâtre. Si la peau est délicate, il peut survenir des plaques pustuleuses. La coloration noire envahit peu à peu ces pustules, qui se dessèchent en se couvrant de croûtes dont la chute laisse la partie blanche sans trace de cicatrice.

---

(1) Benoît, De l'emploi thérap. du nitrate d'argent; thèse inaugurale. Montpellier, 1839, N° 50.

Sur les chairs dénudées, le nitrate légèrement appliqué amène une crispation du tissu et des pellicules minces, blanchâtres, qui tombent au bout de peu de temps. Sur les muqueuses, le phénomène est analogue. Une couleur argentée se montre et s'étend au-delà du lieu de contact ; la pellicule bleuit ensuite, puis devient noire, se détache promptement sans suppuration et même sans inflammation appréciable. Dès le premier moment, le sel paraît subitement décomposé. La formation de la couche blanche doit être un effet purement chimique, puisqu'on la produit aussi bien sur le cadavre que sur le vivant. C'est là, je crois, la suite d'une réaction réciproque entre le nitrate et les humidités qui recouvrent la partie cautérisée.

Il n'y a jamais d'absorption, ou, s'il y en a, elle est toujours sans danger.

Action interne. A l'intérieur, le nitrate d'argent est suivi d'effets de mutation affective dont je dois faire connaître les principaux.

A la dose de 5, 10, 15, 20, 50 centigrammes étendus dans un véhicule abondant et pris à quantités fractionnées , le nitrate d'argent est le plus souvent bien toléré par l'estomac. Chez quelques personnes, on observe du malaise à l'épigastre , des nausées. Quelque temps après l'ingestion , il survient parfois des coliques et des évacuations alvines. A cause de cela, le nitrate d'argent passait jadis pour être un purgatif.

L'intestin est-il le siége d'ulcérations ; sécrète-t-il des matières muqueuses trop abondantes, un liquide purulent, c'est là que se fait sentir l'impression médicamenteuse, et cette impression se résume dans une mutation astringente, à la suite de laquelle la quantité des produits sécrétés est diminuée.

Pour peu que le nitrate d'argent soit donné assidûment, il passe dans les secondes voies, probablement décomposé, peut-être à l'état de chlorure argentique, ainsi que l'assure M. Mialhe. Quels changements dynamiques provoque-t-il alors? Il est difficile de répondre à cette question, bien entendu que je parle ici des effets pharmacologiques, et non des effets toxiques dont il sera bientôt question.

On est embarrassé si l'on veut trouver les raisons explicatives des succès thérapeutiques qu'on assure avoir obtenus avec le nitrate d'argent dans le traitement de certaines maladies de l'ensemble. Ces maladies, ainsi que nous le verrons tout-à-l'heure, ont une nature névrosique; on peut donc en conclure que la mutation affective générale par le nitrate porte principalement sur le système nerveux. Mais si l'on s'obstine à la caractériser d'une manière moins vague, on est obligé d'avoir recours à des hypothèses. Les uns se contentent des mots intoxication, perturbation pharmacodynamique. L'explication est-elle plus précise et plus plausible, si l'on ajoute que le système vivant, occupé à se débarrasser de molécules hostiles assidûment et long-temps introduites, se livre à un travail qui l'occupe assez pour lui faire perdre des habitudes morbides, même invétérées? Je n'ose pas l'affirmer. Les médecins qui ont insisté sur l'emploi méthodique du nitrate d'argent, ont remarqué un ramollissement de la muqueuse buccale, attribué au contact du sel long-temps administré et des urines plus copieuses qu'à l'ordinaire. Ce n'est pas sur de pareilles données que l'on peut établir, d'une manière même probable, la théorie d'une action thérapeutique.

Dans un cas, chez un épileptique, M. le professeur Rech a observé des épistaxis graves. Le malade était parvenu à la fin du deuxième mois de son traitement et prenait 120 centigrammes de nitrate. L'hémorrhagie cessa avec l'usage du médicament et reparut à la suite d'une nouvelle administration. Deux femmes mortes quelque temps après avoir subi un traitement par le nitrate, ont présenté, dans divers points du tube digestif, des ulcérations et de véritables eschares que M. Rech n'a cru pouvoir rapporter qu'à l'action du caustique. M. Esquirol a vu un cas analogue.

Un phénomène remarquable et qui a été quelquefois noté chez les sujets soumis pendant long-temps au régime du nitrate d'argent, est une teinte bronzée des parties extérieures du corps, coloration dont on a trouvé des traces dans l'intérieur quand l'autopsie cadavérique a été pratiquée.

Je signalerai, en premier lieu, la couleur noire que prennent les dents et la muqueuse buccale chez les sujets qui usent habituellement d'une solution de nitrate d'argent, et qu'on évite en prescrivant des pilules. Quant à la coloration extérieure, elle peut s'établir, quelle que soit la forme du médicament, pourvu que celui-ci soit longuement continué. Elle n'est pas, il s'en faut, inévitable, et il y a de très-nombreuses exceptions. On la voit ordinairement paraître après un assez long intervalle de temps. Dans un cas observé par M. Rech, elle ne s'est montrée que deux ans après la cessation du médicament. Elle augmente quelquefois pour diminuer ensuite sans disparaître tout-à-fait, du moins dans la plupart des cas. En général, les parties exposées à la lumière sont surtout le siége de ces colorations. De là, l'opinion assez plausible que l'action de ce fluide impondérable n'est pas étrangère à la cause du phénomène, et le conseil, peu exécutable du reste, de se couvrir soigneusement le visage et les mains pendant la durée du traitement. Toutefois, il ne faudrait pas compter sur l'efficacité de cette précaution, en supposant qu'elle fût prise avec une exactitude rigoureuse; car l'existence des colorations intérieures démontre évidemment que la lumière n'est pas indispensable.

On a proposé un autre procédé pour obvier à l'inconvénient dont je parle. M. Paterson de Dublin, attribuant cette coloration à la présence de l'argent réduit et très-divisé, recommande, pour la faire disparaître, l'usage habituel interne et externe de l'iodure de potassium. L'argent se combinerait avec l'iode, ce qui constituerait un iodure blanc peu tenace et disparaissant avec facilité. Je ne connais pas de succès bien avéré que l'on puisse attribuer au moyen que je viens d'indiquer, et je sais, au contraire, un assez bon nombre d'insuccès. Peut-être a-t-on tort de donner l'iodure de potassium à l'intérieur, et l'iode serait-il plus efficace si on l'administrait sous forme de bains iodurés. Le contact direct avec le tissu à modifier semble en effet plus rationnel ; mais c'est à l'expérience à confirmer la vérité de ces prévisions. Il paraît toutefois certain que les taches produites en promenant le crayon de nitrate d'argent sur la peau s'enlèvent assez vite, si on les mouille plusieurs fois avec la solution d'iodure de potassium, en ayant soin d'exposer ensuite les parties à la lumière diffuse. M. Paterson avait déjà fait connaître cette propriété de l'iodure. M. Guérard, médecin de l'Hôtel-Dieu de Paris, affirme, d'après ses observations, qu'elle existe réellement.

Si l'on se rappelle que le nitrate d'argent est un caustique, on ne sera pas surpris si je dis que, pris à l'intérieur et sans les précautions indiquées par la pharmacologie, il est suivi d'effets d'empoisonnement.

Avalé en fragments, il détermine des eschares dans les lieux où ces fragments séjournent. Ces eschares sont plus ou moins dangereuses selon leur étendue et leur siége ; je ne connais qu'une observation dont la fin ait été fatale : elle est racontée par Boërhaave et rappelée par presque tous les auteurs de pharmacologie. Il s'agit d'un élève en pharmacie qui avait avalé un morceau de pierre infernale. Dans des cas de cette espèce, il doit s'établir des phlogoses sur la surface gastro-intestinale, et le poison agit à la façon des corrosifs.

Le nitrate d'argent dissous dans l'eau, et par conséquent incapable d'agir par petites masses, est un agent toxique à la dose de 1 gramme 60 centigrammes à 2 grammes et au-dessus, pourvu qu'on l'avale en une fois ou à de courts intervalles. Son action est celle des poisons irritants. Ceci a été démontré par les expérimentations faites sur les animaux. Des accidents graves et même mortels seraient très-certainement possibles chez l'homme. En pareille occurrence, il faudrait s'empresser de provoquer des vomissements en titillant la luette et gorgeant le malade de boissons émollientes. M. Orfila propose comme contre-poison le sel de cuisine, à la dose d'une cuillerée à café et dissous dans beaucoup d'eau. M. Mialhe recommande le sulfure de fer hydraté. Si l'inflammation ne pouvait pas être évitée, on la traiterait par les moyens connus.

Les faits de MM. Esquirol et Rech mentionnés plus haut, et d'autres que je pourrais citer, démontrent la possibilité de l'action désorganisante du sel d'argent sur la muqueuse digestive, lors même que ce sel est donné avec les précautions et les doses prescrites en pharmacologie.

III. Le nitrate d'argent à l'extérieur est d'un emploi très-répandu; ses effets prompts et s'étendant surtout en surface en font le cathérétique par excellence. Comme escharotique, son efficacité n'a pas été expérimentée comme celle de beaucoup d'autres caustiques.

Ses propriétés dynamiques, perturbatrice locale, astringente, stimulante, résolutive, sont incontestables; on les utilise dans une foule de cas morbides où il y a l'une ou l'autre de ces indications à remplir.

A petite dose et comme léger cathérétique, il modifie heureusement les phlegmasies chroniques des muqueuses, il tarit les écoulements qui en sont la conséquence, et dissipe les engorgements du tissu cellulaire sous-jacent. C'est en agissant de cette manière que ce caustique est vraiment utile dans les rétrécissements de l'urètre. Ce n'est plus comme agent de destruction qu'on l'emploie aujourd'hui. mais comme modificateur de la surface malade.

Comme cathérétique plus fort, il réprime les chairs fongueuses dans les plaies et les ulcères, et substitue aux irritations morbides des irritations artificielles de courte durée et souvent médicatrices.

En réglant l'action locale du nitrate d'argent d'après la sensibilité des parties et l'effet qu'on veut obtenir, on emploie fréquemment ce sel pour le traitement des blennorrhagies, des ophthalmies, des ulcères de la cornée ou du bord des paupières, des taies, des nuages de l'œil, de la mydriase pour laquelle on cautérise légèrement la cornée dans une partie de la circonférence. M. Benoît (1) recommande de se servir de ce cathérétique dans les cas de staphylôme. C'est au moins un moyen de palliation, de guérison temporaire, que les praticiens ne devraient pas négliger. Le même auteur propose aussi les cautérisations des tissus malades dans l'œdème de la glotte. M. Trousseau conseille le nitrate d'argent dans l'aphonie, la diphtérite buccale ; il instille la solution aqueuse dans la trachée après la trachéotomie pratiquée chez un sujet atteint du croup. Jusqu'à présent, le danger de cette dernière pratique me paraît mieux prouvé que son utilité.

Une application plus heureuse des propriétés du nitrate a été faite par les chirurgiens modernes au traitement des tumeurs et des fistules lacrymales. Dans la tumeur simple on essaie des injections cathérétiques, et s'il existe des fistules, on profite de cette voie pour introduire le caustique à l'aide d'instruments appropriés, ou même on cautérise avec le crayon. Ces opérations peu douloureuses ont procuré des guérisons radicales. MM. les professeurs Lallemand et Serre ont traité avec succès des catarrhes chroniques de la vessie : le premier, en mettant le nitrate solide en contact avec la muqueuse malade ; le second, en y poussant le même sel en solution.

M. Jobert se sert des pommades au nitrate d'argent pour faire avorter les érysipèles, méthode que je crois seulement applicable lorsqu'il s'agit d'érysipèles de mauvais caractère traumatiques ou épidémiques ; il applique la pommade sur la partie malade. Il survient, dit M. Jobert, une couleur noire, une petite éruption miliaire, ou des bulles épidermiques qui

(1) Thèse citée.

se desquament au bout de peu de jours, et la maladie est arrêtée.

Le même M. Jobert emploie ces mêmes pommades comme moyen épispastique approprié au traitement des tumeurs blanches. Sous l'influence de ces onctions, dit-il, la suppuration prend un meilleur caractère, les ouvertures fistuleuses acquièrent une couleur vermeille, et les matières infiltrées sont progressivement résorbées. Un semblable résultat serait d'une grande valeur. Malheureusement il n'est pas encore permis de compter sur lui; il n'y a pourtant aucun inconvénient à en tenter la chance.

C'est encore à l'aide d'une impression locale, portée sur les parties rendues plus sensibles par leur état pathologique, que l'on s'explique les succès obtenus par M. Boudin dans le traitement curatif ou palliatif des ulcérations intestinales et des diarrhées qui en proviennent.

Quant aux effets thérapeutiques qu'on prétend avoir obtenus du nitrate d'argent administré à l'intérieur pour les épilepsies essentielles, j'ai déjà dit combien il était difficile de s'en rendre compte; d'ailleurs, ces guérisons sont rares encore. M. le professeur Rech, à la suite d'expériences nombreuses, en a obtenu une seule sur un enfant aliéné de 12 à 13 ans.

Les vertus attribuées au nitrate d'argent contre la chorée, l'hystérie, l'angine de poitrine, sont encore moins prononcées.

IV. Je vais d'abord exposer quelques préceptes appropriés à la médicamentation par l'estomac, instituée pour les névroses chroniques. Mon but en cela est de faciliter des expérimentations nouvelles, et non de recommander un moyen éprouvé.

On débutera par milligrammes. On peut augmenter cette dose assez rapidement, pour faire consommer au sujet jusqu'à 1 gramme et même 120 centigrammes (24 grains) dans les 24 heures. M. Rech a continué cette dernière dose pendant deux mois. Le seul symptôme sérieux fut l'apparition des épis-

taxis dont j'ai déjà parlé, qui forcèrent à abandonner le sel
argentique. La maladie qui était une épilepsie resta la même
qu'auparavant. Il est prudent de suspendre le médicament
de temps en temps pour prévenir les effets d'irritation locale,
ceux de coloration bronzée, et aussi pour empêcher l'impressionnabilité vitale de s'émousser par l'habitude.

Il serait à souhaiter que l'on pût employer la solution dans
l'eau ; mais cette solution a une saveur détestable, et elle noircirait inévitablement les dents et la bouche ; pour ces motifs,
la forme pilulaire est préférée. L'excipient choisi ordinairement est la mie de pain ; celle-ci vaut mieux que les extraits,
non parce que, ainsi qu'on l'avait à tort imaginé, elle diminue
les chances de coloration, mais parce que le nitrate associé
avec la mie de pain n'est pas exposé à être décomposé, comme
il le serait avec les acides et les substances tannantes qui se
trouvent dans les extraits. Voici la formule :

> Nitrate d'argent...... 5 centigrammes.
> Mie de pain blanc.... 5 grammes.
> Pour 20 pilules.

On en prescrit une d'abord, puis on en multiplie le nombre,
tant que la tolérance le permet, en ayant soin de les donner
par intervalles dans le courant de la journée, jusqu'à ce qu'on
arrive à la quantité indiquée tout à l'heure. Il est bon de faire
observer que le praticien, une fois certain que le médicament
est toléré, peut ordonner des pilules contenant chacune des
fractions moins petites. On recommande de continuer ce traitement pendant long-temps ; dans quelques cas il a duré six
mois et même un an. Avec les précautions indiquées, la coloration bronzée est le seul accident à redouter dans la majorité
des cas.

Une médicamentation de courte durée est-elle suffisante ;
cherche-t-on, par exemple, à modifier thérapeutiquement la
muqueuse gastro-intestinale, on peut prescrire une solution de
5, 10, 50 centigr. par 100 grammes d'eau distillée édulcorée
avec le sirop de sucre, à prendre par cuillerées dans les

24 heures. L'impression doit-elle être particulièrement portée sur le gros intestin, on donne avec avantage des demi-lavements, contenant chacun 10, 15 centigrammes du médicament.

En ce moment, on fait un fréquent usage du nitrate d'argent appliqué sur les muqueuses malades. La modération et la sûreté de son action, que l'on peut régler à volonté, expliquent cette vogue, justifiée du reste par un assez bon nombre de succès. Les procédés sont très-nombreux ; je me contenterai d'indiquer les principaux.

Le nitrate d'argent est utilisé en solution, en nature, en pommade.

Solutions de nitrate d'argent pour lotions, gargarismes, injections. — Le degré de concentration varie selon la sensibilité de la muqueuse à médicamenter. Dans le principe, par crainte de l'action caustique de la substance, les doses ont été petites ; peu à peu on s'est enhardi. Actuellement on prescrit des quantités vraiment effrayantes pour les personnes qui entendent parler pour la première fois de ce genre de médicamentation.

A ce sujet, deux méthodes sont en présence : dans l'une, on attend la fin de la période aiguë s'il s'agit d'une phlegmasie ; dans l'autre, on n'hésite pas à porter le cathérétique sur un tissu vivement enflammé et dès le commencement, pour faire avorter l'inflammation. Or, comme pour obtenir ce dernier résultat, il est nécessaire de provoquer une mutation énergique, on n'a pas hésité à conseiller d'élever la dose à proportion de l'acuité de la maladie.

Les essais faits dans ce sens ont appris une chose importante, à savoir : que le nitrate argentique est parfois appliqué impunément sur certains tissus enflammés, et même avec avantage dans quelques cas.

Mais il ne faut pas conclure de là que cette méthode convient à toutes les inflammations des muqueuses. Si l'inflammation est franche, légitime, le nitrate d'argent l'aggrave. L'inflammation est-elle de mauvais caractère, tend-elle à détruire rapidement l'organisation de la partie, alors il est permis de tenter une substitution locale ; celle-ci a quelques chances de succès, et ses inconvénients sont peu à redouter, vu l'extrême gravité de la maladie. Ainsi, au commencement de l'ophthalmie blennorrhagique, de l'ophthalmie purulente, la méthode abortive est indiquée. Pour ce qui regarde, au contraire, les inflammations dont le développement ne fait pronostiquer rien de sérieux, il est plus prudent de leur opposer d'abord des moyens moins violents, et de ne prescrire le nitrate que lorsque le mal s'est dépouillé de l'état d'éréthisme du commencement.

Ainsi, pour la blennorrhagie, je pense que les injections au nitrate doivent être précédées de moyens propres à modérer la phlegmasie. Une fois ce résultat obtenu, des injections faites avec une solution contenant 5, 10, 15 centigrammes de nitrate argentique seront tentées avec avantage. La dose de l'excipient (eau distillée) pour une injection de cette nature est d'environ 52 grammes. Cette médicamentation est répétée tous les jours et même deux fois par jour, si la sensibilité de la partie le permet. Le séjour du liquide sera à peu près de 4 à 6 minutes ; il n'y a aucun inconvénient à négliger les moyens propres à l'empêcher de pénétrer dans la vessie. L'écoulement étant arrêté, on diminue la dose du sel ; on éloigne les injections pour assurer l'effet thérapeutique et empêcher les rechutes.

Les injections à doses dites abortives, si l'on veut les essayer pour la blennorrhagie, se font avec une solution contenant 60 centigrammes, 1 gramme par 52 grammes d'eau distillée. Il résulte des expériences tentées à ce sujet à l'hôpital Saint-Eloi par le professeur Serre, et publiées par le docteur Cazalis dans le 10e volume du *Journal de la Société de médecine pratique de Montpellier*, que, malgré leur innocuité dans plusieurs cas, ces injections peuvent être suivies dans d'autres de vives douleurs, d'un redoublement de la phlogose. Pour ce motif, et à cause de leurs avantages trop incertains, M. Serre ne les admet pas comme méthode générale dans le traitement de la blennorrhagie.

Les règles précédentes s'appliquent à l'ophthalmie. Dans l'ophthalmie purulente, blennorrhagique, il est permis de tenter la perturbation abortive; pour cela, on se sert d'une solution concentrée (50 centigrammes jusqu'à 1 gramme par 32 grammes d'eau distillée).Dans l'ophthalmie catarrhale ordinaire, lorsque l'élément phlogose a été convenablement combattu, les solutions contiendront seulement 5 centigrammes. On augmentera progressivement jusqu'à 50 centigrammes et au-delà, si la tolérance locale y autorise. Le mode d'administration consiste à instiller dans l'œil une ou deux gouttes du collyre. La douleur est très-supportable et cesse au bout de quelques moments. On répète cette opération deux, trois et même quatre fois dans les vingt-quatre heures.

Pour les engorgements chroniques de la luette et du fond de la gorge, la solution peut être plus concentrée; elle a été élevée sans inconvénient jusqu'à 4 grammes pour 32 grammes de véhicule. On se sert, pour cette médicamentation, d'un pinceau, d'une éponge, d'un morceau de linge placé au bout d'une tige, avec lesquels on applique le médicament sur le lieu malade. Le procédé de M. Trousseau pour le traitement de l'aphonie consiste à porter sur l'ouverture supérieure du larynx une éponge imbibée d'une solution saturée.

M. B. Tessier, de Lyon, traite les coryzas aigus de la manière suivante : il trempe un bourdonnet de charpie dans une solution composée de nitrate d'argent, 25 à 50 centigrammes pour 50 grammes d'eau distillée. On exprime, pour que le liquide ne coule pas sur la peau qu'il noircirait, et on promène le bourdonnet pendant 6 à 8 minutes sur la partie intérieure et inférieure des fosses nasales. Cette opération doit s'exécuter le soir; le décubitus dorsal est favorable à ses effets. Elle est sans douleur pourvu qu'on ne s'approche pas trop des sinus frontaux. Le coryza, surtout au début, disparaît presque sur-le-champ (1). On pourrait, on devrait même hésiter avant de prescrire un pareil traitement pour une maladie si légère, favorable du reste à la santé de quelques individus. Je l'indique cependant parce qu'il pourrait servir pour le coryza chronique et l'ozène non vénérien, pour lesquels un traitement analogue a été déjà institué par M. Cazenave.

Ces notions suffisent pour faire connaître aux praticiens les doses qui conviennent dans les autres circonstances dont il serait trop long de parler ici. Je dois avertir que les solutions de nitrate d'argent doivent se faire avec l'eau distillée et être récentes pour que l'on puisse profiter de la totalité de leur vertu. Au bout de deux ou trois jours, elles ont notablement perdu de leur énergie. Il y a, je crois, de l'avantage à les tenir dans un lieu obscur ou à envelopper de papier noir la fiole qui les contient.

Nitrate d'argent en cylindres. — Les cylindres taillés en crayon font partie obligée de la trousse du chirurgien. On s'en sert pour aviver les plaies, les ulcères, réprimer les chairs boursoufflées et fongueuses, régulariser les cicatrices, cautériser les staphylômes, les hernies de l'iris, les ulcères, les taches de la cornée, arrêter les hémorrhagies rebelles à la suite des piqûres de sangsues, etc., etc.

Il est bon que le porte-pierre soit en argent; le cuivre décompose peu à peu le sel qui finit par devenir inerte. Les parties que l'on veut cautériser doivent être légèrement humectées quand elles sont trop sèches. Si elles sont trop humides, il faut préalablement enlever les humeurs exubérantes.

En Belgique, et quelques médecins français ont imité cet exemple, on cautérise le globe de l'œil avec un cylindre taillé, dans les ophthalmies opiniâtres et aussi dans celles qui sont

(1) Mém. sur le traitement abortif du coryza aigu, *in* Mém. de la soc. méd. d'émulation de Lyon, t. III, 2e fascicule, 1845.

graves, purulentes. La douleur est vive pendant les premiers moments, mais elle ne dure pas long-temps. Cette hardiesse thérapeutique mérite d'être imitée. « Lorsque l'on cautérise directement avec le crayon du nitrate (dans les ophthalmies), il est bon de toucher les points où l'inflammation est la plus manifeste et qui constituent comme le foyer des phénomènes phlegmasiques. Le nitrate n'est mis en contact avec l'organe que pendant une durée de temps indivisible.... Dans plusieurs hôpitaux, et notamment dans l'hôpital St.-Eloi de Montpellier, nous avons vu la cautérisation de la conjonctive journellement mise en usage : aucun accident immédiat ni secondaire n'en a été le résultat, et lorsque des nuages se sont manifestés sur la cornée transparente, il nous a été facile de constater, non-seulement que ces nuages étaient uniquement le produit de l'inflammation, mais encore qu'un des meilleurs moyens de les guérir était la cautérisation elle-même (1). »

La poudre de nitrate d'argent sert à confectionner les pilules dont j'ai parlé plus haut, à garnir la petite cuvette du porte-nitrate, pour modifier l'urètre, le col de la vessie dans les cas de rétrécissements, de blennorrhées rebelles, de spermatorrhée. Afin que cette poudre fasse corps et ne se répande pas, on la fait fondre à l'aide de la chaleur et refroidir ensuite. Elle acquiert ainsi une forme solide accommodée à la cavité de l'instrument. Dans un cas de pharyngite opiniâtre, M. Lallemand a insufflé la poudre de nitrate d'argent au fond de la gorge, et le malade s'en est bien trouvé.

Pommades. — Celles qui ont été proposées par M. Jobert pour le traitement de l'érysipèle et des tumeurs blanches sont de trois numéros. La première contient 4 grammes nitrate sur 50 axonge ; la seconde 8 grammes ; la troisième 12 grammes dans la même quantité d'excipient. Les frictions seront opérées avec un morceau de flanelle ou une pelotte de linge afin de ne pas se noircir les doigts.

(1) Benoît, Thèse citée.

Les pommades anti-ophthalmiques au nitrate d'argent sont assez nombreuses. La proportion ordinaire est de 5 à 20 centigrammes pour 52 grammes d'excipient graisseux. La suivante, proposée par M. le docteur Morand, de Tours, est d'une consistance à demi liquide :

Nitrate d'argent cristallisé..... 5 centigrammes.
Huile d'amandes douces....... 2 grammes.
Axonge...................... 2 grammes.

A l'aide d'un petit pinceau ou d'un cylindre de papier roulé, on en introduit une parcelle entre le globe de l'œil et la paupière inférieure préalablement abaissée. La cuisson éprouvée fait remuer l'organe en tout sens, et ce mouvement étale la pommade sur la surface malade.

Ces pommades seront autant que possible employées récentes ; toutefois elles ne vieillissent pas aussi vite que les solutions.

Je n'ai pu tout dire sur l'emploi thérapeutique du nitrate d'argent. Ce sujet a pris, dans ces dernières années, une telle extension, qu'il faudrait le traiter monographiquement pour être complet. Je renvoie le lecteur désireux de plus amples renseignements, à la thèse de M. Benoît. Cet ouvrage, le meilleur que je connaisse en ce genre, m'a été fort utile pour la rédaction de cet article.

NITRATE ACIDE DE MERCURE (AZOTATE ACIDE DE MERCURE).

Celui que les chirurgiens emploient actuellement comme caustique, ne doit pas être confondu avec l'hydrolé de mercure nitraté (eau mercurielle), et qui s'obtient en faisant dissoudre du mercure coulant dans un mélange d'acide nitrique et d'eau distillée. Cette eau, légèrement cathérétique, s'emploie comme phagédénique. Le véritable nitrate acide de mercure est le résultat de l'action de 4 parties d'acide nitrique à 35° sur 2 de mercure : c'est le deuto-nitrate de mercure.

Ce caustique est liquide, incolore, très-dense ; il donne lieu à des eschares en superficie comme celles du nitrate d'argent, mais son action est plus énergique. M. Récamier

pense que, par le mercure qu'il contient, le nitrate acide
exerce une influence dynamique spéciale sur les tissus avoi-
sinants non cautérisés, ce qui doit le faire préférer dans les
cas d'ulcères vénériens, de chancres phagédéniques, d'ulcérations de la matrice.

A mes yeux, le seul avantage qu'il possède sur le nitrate
d'argent est de pénétrer plus profondément, et, par conséquent, d'être plus efficace dans les cas graves qui exigent une
modification locale puissante. Mais, par contre, cette qualité
devient un défaut dans les circonstances nombreuses où la
propriété désorganisatrice doit être modérée. Aussi le nitrate
d'argent est préféré avec raison dans une foule de maladies
pour lesquelles le nitrate acide de mercure serait d'un emploi
dangereux.

Pour l'usage, on imbibe de ce liquide un pinceau de charpie
qu'on porte sur le lieu à cautériser ; on recouvre ensuite la plaie
avec de la charpie sèche. S'il survient des douleurs opiniâtres,
on panse avec des bourdonnets trempés dans une solution
opiacée.

Un autre nitrate acide de mercure, également employé,
consiste dans une dissolution de proto-nitrate de mercure cristallisé, 1 gramme dans 8 grammes d'acide nitrique à 42°. M.
Guibourt fait observer avec raison que le nom qui convient le
mieux à ce produit est celui d'acide nitrique mercuriel. Effectivement, l'acide nitrique domine et est essentiellement le
principe actif.

VERT-DE-GRIS, VERDET (ACÉTATE DE CUIVRE BIBASIQUE).

Ce sel, d'un beau vert, préparé particulièrement dans le
midi de la France, n'est employé en thérapeutique que mêlé à
d'autres substances et formant des préparations officinales dont
les principales sont : l'onguent égyptiac (oxymellite de cuivre),
le baume vert de Metz (elæolé d'acétate de cuivre composé),
le collyre de Lanfranc, où entre aussi le sulfure jaune d'arse-

nic (œnolé arsenical cuivreux). Ces médicaments sont des modificateurs agissant à la façon des légers cathérétiques, et imprimant plus de vitalité aux ulcères, chancres, aphthes d'un caractère atonique.

Le collyre de Lanfranc, malgré son nom, n'est plus usité pour les maladies des yeux. Quelques-uns s'en servent cependant pour détruire les taies et les tumeurs variqueuses conjonctivales, en laissant tomber chaque jour une goutte sur le globe de l'œil. Ces médicaments ne sont pas employés à l'intérieur.

L'alun calciné, le sulfate de zinc, le sulfate de cuivre, la pierre divine (association du sulfate de cuivre, de l'alun, du nitre et du camphre en poudre), l'oxyde rouge de cuivre et les forts astringents, sans mériter le titre de caustiques exercent une action assez puissante sur les muqueuses et les parties dénudées. Ils sont employés dans les circonstances analogues à celles qui indiquent les cathérétiques, dont ils sont, si l'on veut, les succédanés.

M. Payan d'Aix préconise cependant une pâte caustique composée avec le sulfate de cuivre en poudre et suffisante quantité de jaune d'œuf pour faire une pâte molle. Ce médicament appliqué sur la partie la fait rougir et y provoque une douleur assez vive qui cesse au bout de trois ou quatre heures. Alors l'eschare est formée, elle a une couleur grisâtre et est peu profonde. Après la cicatrisation, la trace du caustique est imperceptible. Les résultats annoncés par l'inventeur sont encourageants.

De tout temps on s'est servi du sulfate de cuivre en cristaux pour cautériser les surfaces malades, et surtout les aphthes dont la cavité buccale est si souvent le siége. Les pharmaciens font maintenant avec ce sel des cylindres qui sont d'un maniement plus commode. Pour cela, ils mettent le sulfate en fusion à l'aide de la chaleur, et ils le coulent alors dans une lingotière, comme cela se pratique pour le nitrate d'argent.

Le docteur Chassaignac a eu l'idée de composer des crayons avec un mélange de sulfate de zinc, ou de sulfate de cuivre, de poudre de gomme et d'eau. On obtient une pâte que l'on fait sécher après lui avoir donné la forme convenable. On s'en sert comme de la pierre infernale, contre les maladies par asthénie de la conjonctive et de la cornée. On gradue à volonté l'activité du crayon-médicamenteux, en variant les proportions de la gomme et du sel métallique.

CHLORURE D'ANTIMOINE (BEURRE D'ANTIMOINE, PROTO-CHLORURE D'ANTIMOINE, CHLORURE ANTIMONIQUE).

Traitez par la chaleur un mélange de sublimé corrosif (deuto-chlorure de mercure) et d'antimoine métallique, l'antimoine déplace le mercure et forme un chlorure, lequel, étant très-volatil, distille même avant le mercure qui reste dans la cornue. On purifie le chlorure d'antimoine en le distillant de nouveau.

Ce produit est blanc, transparent, très-déliquescent; l'humidité le transforme en un liquide oléagineux qui seul est usité, le chlorure solide étant d'un emploi peu commode.

Le beurre d'antimoine, à cause de sa fluidité, convient lorsqu'il s'agit de cautériser les plaies sinueuses, inégales, qui résultent de la morsure des animaux enragés ou venimeux. On l'applique à l'aide d'un pinceau de linge ou d'un bourdonnet de charpie, en ayant soin auparavant de bien étancher le sang. Celui-ci absorberait et décomposerait en pure perte une portion du caustique.

En distillant du sublimé corrosif avec de l'arsenic, du bismuth, de l'étain, du zinc, on obtient des chlorures analogues, dont le dernier seul mérite de nous occuper à cause de l'emploi qu'on en fait depuis quelque temps.

CHLORURE DE ZINC

(BEURRE DE ZINC, CHLORHYDRATE DE ZINC).

On l'obtient par plusieurs procédés ; mais celui que je viens d'indiquer est suffisant.

Le chlorure de zinc est solide, incolore, transparent, fusible à 100 + 0, volatil à la chaleur rouge, déliquescent, et très-soluble dans l'eau.

Pour l'usage, on le réduit en pâte à l'aide de la farine de froment et d'une quantité convenable de mucilage. Cette pâte, que l'on pétrit comme celle des pâtissiers et qui en acquiert l'élasticité, n'est pas déliquescente. On en fait des lames épaisses d'une ligne à deux lignes, que l'on coupe en parallélogrammes et que l'on conserve dans du papier.

M. Canquoin a rendu la pâte de chlorure de zinc célèbre par l'emploi qu'il en fait pour le traitement des maladies cancéreuses. Il se sert de quatre numéros : le N° 1 renferme une part. de chlorure de zinc sur deux part. de farine ; le N° 2 une sur trois ; le N° 3 une sur quatre ; le N° 4 une sur cinq.

On approprie la forme du morceau de pâte à celle de la partie que l'on veut détruire, de manière cependant à ce que le caustique ait un peu moins de surface ; car il se gonfle par l'humidité du lieu et s'étend à l'entour. Pour limiter son action en circonférence, on recommande de l'environner de charpie, ou bien de farine délayée dans l'eau. On laisse l'appareil appliqué pendant une, deux, trois, quatre heures ; on recommence les jours suivants, si cela est nécessaire.

La pâte de zinc peut donner lieu à des eschares superficielles ou profondes, selon la durée du contact. La mortification pénètrerait jusqu'à un pouce et davantage, si on laissait le médicament appliqué un ou deux jours. Ce caustique enlève aussi nettement les tissus que si l'on s'était servi de l'instrument tranchant. Contrairement à ce qu'on affirme, il est impossible d'apprécier d'une manière tout-à-fait précise la destruction que l'on provoquera. A ce sujet, le chirurgien le plus expérimenté peut être mis en défaut. Il est donc très-prudent de se méfier du chlorure de zinc, quand la couche de pâte est épaisse et quand on opère dans le voisinage des gros vaisseaux, des cavités viscérales. Le fait suivant, qui s'est passé à la clinique de M. Gerdy, dans l'hôpital de la Charité de Paris, porte avec lui un mémorable enseignement.

Un carcinôme situé à la tempe avait été enlevé à l'aide du bistouri. Pour détruire la totalité de la maladie, la pâte de zinc fut appliquée sur la plaie et laissée pendant trois quarts d'heure. La mort survint à la suite d'accidents cérébraux, pour lesquels le trépan fut impuissant. A l'autopsie, on trouva l'os profondément mortifié ; le cerveau et les méninges présentaient des traces d'une violente inflammation.

M. Lisfranc *(Précis de médecine opératoire)* accuse le caustique de chlorure de zinc d'occasionner des phénomènes nerveux très-graves et des troubles fort dangereux de toutes les fonctions, troubles dont, dit-il, la mort a été quelquefois la conséquence. Ajoutez à cela que ce caustique provoque d'atroces douleurs, au point que beaucoup de malades ne veulent plus en entendre parler après en avoir une fois subi l'action ; qu'il s'applique mal sur les anfractuosités, les saillies, les enfoncements, les fissures que présentent les tumeurs et les ulcères ; souvenez-vous surtout que son influence sur les maladies cancéreuses est semblable à celle des autres caustiques, et qu'il est tout-à-fait dénué des propriétés particulièrement spécifiques dont on l'a gratuitement doté, et vous comprendrez qu'il ne mérite guère la vogue dont il est l'objet depuis quelque temps.

Le chlorure de zinc est tout simplement un caustique très-actif. Je dois la remarque suivante à ceux qui se décideraient à l'employer.

Il paraît certain que, pour obtenir tout son effet, il est bon de le placer sur une partie privée d'épiderme : de là, le conseil d'attaquer d'abord la peau, si elle est saine, par un vésicant (la pommade de Gondret a été proposée) ou par la poudre de Vienne; on continue ensuite, quand la brèche est faite, avec le chlorure de zinc.

M. le docteur Haenck de Breslaw a le premier fait connaître les propriétés caustiques du chlorure de zinc. Ce médecin variait la forme du médicament : il l'employait en poudre. Celle-ci donne lieu seulement à des cautérisations légères, et ne peut guère servir que pour terminer un traitement commencé par la pâte. Voici une formule de ce genre :

          Chlorure de zinc en poudre....... 4 grammes.
          Sang-dragon pulvérisé........... 30 grammes.
     Saupoudrez la partie malade avec un peu de ce mélange.

M. Haenck faisait aussi dissoudre 4 grammes de chlorure de zinc dans 50 grammes d'acide azotique pur. Ce liquide servait à réprimer les bourgeons charnus de mauvaise nature.

Quelques praticiens préconisent le produit qui résulte de l'association du chlorure de zinc avec le chlorure d'antimoine. La pâte a moins de consistance et se moule mieux sur les parties.

          Chlorure d'antimoine........ 1
          Chlorure de zinc............ 2
          Farine de froment........... 1

Pour faire une pâte *ut suprà*; augmentez ou diminuez la proportion de la farine selon l'effet que l'on veut produire.

En Allemagne, le chlorure de zinc passe pour être un antispasmodique puissant. On le recommande pour diverses névroses, et surtout pour l'épilepsie, la chorée, les névralgies faciales, crâniennes. La préparation la plus usitée à cet effet est l'éther zincé (*zincaster*), dont voici la composition :

          Chlorure de zinc............ 1
          Alcool...................... 2
          Ether sulfurique............ 4

     A prendre à gouttes dans de l'eau sucrée, avec les plus grandes précautions, vu l'activité extrême de cette préparation.

Le chlorure de zinc dissous dans l'eau est proposé, en ce moment, pour la conservation des pièces d'anatomie. Ce chlorure coagule immédiatement l'albumine, la fibrine et les ma-

tières putrescibles, et forme avec elles un précipité insoluble
qui résiste à la décomposition. Il retarde la putréfaction des
cadavres destinés aux dissections, mais il a l'inconvénient de
mettre bientôt hors de service les instruments employés.

POTASSE (ALCALI VÉGÉTAL).

I. A l'état de pureté, c'est le protoxyde de potassium combiné avec l'eau. Le véritable nom chimique est donc alors
hydrate de protoxyde de potassium, *hydrate de potasse*.

Il y a trois espèces de potasse différant beaucoup par la composition : celle du commerce, la potasse à la chaux, la potasse
à l'alcool.

*Potasse du commerce, cendres gravelées, potasse d'Amérique,
de Russie, perlasse, etc.* — Ces produits sont le résultat de la
lixiviation des cendres des plantes ligneuses. Tous les sels solubles de ces cendres doivent donc s'y trouver, et par conséquent le carbonate de potasse qui en constitue la plus grande
quantité. On y trouve des traces sensibles de fer, de manganèse
et même de silice, substances qui sont entraînées pendant l'opération. Cette potasse est peu énergique et s'emploie dans les
arts : il faut la purifier pour la rendre caustique.

Potasse à la chaux. — Faites bouillir dans l'eau la potasse du
commerce et de la chaux éteinte. Passez, laissez déposer et dé-
cantez. La liqueur concentrée, jusqu'à ce qu'elle marque 55° au
pèse-sel, est la potasse liquide. Chauffée avec addition de chaux
vive et privée de son eau par l'évaporation, c'est la pierre à
cautère, d'abord liquide et se solidifiant par le refroidissement.
La chaux n'ajoute rien à la qualité caustique ; elle empêche
seulement la potasse de se liquéfier sur la peau, et lui permet de
mieux concentrer ses effets Cet hydrate de potassium est donc
encore impur, mais il est entièrement privé des substances insolubles, et l'alcali décarbonaté prédomine davantage. La potasse à la chaux est sous forme de fragments aplatis, blancs-

grisâtres, opaques. Quelques pharmaciens la coulent dans un moule pour obtenir des cylindres semblables à ceux du nitrate d'argent ; d'autres la solidifient en gouttes. C'est la potasse à la chaux qui est principalement utilisée en médecine.

Potasse à l'alcool. — On évapore la potasse liquide sans addition de chaux. Le résidu est traité par l'alcool à 40°, celui-ci ne dissout que la potasse ; l'alcool étant soustrait par la distillation, la potasse est dissoute dans l'eau, et l'on chauffe pour évaporer. La potasse finit par éprouver la fusion ignée. Pendant cette fusion, il se forme une pellicule charbonneuse qu'on enlève. Cette pellicule est le résultat de la carbonisation d'une partie de l'alcool qui restait avec la potasse. Celle-ci ainsi purifiée est blanche, translucide, fusible au-dessous de la chaleur rouge, très-soluble dans l'eau, s'humectant rapidement à l'air libre, se résolvant en une dissolution d'hydrate, puis en carbonate également déliquescent. La potasse pure ou à l'alcool ne sert guère que comme réactif dans les opérations chimiques délicates.

II. La pierre à cautère (potasse à la chaux) s'emploie pour l'établissement des exutoires de ce nom. Quelques praticiens la prescrivent en lotions stimulantes sur les ulcères, les fistules atoniques, à la dose d'environ 4 grammes sur 500 grammes d'eau.

Pour ouvrir un cautère, on applique sur la peau un morceau de sparadrap percé à son milieu d'une petite ouverture dans laquelle on établit un fragment de potasse gros comme une lentille ; on place par-dessus un autre morceau de sparadrap : le tout est fixé à l'aide d'une compresse et d'une bande. Si l'on n'a employé que la quantité convenable d'une potasse caustique dont la force est connue, on peut n'enlever l'appareil qu'au bout de 24 heures ; dans le doute, on examine au bout de quatre à six heures ; on retire ou on laisse, selon l'effet obtenu. L'eschare déterminée par la potasse est jaunâtre, dure au centre, noire, molle à la circonférence ; elle ne dépasse pas l'épaisseur de la peau.

La-pierre à cautère a quelquefois le défaut de couler ; alors l'eschare est trop large et pas assez profonde. Maintenant on préfère un autre caustique composé pareillement de potasse et de chaux, et dont je parlerai bientôt.

La soude ou alcali minéral (hydrate de protoxyde de sodium) pourrait s'employer comme la potasse, dont elle a les vertus pharmacodynamiques et presque toutes les propriétés physiques et chimiques.

CHAUX

(PROTOXYDE DE CALCIUM, HYDRATE DE PROTOXYDE DE CALCIUM).

I. On chauffe fortement un carbonate calcaire ; l'acide carbonique se dégage, et la chaux reste.

Privée d'eau, c'est la chaux vive ; suffisamment humectée, elle se combine avec l'eau : c'est la chaux hydratée, chaux éteinte, chaux délitée.

La chaux est trop connue pour que sa description soit nécessaire.

II. La chaux est fréquemment employée en médecine à des usages divers, dont je vais indiquer les principaux.

Elle est soluble dans l'eau dans la proportion environ de 5 centigrammes par 50 grammes de liquide : cette dissolution saturée constitue l'eau de chaux. On appelle *eau première*, celle qui contient tout ce qu'il y a de soluble dans une quantité de chaux n'ayant pas été traitée par l'eau. L'eau première renferme assez souvent de la potasse provenant des matières ligneuses au moyen desquelles on chauffe les fours à chaux. La chaux ainsi purifiée-par un premier-contact donne l'*eau seconde* à l'aide d'une nouvelle dissolution.

L'eau première est plus irritante que l'eau seconde, et peut tout au plus servir à l'usage externe. L'eau seconde doit seule être prescrite à l'intérieur.

Celle-ci est fréquemment employée mêlée avec le lait dans la proportion de 4 grammes jusqu'à 50 grammes, pour en faciliter la digestion ; elle doit à ses propriétés alcalines d'absorber les acidités des premières voies. Comme alcali, elle peut faire partie de la médicamentation lithontriptique. Dans cette intention, on donne l'eau de chaux jusqu'à 120 grammes par jour, pure et mieux étendue d'eau.

Elle est indiquée en boissons ou en lavements dans les cas de tympanite gastro-intestinale par l'acide carbonique, dans les empoisonnements par les acides.

Le docteur Sainte-Marie assure l'avoir donnée avec succès pour dissiper des spermatorrhées même invétérées. La dose indiquée par ce médecin est de deux cuillerées dans un verre de petit-lait, à prendre trois fois par jour. On peut graduellement augmenter cette quantité.

L'eau de chaux, largement répandue en aspersion, est un moyen vulgairement employé pour désinfecter les lieux où l'acide carbonique est accumulé.

L'eau de chaux est prescrite à l'extérieur pour faire des liniments qu'on applique sur les bouts de sein excoriés, gercés. En voici un échantillon :

Eau de chaux..................	ãã 12 grammes.
Huile d'amandes douces.......	
Extrait aqueux d'opium........	5 centigrammes.

Le liniment oléo-calcaire, maintenant si renommé contre les brûlures, est une préparation analogue : on le confectionne avec l'eau de chaux et l'huile d'olive ou d'amandes douces. M. Velpeau a d'abord proposé de les associer en parties égales. M. Miquel conseille de mêler une partie d'huile à deux parties d'eau de chaux ; les produits qu'on obtient alors ont la consistance du cérat. La formule à laquelle on paraît s'arrêter aujourd'hui indique 1 partie d'huile sur 8 d'eau de chaux. Le mélange se fait par agitation dans une bouteille. Après avoir enlevé l'écume savonneuse, on étend ce liquide sur la plaie avec les barbes d'une plume. Quelques praticiens recommandent de placer par-dessus du coton cardé : dans ce dernier cas, on ne procède à un nouveau pansement que lorsque la saleté de l'appareil l'exige, et l'on a soin de ne pas enlever les fibrilles de coton adhérant aux tissus malades.

La chaux entre dans la composition de la plupart des pommades dites *épilatoires*. Ces pommades sont plus ou moins irritantes, ce qui donne quelque intérêt à la communication faite par M. le docteur Martens de Bruxelles, touchant la préparation suivante : On prépare une bouillie avec deux parties de chaux hydratée sèche et trois parties d'eau ; on fait absorber de l'hydrogène sulfuré jusqu'à saturation. La matière se présente alors sous la forme d'une gelée d'un bleu verdâtre (sulfhydrate calcique vert), couleur annonçant que le peu de fer contenu dans la chaux du commerce est également passé à l'état de sulfure. Il suffit, dit M. Martens, d'appliquer une couche de cette gelée de l'épaisseur d'une ligne sur une partie couverte de poils. Au bout de deux ou trois minutes on l'enlève ; la peau se trouve parfaitement lisse, sans que l'épiderme soit entamé ou excorié ; les bulbes sont également respectés, et, chose encore affirmée, le sujet n'a pas éprouvé la moindre douleur. L'expérience ne s'est pas encore suffisamment prononcée sur la valeur de ce moyen.

La chaux est aussi employée contre la teigne, les dartres. Je parlerai de ce genre de propriétés à propos du sulfure de chaux qui le présente à un plus haut degré. Je me contente d'indiquer les propriétés dépilatoires des alcalis, propriétés dont on tire parti pour le traitement des maladies teigneuses. Voici un échantillon de pommade que l'on peut employer dans cette intention, c'est celle des frères Mahon :

Soude du commerce........	12 grammes.
Chaux éteinte.............	8 grammes.
Axonge...................	64 grammes.

Faites une friction tous les jours, après avoir préalablement fait tomber les croûtes ou les écailles à l'aide de cataplasmes émollients, et coupé les cheveux aussi court que possible.

Quelques praticiens de Montpellier se servent de la formule suivante contre la gale :

Chaux vive en poudre......
Alun calciné en poudre.... } āā 32 grammes.
Fleur de soufre...........
Huile d'olive s. q. pour faire une pâte.

On se frictionne vivement et pendant un quart d'heure, les mains ainsi que les parties inférieures des avant-bras, le soir au moment de se mettre au lit. Les parties sont enveloppées toute la nuit dans l'état où elles se trouvent, avec des linges ou des gants. Le lendemain matin on se nettoie avec l'eau de savon. Les doses quotidiennes de la pommade sont réglées de façon à ce que la quantité totale soit consommée dans huit jours ; la guérison est ordinairement complète, sinon on recommence en procédant de la même manière. Ce traitement est commode, et comme il est également efficace, il mérite d'être connu.

M. le docteur Serre, d'Alais, a fait connaître un mode d'emploi de la chaux au moyen duquel cette substance remplit le rôle d'un puissant sudorifique. Enveloppez un morceau de pierre à chaux de moitié plus grosse que le poing dans un linge mouillé ; tordez un peu pour que l'eau ne puisse pas couler ; placez par-dessus un autre linge sec en plusieurs doubles, et ficelez en tout sens ce paquet afin qu'il ne se dérange pas. On place dans le lit, auprès du malade, deux de ces boules, une de chaque côté, au voisinage du tronc. Bientôt il se développe une abondante chaleur humide par suite de la combinaison de la pierre à chaux avec l'eau. Cette chaleur se répand dans le lit et détermine une transpiration abondante. L'effet de ce véritable appareil calorificateur se continue pendant deux heures au moins. Quand la sueur est bien établie, on retire les paquets dans lesquels on trouve la chaux réduite en poussière. Evidemment ici, la chaux n'agit pas par elle-même, mais uniquement par la chaleur qu'elle développe.

On voit, d'après ce qui précède, que la chaux, quand elle

est employée en thérapeutique, ne l'est pas comme caustique ; elle devrait donc être placée dans une classe de médicaments autre que celle dont je m'occupe actuellement. Néanmoins son nom se rattache inévitablement à la médication caustique, à cause de son association avec la potasse pour former la pierre à cautère, et surtout à cause de sa présence dans un caustique devenu très-célèbre et dont je vais présentement entretenir le lecteur.

CAUSTIQUE DE VIENNE, POUDRE DE VIENNE
(POUDRE BI-ALCALINE OU CALCÉO-POTASSIQUE).

I. C'est le produit du mélange fait dans un mortier avec parties égales de potasse à la chaux et de chaux vive pulvérisée. Si on veut le rendre plus actif, on augmente la proportion de la potasse, 5 par exemple sur 2 de chaux.

Le caustique de Vienne est une poudre blanche qu'il faut renfermer avec soin dans un flacon bouché à l'émeri. Malgré toutes les précautions, l'acide carbonique de l'air atmosphérique s'introduit dans l'appareil et altère la pureté du caustique : celui-ci perd toujours par l'action du temps une bonne partie de son énergie.

La chaux, associée à la potasse, a pour but de fixer cette dernière, de l'empêcher de fuser et de la rendre plus active en lui enlevant l'acide carbonique qu'elle contiendrait encore. C'est un excipient un peu caustique lui-même.

II. Pour l'usage, on réduit cette poudre en pâte avec un peu d'alcool; on l'établit en couche mince sur la partie que l'on veut cautériser. Si la poudre est bien faite et récente, cinq à dix minutes suffisent pour l'effet; assez souvent il faut plus de temps (un quart-d'heure, vingt minutes); du reste, on vérifie par intervalle l'état de la partie. Quand celle-ci est d'un rouge brunâtre avec un léger froncement sur les limites de la couche médicamenteuse, l'opération est terminée : alors on enlève la pâte en essuyant exactement. Les douleurs sont ordinairement supportables ; ce n'est que par exception qu'elles prennent un caractère sérieux ou qu'elles se prolongent. Une application froide quelconque suffit pour les faire disparaitre. Ce procédé prompt, expéditif et très-commode, est généralement pratiqué aujourd'hui pour la formation des cautères.

La facilité avec laquelle on manie la poudre de Vienne et l'on règle son activité, l'a fait proposer pour une foule de médications caustiques.

L'eschare ne dépasse jamais la surface touchée ; la profondeur est proportionnelle à l'activité du médicament, à l'épaisseur de la couche, à la durée de l'application.

En se réglant là-dessus, on peut obtenir des cautérisations superficielles auxquelles on donne habituellement l'étendue d'une pièce d'un franc. Les eschares sont abandonnées à elles-mêmes, en ayant soin de les couvrir d'un peu de sparadrap que l'on renouvelle, selon le besoin, à l'époque de la suppuration éliminatrice. Ce sont là les cautères volants dont j'ai parlé plus haut dans mes *Généralités;* les malades les acceptent avec moins de répugnance que les cautères ordinaires. Quelques médecins se contentent d'imprégner un tampon de coton avec la poudre de Vienne et ils l'appliquent sur la peau. Il n'y a aucun inconvénient alors à laisser cet appareil tout le temps qui sépare deux pansements ordinaires. Le procédé indiqué plus haut est plus sûr et par conséquent préférable.

En répandant un peu de poudre de Vienne sur les ulcères atoniques, on obtient un effet cathérétique analogue à celui du nitrate d'argent.

Si l'on augmente la proportion de la potasse dans la poudre, si on fait une couche de plusieurs lignes de hauteur, si on laisse agir long-temps (1, 2 heures), l'action caustique devient plus profonde et alors on peut détruire des parties épaisses. On obtient ainsi des résultats pour lesquels, jusqu'à ces derniers temps, on croyait l'instrument tranchant indispensable. On enlève par ce moyen des fragments de peau dénudée, de petites tumeurs et jusqu'à des ganglions lymphatiques indurés. M. A. Bérard a proposé d'attaquer de cette manière les veines variqueuses. Dans toutes ces circonstances, si une première application ne suffit pas, le lendemain on fend, on excise l'eschare, et on recommence de la même manière jusqu'à destruction complète.

Les tumeurs érectiles, si on se décide à les traiter par la désorganisation, peuvent être recouvertes d'un morceau de sparadrap persillé. Le caustique est placé par-dessus, et quand l'effet est produit, on change la situation de l'emplâtre, de manière à faire correspondre les ouvertures avec les tissus encore intacts, et l'on applique une nouvelle quantité de caustique. On n'oubliera pas que, dans les cas de tumeurs constituées exclusivement par des vaisseaux, le caustique fait naître dans les parties non cautérisées un travail oblitérant, lequel concourt pour sa part à rendre la guérison définitive.

M. Filhos, considérant qu'il serait utile d'avoir pour le col de la matrice un caustique plus énergique que le nitrate d'argent et en même temps incapable de se répandre comme les caustiques liquides, a eu l'idée de solidifier la poudre de Vienne. Voici son procédé : il fait fondre à l'aide d'un feu très-vif, dans une cuiller de fer, un mélange de deux parties potasse caustique et d'une partie chaux vive pulvérisée. Cette matière fondue est coulée dans des tubes de plomb où elle se solidifie. Pour l'usage, il faut tailler la lame de plomb avec un couteau, de manière à mettre à nu la quantité de caustique que l'on désire. Cette préparation perd promptement de son activité, si le flacon dans lequel on conserve les cylindres n'est pas très-exactement bouché. Pour ce motif, elle court le risque de ne pas être adoptée.

ARSENIC
(OXYDE BLANC D'ARSENIC, ACIDE ARSÉNIEUX ET MÉDICAMENTS ARSENICAUX).

I. L'arsenic, ainsi appelé mal-à-propos, ce nom convenant mieux à l'arsenic métal, existe dans la nature. Celui du com-

merce est extrait des minerais de cobalt arsenical. On grille ce
minerai; l'arsenic se condense sur les parois de la cheminée.
On le purifie en le sublimant de nouveau.

Ce produit est sous forme de masses lourdes, blanches, tout-
à-fait opaques, présentant quelquefois des portions vitreuses
et transparentes qui se couvrent d'une couche blanche ayant
l'apparence de la craie. Réduit en poudre, l'arsenic a l'aspect
du sucre pilé, mais il est sensiblement plus lourd; sa saveur
est âpre, non corrosive, avec un arrière-goût douceâtre, légèrement styptique, persistant long-temps et provoquant la salivation. Chauffé dans un creuset, l'arsenic donne des vapeurs
blanches inodores; sur les charbons ardents, il se forme une
fumée brunâtre qui blanchit en montant à mesure qu'elle absorbe l'oxygène de l'air. L'odeur alliacée est sensible surtout
dans le voisinage du foyer; elle est due à une portion d'arsenic
métal revivifié par le charbon.

L'arsenic est peu soluble dans l'eau; il l'est plus à chaud
qu'à froid. L'eau bouillante en prend 1/7 et en perd beaucoup par le refroidissement; 80 parties d'eau à $15° + 0$ en
dissolvent une partie. L'arsenic translucide est un peu moins
soluble que l'opaque. Le médecin ne doit pas oublier ces
diverses solubilités.

En outre de l'acide arsénieux, on emploie en médecine d'autres combinaisons dont l'arsenic métal est principe constituant.
Je parlerai de celles dont on se sert le moins rarement, et comme
les propriétés médicinales sont à peu près communes, du
moins au point de vue de l'usage interne, il me sera aisé d'en
traiter dans un seul article.

Réalgar (protosulfure naturel ou artificiel, sulfure hypo-
arsénieux), masses rouges, vitreuses, fragiles, volatiles et
fusibles.

Orpiment (sesqui-sulfure naturel ou artificiel), couleur
jaune, volatil et moins fusible que le réalgar (1).

(1) M. Mialhe fait observer que, si les sulfures d'arsenic naturels

Les sels suivants, toujours le produit de l'art, ne servent qu'à l'usage interne.

Arsénite de potasse. Obtenu en mettant en rapport de l'acide arsénieux avec du carbonate de potasse ; c'est un sel blanc, incristallisable, d'une saveur âcre, soluble dans l'eau.

Bi-arséniate de potasse (*sel arsénical de Macquer*). On chauffe au rouge dans une cornue de l'acide arsénieux et du nitrate de potasse. Celui-ci est décomposé. L'oxygène de l'acide nitrique fait passer l'acide arsénieux à l'état d'acide arsénique qui se combine avec la potasse. On obtient une masse blanche, poreuse, qui, dissoute dans l'eau et cristallisée, donne un sel en prismes tétraèdres, blanc, soluble, d'une saveur acide.

Arséniate neutre de soude. On opère comme pour le bi-arséniate de potasse, avec la différence que le nitrate de soude remplace le nitrate de potasse. Ce produit dissous dans l'eau est saturé par le carbonate de soude et devient ainsi un sel neutre ; il cristallise en prismes hexaédriques, blancs, transparents, d'une saveur âcre, soluble comme le précédent.

Arséniate neutre d'ammoniaque. Saturez l'acide arsénique par l'ammoniaque ou le carbonate d'ammoniaque ; il cristallise en

---

sont parfaitement exempts d'acide arsénieux, ils ne sont pas vénéneux, ils peuvent pourtant le devenir, lorsque, séjournant dans la cavité stomacale, une partie se transforme en acide arsénieux par la double influence de l'air et des chlorures contenus dans les liquides gastriques. Ceci, ajoute M. Mialhe, ne doit être nullement rapporté aux sulfures d'arsenic artificiels qui portent dans les arts les mêmes noms vulgaires que les sulfures naturels, attendu que ces prétendus sulfures contiennent tous deux d'énormes proportions d'acide arsénieux, surtout le sulfure jaune ou faux orpiment, lequel renferme, d'après M. Guibourt, 94 pour cent d'acide arsénieux et seulement 6 parties de sulfure d'arsenic. (*Traité de l'art de formuler, ou notions de pharmacologie appliquée à la médecine,* p. LXXXVII). L'incertitude où l'on est sur la composition chimique des sulfures d'arsenic qu'on trouve dans les pharmacies, les a fait bannir des formules modernes. J'ai nommé ces substances pour me conformer à l'usage.

prismes rhomboïdaux , incolores ; même saveur , même solubilité.

Arséniate de protoxyde de fer. Obtenu par la double décomposition de l'arséniate de soude et du sulfate de fer : blanc,
moins sapide , insoluble, facilement altérable à l'air.

De tous ces médicaments, le seul que l'on puisse employer
avec confiance comme caustique est l'acide arsénieux. A l'intérieur, ils ont tous des propriétés analogues que j'essaierai de
caractériser tout à l'heure.

-Parlons d'abord des propriétés caustiques.

II. L'acide arsénieux, appliqué et maintenu sur la peau, fait
d'abord plisser et racornir celle-ci ; puis il y a une eschare
brune, résistante , long-temps adhérente, puisque livrée à
elle-même elle ne se détache qu'au bout de trente ou quarante
jours environ. Autour de cette eschare se développe, dès le
commencement, une scène inflammatoire plus énergique que
celle qu'on observe avec les autres caustiques, avec tuméfaction
faction et un appareil presque effrayant, principalement au
visage. Tout disparaît bientôt cependant, et il ne reste plus
qu'une incrustation sèche et dure.

Il est très-important de faire remarquer qu'une quantité
d'arsenic, minime à la vérité, est absorbée. Pourtant, à cause
de l'énergie de la substance, il peut survenir une mutation
affective générale semblable à celle qui résulte de l'emploi
intérieur, et dont je vais actuellement m'occuper.

Cette mutation est à peu près la même, quelle que soit la
substance employée. A doses très-petites (fractions de centigramme), on peut n'observer rien du tout et l'action du remède n'est signalée que par son effet thérapeutique quand
celui-ci est obtenu. La dose est-elle augmentée , sans que
cependant elle devienne toxique, il survient des symptômes
très-variés parmi lesquels les suivants ont été plus fréquemment notés.

Léger sentiment de chaleur à l'œsophage et à l'estomac ; appétit plus prononcé ; un peu de soif ; garde-robes faciles ; si la substance est continuée, et surtout si on a affaire à un individu d'une complexion délicate, la peau devient chaude ; on remarque une petite fièvre avec excitation nerveuse et insomnie ; les urines sont copieuses, et les réactifs y trouvent facilement des traces d'arsenic.

· Les doses de la préparation arsenicale sont-elles encore plus fortes, il y a du malaise général ; une ardeur partant de l'épigastre s'irradie par tout le corps ; des nausées, des vomissements se déclarent et l'appétit est perdu. Apparaissent alors des accidents nerveux impossibles à décrire, tant ils sont variés, et dont les plus communs sont de violents maux de tête suivis de fourmillements dans une partie du corps, surtout aux extrémités, lesquels fourmillements précèdent à leur tour des paralysies plus ou moins complètes. On a remarqué aussi assez souvent la perte de la vision. Ces effets peuvent persister long-temps après que la médicamentation est terminée. Un amaigrissement notable arrive presque toujours après un usage prolongé de l'arsenic.

Les scènes graves qui surviennent après des doses toxiques ne doivent pas nous occuper ici. Je me contente de dire que les irritations, les phlogoses, les dépressions nerveuses nuancées diversement et prédominant selon les cas, jouent le principal rôle. 5 centigrammes d'arsenic constituent une dose dangereuse généralement.

III. La propriété caustique de l'acide arsénieux est utilisée pour détruire des parties atteintes d'ulcères rongeants, de tumeurs de mauvaise nature, surtout lorsque la maladie siège au visage. On veut maintenant remplacer l'arsenic par la poudre de Vienne, qui n'est jamais suivie d'effets d'absorption. Néanmoins beaucoup de praticiens s'obstinent à le préférer dans les circonstances dont je viens de parler.

En quoi consiste la mutation dynamique générale provoquée par les préparations arsenicales données à l'intérieur? On ne

peut pas répondre à cette question, même d'une manière ap-
proximative.

C'est une action portée sur le système nerveux, mais qu'il
est difficile de définir ; on le comprendra sans peine, si je fais
remarquer que, pour être thérapeutique, elle n'a pas besoin de
se prononcer d'une manière appréciable. Les évènements dont
j'ai parlé plus haut sont au moins inutiles et pour la plupart
mauvais. Le praticien doit les épargner au sujet autant que
faire se peut. L'énergie de la substance acquiert des proportions dangereuses chez les individus irritables, atteints de
phlogoses chroniques, de fièvre hectique, chez les vieillards,
les enfants. Les accidents arsenicaux se montrent alors avec
facilité et acquièrent un degré particulier de violence. Les
femmes enceintes, les nourrices, ne doivent pas prendre non
plus de l'arsenic à cause de l'influence délétère qu'il peut
exercer sur le fœtus ou sur le nourrisson.

A titre de modificateur du système nerveux, ce médicament
a été conseillé d'une manière empirique pour la chorée, l'épilepsie, le tétanos, l'angine de poitrine. Il n'y a aucune confiance
à lui accorder dans ces cas.

La vertu fébrifuge de l'arsenic, que je n'hésite pas à ratta-
cher à une action névrosique, est mieux démontrée. Déjà elle
avait été expérimentée en Allemagne, en Angleterre, en
France. Les formules indiquées étaient actives et par conséquent redoutées. De nos jours, M. Boudin a fait de nouveaux efforts pour réhabiliter cette qualité de l'arsenic. Ce qui
distingue les préparations de ce confrère de celles qu'on donnait
avant lui, c'est que, dit-il, la dose de la substance, assez forte
pour être curative, ne l'est pas assez pour devenir nuisible.

Si les assertions de M. Boudin sont vraies, et déjà un assez
bon nombre de faits exige qu'on les prenne en considération,
nous aurions dans l'arsenic un anti-périodique d'une valeur
commerciale presque nulle, privé de mauvais goût et susceptible de remplacer le quinquina lorsque celui-ci se montre

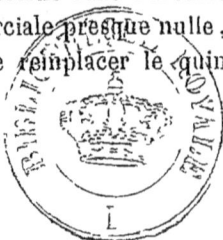

7

inefficace. En même temps, l'objection tirée de la possibilité des effets toxiques serait écartée, à moins de ces erreurs et de ces imprudences qui peuvent se commettre avec un agent actif quelconque. La brièveté de la médicamentation nécessaire ôte toute crainte de saturation arsenicale et permet une surveillance plus minutieuse.

Quelques praticiens croient à la vertu anti-syphilitique de l'arsenic, et attribuent l'efficacité éprouvée des tisanes de Feltz, de Vigarous, à la petite quantité de cet agent contenu dans l'antimoine cru qu'on y fait entrer. M. Cullerier a même voulu remplacer cet antimoine par une quantité fixe d'acide arsénieux. Mais, outre que la propriété anti-syphilitique de l'arsenic n'est pas démontrée, il y a tant d'autres traitements plus efficaces et moins dangereux, qu'en vérité la chose ne vaut pas la peine qu'on l'expérimente. Une médicamentation interne par l'arsenic est un pis-aller, auquel on n'a recours que lorsqu'on ne peut pas faire autrement.

Le lecteur a dû remarquer parmi les phénomènes de mutation affective, l'action excitante que les préparations arsenicales exercent sur le tégument commun, la diurèse, la facilité des excrétions alvines. Ces effets supposent un effort du système vivant pour se débarrasser par toutes les voies d'une substance incompatible. Or, il est bon de savoir, et j'établirai amplement ce fait à propos des anti-dartreux, que les substances qui méritent ce dernier nom ont également la propriété de stimuler les organes excréteurs. Ce résultat, joint peut-être à une action dynamique intime, inconnue, sert à rendre raison des guérisons obtenues à l'hôpital Saint-Louis, à Paris, à l'aide de l'arsenic, dans certains cas de maladies cutanées. C'est surtout dans les formes sèches, squameuses (lèpre vulgaire, psoriasis), que cette substance a paru utile. Pendant la médicamentation, qui alors est nécessairement chronique, on observe de l'animation au pourtour des plaques, il y a même quelquefois de ces éruptions nouvelles, de ces aggravations passagères qu'on appelle *poussées* ; mais il ne faut pas s'arrêter, et si l'on persévère, les croûtes s'affaissent, brunissent, se brisent, tombent, et à leur place il reste une tache brune qui persiste long-temps.

IV. *Caustiques arsenicaux*. Il existe un grand nombre de préparations où l'acide arsénieux est mêlé à d'autres substances dans des proportions variées. Les poudres dites du frère Côme, de Dubois, de Rousselot, sont presque semblables ; celle de Rousselot est ordinairement préférée.

> Acide arsénieux.......... 1 gramme.
> Cinabre................. 8 grammes.
> Sang-dragon............. 8 grammes.
> Mêlez.

La formule du Codex plus énergique présente :

> Acide arsénieux.......... 1 gramme.
> Cinabre................. 2 grammes.
> Sang-dragon............. 2 grammes.

Préalablement il faut faire tomber les croûtes à l'aide d'un cataplasme émollient. Avec le bistouri on égalise la surface, si cela est nécessaire. Dubois a fait observer qu'il serait prudent de n'appliquer le médicament que quatre jours après cette opération, car l'absorption qui serait grande sur une surface encore saignante, perd ensuite beaucoup de son énergie. La poudre est arrangée en pâte avec une solution gommeuse, le blanc d'œuf ou l'eau pure. La couche que l'on forme est mince et ne doit pas dépasser la surface d'une pièce d'un franc. La douleur est ordinairement prononcée, l'inflammation est vive, principalement si l'on a opéré sur le visage : elle s'étend assez loin dans les parties environnantes. Cette inflammation, qui quelquefois prend des proportions telles que les malades en sont effrayés, tombe au bout de quatre à huit jours. Une diète appropriée, des pédiluves, suffisent ordinairement pendant cette période. Quelquefois cependant on est obligé d'avoir recours aux évacuations sanguines.

L'eschare, qui est d'autant plus profonde que la couche de pâte a été épaisse, veut être respectée. Elle se détache lentement vers l'époque indiquée plus haut. Dans les cas les plus heureux, on trouve au-dessous une cicatrice entièrement formée. Quand l'ulcère qui se découvre après la chute de l'eschare a un bon aspect, on en favorise la guérison en s'aidant de quelques attouchements avec le nitrate d'argent. S'il reste encore du tissu suspect, on recommence l'opération.

La poudre arsenicale, mercurielle de Dupuytren (mélange de calomel préparé à la vapeur et d'acide arsénieux, dans la proportion d'un ou de deux centièmes d'arsenic), est un caustique plus doux dont l'emploi est recommandé contre les dartres rongeantes, et que l'on préfère pour les enfants et les personnes délicates. On saupoudre la surface ulcérée avec une petite houppe chargée de ce mélange, de manière à la recouvrir d'une couche de 1 millimètre (2/5 de ligne) et dans l'étendue d'une pièce de 50 sous. La peau se plisse, il y a à peine une auréole, et il se forme une croûte grise, adhérente, dont la chute se fait attendre long-temps. On renouvelle plusieurs fois l'opération quand l'aspect des tissus fait juger la chose nécessaire. On peut réduire en pâte la poudre de Dupuytren avec de l'eau distillée gommeuse; on l'applique alors avec un pinceau, une spatule, en usant des précautions que je viens d'indiquer.

Les soins qu'exige l'eschare pendant le long intervalle qui précède son élimination, sont bien simples; il suffit de la protéger à l'aide d'un plumasseau de charpie. Néanmoins, cette précaution n'est pas de rigueur, et l'on s'en dispense quand l'opération a été faite au visage; le caustique combiné avec les tissus mortifiés forme un défensif résistant qui suffit pour abriter les parties.

Emploi de l'arsenic comme fébrifuge. — Je me contenterai d'indiquer les formules de M. Boudin.

POUDRE.

Acide arsénieux..... 1 centigramme.
Sucre de lait........ 1 gramme.

Divisez en 20 paquets. Le malade en prend un, délayé dans une cuillerée d'eau, cinq à six heures avant le moment présumé de l'accès.

PILULES.

Arséniate de soude. .   1 centigramme.

Dissolvez dans eau distillée s. q. Faites avec poudre d'amidon s. q. une pâte que vous diviserez en 20 pilules. 1-2 dans les 24 heures.

Maintenant, M. Boudin recommande la solution aqueuse de l'acide arsénieux dont il dit se trouver mieux. Il est bon de faire remarquer que la dose d'arsenic est bien moins petite.

Acide arsénieux....   5 centigrammes.
Eau distillée....... 500 grammes.

La dose est de 100 grammes, qui contiennent par conséquent 1 centigramme d'arsenic, à prendre trois heures avant le moment présumé de l'accès.

Si les antécédents font supposer que la fièvre est d'un caractère tenace, M. Boudin prescrit 500 grammes, en trois prises séparées chacune par un intervalle de deux heures. La durée du traitement, dit-il, est courte; rarement la fièvre résiste à une seconde administration de l'arsenic. Il est prudent de continuer le fébrifuge à quantité décroissante pendant huit à dix jours. Moyennant cette précaution la cure est complète.

M. Rognetta est d'avis de doubler la dose de l'excipient, soit 200 grammes d'eau pour 1 centigramme. Il recommande aussi de faire prendre cette solution par cuillerées dans l'espace d'une journée.

Je tiens à signaler de nouveau la différence qui se trouve entre ces doses et celles des premières formules, où l'arsenic n'entre que pour 1/2 milligramme (1/100 de grain). Si celles-ci ne présentent aucun danger, on ne peut en dire autant des autres. Toutefois, M. Boudin assure n'avoir eu à se plaindre d'aucun accident; il ajoute, pour rassurer ceux qui voudraient adopter sa méthode, que dans des essais qu'il poursuit actuellement pour constater la vertu anti-syphilitique de l'arsenic, il a donné de cette substance depuis 6 milligrammes jusqu'à 5 et même 18 centigrammes, en procédant par gradation, et cela avec une parfaite impunité.

Je crois que, malgré les louables efforts de M. Boudin, le

traitement des fièvres d'accès par l'arsenic ne peut pas et ne doit pas devenir la règle commune. Les préparations quinacées sont, en l'état, de beaucoup préférables. L'arsenic est et ne sera probablement jamais qu'un succédané du fébrifuge par excellence, qu'un moyen extrême à tenter lorsqu'on est à bout de voie. On s'en est servi à Montpellier dans ces circonstances. Plusieurs fois la fièvre rebelle a été guérie, et jamais aucun inconvénient n'a été signalé.

Emploi de l'arsenic contre les maladies cutanées. — On a essayé avec quelques succès les préparations suivantes :

LIQUEUR ARSENICALE DE FOWLER *(hydrolé d'arsénite de potasse).*

Acide arsénieux............ 5 grammes.
Carbonate de potasse pur..... 5 grammes.
Eau distillée............... 500 grammes.
Alcoolat de mélisse composé.. 15 grammes.

Faites bouillir l'acide arsénieux et le sel de potasse dans l'eau distillée jusqu'à dissolution complète ; laissez refroidir et ajoutez l'alcoolat de mélisse. Filtrez, et ajoutez la quantité d'eau distillée nécessaire, pour que le tout pèse 500 grammes.

Dans cette formule qui est celle du Codex français, la proportion de l'agent médicamenteux à son véhicule est de 1 à 100. Elle est donc plus forte de 1/3 que la formule de la Pharmacopée de Londres, où l'acide arsénieux et le carbonate de potasse n'entrent dans le même excipient qu'à la dose de 4 grammes, 17, au lieu de 5 grammes. L'acide arsénieux s'est combiné pendant la préparation avec la potasse du carbonate ; c'est donc l'arsenite de potasse qui est la base de la liqueur de Fowler. Le malade doit prendre journellement de 2 à 10 gouttes : chacune contient environ 1/100 de grain d'arsénite de potasse. La liqueur de Fowler est énergique et exige la plus grande surveillance ; les suivantes sont moins actives.

SOLUTION ARSENICALE DE PEARSON *(hydrolé d'arséniate de soude).*

Arséniate de soude cristallisé. 5 centigrammes.
Eau distillée............... 30 grammes.

10 à 60 gouttes par jour.

Quelques praticiens assurent avoir porté impunément cette dose jusqu'à 4 grammes et même davantage.

SOLUTION ARSENICALE DE BIETT.

Arséniate d'ammoniaque..... 2 décigrammes.
Eau distillée............ ... 125 grammes.
Esprit d'angélique.......... 8 grammes.
Même dose que la précédente.

La dose de ces solutions sera distribuée dans la journée en deux ou trois fois, étendue dans une boisson mucilagineuse. Quelques médecins recommandent de se servir comme véhicule d'une légère décoction de pavot.

M. Biett a proposé les pilules suivantes pour le traitement des dartres rongeantes de nature scrofuleuse :

Arséniate de fer............ 15 centigrammes.
Extrait de houblon......... 4 grammes.
Poudre de guimauve....... 2 grammes.
Sirop de fleurs d'oranger s. q.

Pour 48 pilules. Chacune contient environ 3 milligram. (1/16 de grain) de sel arsenical. La quantité indiquée est une par jour et deux plus tard.

L'arséniate de soude, l'arséniate d'ammoniaque, l'arséniate de potasse, peuvent aussi être administrés en pilules à la dose de 5 à 6 milligrammes (1/6 à 1/8 de grain). Ces pilules se font à l'aide de la mie de pain ou de tout autre corps inerte. 5 centigrammes de sel arsenical sont divisés en 16 pilules. On en prescrit d'abord une et on augmente progressivement. Quelques praticiens ont dépassé de beaucoup les doses indiquées tout à l'heure, et ont fini par faire prendre, dans les vingt-quatre heures, jusqu'à 2 décigrammes (4 grains) du médicament. L'arsénite de potasse, jusqu'à présent, n'a été donné qu'en solution (liqueur de Fowler).

Quelle que soit la préparation que l'on choisisse, il faut, avant de commencer, s'assurer du bon état du tube digestif et veiller avec soin à ce qu'il ne s'opère aucun dérangement de ce côté. Pour cela, on commence par les quantités les plus petites, on distribue en fractions la dose quotidienne et on n'augmente celle-ci qu'avec une vigilante circonspection. De temps en temps, il est utile de laisser reposer le malade en suspendant le médicament, et, lors de la reprise, on prescrira des doses moindres que celles où l'on était parvenu. En général, la durée totale du traitement est de 2 à 4 mois. On fera bien de continuer malgré la disparition de la maladie cutanée, afin d'empêcher les récidives. On a cru remarquer que les préparations arsenicales étaient mieux tolérées et plus efficaces pendant le printemps et l'été. On choisira donc l'une ou l'autre de ces saisons lorsque la chose sera possible ; on recommande même de suspendre l'arsenic pendant les journées froides et humides. L'insuccès d'une préparation autorise à en essayer une autre. Il existe à ce sujet des conditions de tolérance et d'efficacité qui ne s'expliquent pas et que l'on constate seulement à *posteriori* d'après l'observation des effets. Assez souvent, on tâtonne, on expérimente pendant quelque temps avant d'arriver à la formule qui convient.

Pour me résumer relativement à l'emploi intérieur de l'acide arsénieux et des arsenicaux, je dirai qu'un traitement de courte durée peut être acceptable et passer avant les autres, si la dose nécessaire est éloignée de la dose toxique.

Le praticien ne se décidera à une longue médicamentation que comme à une dernière ressource et lorsque le mal sera jugé dangereux. La liqueur de Fowler, plus active que les autres préparations, ne sera prescrite qu'après l'insuccès bien constaté de celles-ci. Rien, à mes yeux, ne peut légitimer l'administration de l'arsenic chez les enfants en bas âge, chez les personnes irritables, affaiblies, cachectiques. Dans les hôpitaux, où règne une discipline exacte, les chances d'imprudence et d'erreur sont moins nombreuses, et cela peut encourager à y faire l'essai de ce traitement. Les circonstances étant moins favorables dans la pratique civile, l'arsenic, comme moyen interne, s'y introduira difficilement. Les médecins très-expérimentés seront les seuls à le prescrire ; il est même à souhaiter qu'il en soit ainsi.

Les accidents qui surviendraient à la suite d'une médicamentation par les arsenicaux, seront traités selon leur caractère dynamique : toniques, stimulants pour la débilité, la prostration ; anti-spasmodiques, calmants pour les douleurs, les crampes, les spasmes ; anti-phlogistiques pour les inflammations. Il serait prudent en même temps de favoriser l'élimination du médicament par les urines en donnant des boissons diurétiques.

Si l'on avait lieu de croire que la substance arsenicale est encore dans le tube digestif, on essaierait les contre-poisons proposés par les chimistes : eau sucrée, eau albumineuse, huile, lait, décoction de noix de galle ou de quinquina, hydrate ferrique humide, magnésie.

SECTION SECONDE.

Médicaments à action modificatrice de fonctions existant déjà.

Ces agents, comme du reste tous les autres, sans exception, sont très-susceptibles de provoquer, par excès ou abus, des accidents pathologiques. Quelquefois même la mutation affective a besoin d'être portée à ce point pour devenir bienfaisante. Mais la différence qui se trouve entre les substances simplement modificatrices des fonctions et les précédentes, c'est que la propriété rubéfiante, vésicante ou caustique, amène un effet primitivement, nécessairement nouveau et morbide. Ceci n'a pas lieu pour les médicaments dont je vais parler. Leurs conséquences premières sont l'accroissement, la diminution ou la régularisation d'une fonction préexistante.

C'est là, du moins, la qualité la plus remarquable qu'ils présentent, et quoique leur action puisse prendre des allures pathologiques ou devenir cause de maladie, il faut convenir qu'elle n'a pas essentiellement ce caractère, et qu'il est très-souvent possible de la maintenir en-deçà des limites de l'état décidément morbide, tout en lui conservant son efficacité thérapeutique.

Selon l'ordre établi dans ma classification, j'admets deux divisions parmi les médicaments modificateurs des fonctions. Dans la première, je place ceux qui agissent sur des fonctions spéciales dévolues à certains appareils circonscrits. Dans l'autre, se trouvent les substances qui modifient les fonctions générales existant partout dans le système vivant, quoique à des degrés divers. Il n'y a, ce me semble, aucun inconvénient à appeler les premiers, médicaments à action particulière, et les seconds, médicaments à action générale. Toutefois, le nom d'évacuants est déjà acquis aux médicaments à action particulière. On comprendra bientôt les motifs de cette désignation.

PREMIÈRE DIVISION.

MÉDICAMENTS A ACTION PARTICULIÈRE, ou **ÉVACUANTS.**

Tous les médicaments peuvent avoir une action spéciale, en ce sens qu'ils portent principalement sur les parties nécessiteuses ou souffrantes. Parmi ceux que je regarde comme généraux, il s'en trouve dont l'influence se dirige plutôt sur un appareil que sur un autre. Mais les facultés, modifiées dans ce cas (facultés de mouvement, de sensibilité, de calorification), sont répandues dans l'ensemble du système. Les médicaments à action particulière sont, pour moi, ceux qui agissent sur des facultés circonscrites, n'existant pas hors de la sphère de certains organes. Or, les organes de ce genre, auxquels la pharmacologie peut faire subir des mutations appréciables,

sont sécréto-excréteurs : de là , le nom d'*évacuants* donné aux
médicaments employés.

Les évacuants sont des agents médicamenteux qui servent
à augmenter, à chasser du corps le produit d'une sécrétion.
Cette propriété n'appartient pas seulement aux substances
dont il va être question , on la retrouve dans un assez grand
nombre d'autres ; mais ou bien elle y est moins prononcée,
ou bien elle s'exerce d'une manière peu commode , indirecte
et exceptionnelle.

Des médications évacuantes peuvent être obtenues avec les
altérants, et *vice versâ*.

Un évacuant laisse souvent après lui une modification altérante, sans laquelle une partie importante de ses effets thérapeutiques serait inexplicable. Une sécrétion morbide, pendant
l'accroissement qu'elle subit après l'administration de certains
évacuants, change de nature et revient ainsi à l'état hygide :
c'est là un mode d'action des évacuants dont l'expérimentation
sur l'homme sain ne peut pas donner une idée.

Un vomitif, par exemple, est un modificateur dynamique
de l'estomac, du duodénum et des glandes annexes, en même
temps qu'il fait expulser les produits sécrétés. Les deux mutations contribuent à la guérison de l'embarras gastrique. Dans
quelques cas, la modification altérante qui succède à l'évacuation est constituée par un état contraire d'astriction : ainsi,
à la suite d'une purgation, on observe assez fréquemment
un resserrement du ventre , résultat d'une mutation altérante
consécutive.

D'une autre part, les altérants sont, dans des circonstances
données, les meilleurs évacuants que l'on puisse prescrire.
Cela arrive lorsque la sécrétion, l'évacuation désirées sont
empêchées par un élément morbide qui indique une mutation
altérante. Le spasme, je suppose, est-il cause de la sécheresse
de la peau, un anti-spasmodique sera le sudorifique par excellence ; est-ce à l'irritation inflammatoire qu'il faut rapporter la

rareté des urines, cherchez un diurétique parmi les émollients, les tempérants ; l'asthénie s'oppose - t - elle à la fonction menstruelle, les toniques sont alors les vrais emménagogues, etc. Ces médicaments, dans les conditions indiquées, satisfont aux besoins du système, rendent à celui-ci sa liberté d'action, et les fonctions enrayées s'accomplissent. Un modificateur quelconque de l'économie peut donc être suivi d'effets évacuants, pourvu qu'il dissipe les états pathologiques qui gênent le jeu des sécrétions et des excrétions.

Le praticien n'oubliera donc pas qu'avec le même moyen il obtient, selon les cas, des résultats différents ; il saura que les agents modificateurs des fonctions générales atteignent efficacement, quoique d'une façon indirecte, les fonctions spéciales, et par conséquent celles de sécrétion et d'excrétion ; il tiendra compte de l'action altérante des évacuants. Les épithètes *évacuant, altérant*, sont exactes lorsqu'elles indiquent le genre de service habituellement demandé à une substance pharmacologique ; elles ne le sont plus, si on leur fait signifier une propriété exclusive de toute autre.

Pour constituer l'ordre des évacuants, on choisit les substances dans lesquelles les qualités de ce nom sont prédominantes, s'exercent avec le moins d'inconvénients, par une influence spéciale et directe, sur l'un ou l'autre des appareils sécréto-excréteurs : ce sont là, pour moi, les vrais évacuants.

A la suite de quelle affinité mystérieuse le système vivant, impressionné par eux, est-il sollicité à tels actes plutôt qu'à tels autres ? Comment se fait-il, par exemple, que du tartre stibié, injecté dans les veines, aille solliciter les contractions de l'estomac plutôt que celles d'un autre organe ? Cette question est encore sans réponse. Nous constatons cette action élective, nous savons le mode d'administration qui convient le mieux, nous notons quelques conditions favorables ; mais nous sommes obligés de nous arrêter au moment où, parvenus au phénomène essentiel, nous en demandons le *pourquoi*. Au bout de toutes nos connaissances, il y a toujours un fait expérimental que nous acceptons sans pouvoir en donner la raison suffisante.

L'action spéciale des évacuants, considérée dans tous et d'une manière abstraite, est une provocation incitatrice des mouvements de sécrétion et d'élimination. A ce point de vue, les évacuants ont été considérés par quelques auteurs comme des excitants, et rangés dans la famille de ces derniers.

Mais ces auteurs, en étendant ainsi outre mesure l'opinion généralement adoptée à l'égard des excitants, ont oublié que le stimulus des émétiques, des diurétiques, des emménagogues, etc., n'est pas le même, il s'en faut. Ils auraient raison, si ces stimulus différaient seulement par le *degré*; mais c'est par la *qualité* qu'on les distingue. La cause pharmacologique qui fait vomir, celle qui fait uriner, suer, etc., présentent, sans contredit, des diversités radicales et ne peuvent pas être confondues. Je vois là des incitations, et non des excitations. L'incitation est une provocation à agir dont on ne spécifie pas la nature. L'excitation est une espèce particulière de provocation dont le mode est défini (voir les *Excitants*). L'incitation évacuatrice varie selon le genre de sensibilité des appareils, et les principaux moyens que nous possédons pour provoquer cette sensibilité.

Les détails dans lesquels j'entrerai feront ressortir ces différences : il en est quelques-unes dont je dois parler maintenant. On arrive jusqu'à elles par l'étude des évacuants considérés dans leur généralité.

Les évacuants, en tant que médicaments spécialement appropriés aux facultés sécrétoire et excrétoire, atteignent leur but de plusieurs manières : les uns sollicitent et accélèrent la fonction, en apportant à celle-ci les matériaux qu'elle est chargée d'éliminer ; les autres sont de simples incitateurs et ne fournissent rien de ce genre, du moins d'une manière appréciable.

On comprend, jusqu'à un certain point, l'action des premiers. L'organe, obligé à un travail plus considérable, acquiert plus d'activité; cette activité se maintient quelque temps assez souvent, lors même qu'on a cessé l'emploi de la substance. L'eau et certains sels ont leur émonctoire naturel dans les reins ; il suffit d'administrer ces substances pour obtenir des effets diurétiques susceptibles de se prolonger, en vertu de l'impulsion donnée.

L'explication des modes d'action des incitateurs simples n'est pas toujours aussi facile. Les uns provoquent la fonction par un procédé tout-à-fait incompréhensible ; ils sont, sous ce rapport des évacuants *spécifiques*. Leurs vertus enseignées par l'expérience ne pouvaient pas être prévues. La propriété émétique de l'ipécacuanha, des préparations antimoniales, ne se rattache à aucune autre propriété connue de ces substances.

D'autres évacuants agissent évidemment en donnant plus de vitalité à l'extrémité des conduits d'excrétion. Les glandes correspondantes s'érigent sympathiquement et sécrètent une quantité plus considérable de produits. Ces évacuants pourraient s'appeler *attractifs*.

L'attraction exercée sur les lieux où aboutissent les canaux excréteurs, s'explique par une propriété qui se trouve dans beaucoup de substances : c'est une véritable excitation. Un excitant quelconque, dont l'action est convenablement réglée, est capable d'augmenter la sécrétion pituitaire, buccale, cutanée, lorsqu'il est appliqué sur les surfaces du même nom : ainsi se comportent les errhins, les sialagogues les plus employés et quelques sudorifiques. Certains d'entre ces médicaments-sont consacrés pour ces usages ; mais ils doivent ce privilége plutôt aux facilités que présente leur administration qu'à une spécialité réelle.

Cette spécialité est incontestable pour d'autres évacuants. Ceux-ci, mis en rapport avec l'appareil à modifier, développent mieux leurs vertus. Probablement ils font entrer en action les canaux excréteurs ; mais, certes, ce n'est pas en qualité de *simples excitants* qu'ils deviennent efficaces. Ceci s'applique à beaucoup de purgatifs. La plupart d'entre eux veulent être introduits dans le tube digestif ; là, ils sollicitent les glandes, qui déversent leurs produits dans ce tube. Mais l'excitation ordinaire n'explique pas cette propriété : un excitant n'amènerait pas de semblables effets ; un véritable excitant, au contraire, donnerait lieu à de la constipation. Il y a donc quelque chose de spécial, d'inconnu dans l'action hypercrinique de certains purgatifs.

D'autres circonstances relatives aux évacuants méritent d'être prises en considération.

La même évacuation s'exécute de plusieurs manières ; elle varie par le degré d'énergie, et quelquefois par la qualité de l'humeur expulsée.

Dans toutes les classes d'évacuants, on peut grouper les agents selon l'intensité de leurs mutations affectives ordinaires. Tout le monde sait que les purgatifs sont divisés à ce point de vue, en minoratifs, cathartiques et drastiques. Les premiers sont les plus faibles, les derniers les plus actifs. Dans chaque catégorie d'évacuants, il y en a pareillement de *doux*, de *moyens*, de *forts*. Desbois (de Rochefort), dans son *Traité de matière médicale*, ne manque pas, en faisant le résumé des agents de la classe dont il a parlé, de les ranger d'après cette échelle ascendante.

J'ai dit qu'une évacuation n'est pas toujours la même quant à la qualité des produits : tantôt la bile domine dans les matières d'un vomissement, tantôt ce sont les matières blanches ou muqueuses. Nous avons des moyens pour amener l'un ou l'autre de ces résultats. Les préparations antimoniales accélèrent particulièrement la sécrétion hépatique ; l'ipécacuanha agit surtout sur les follicules mucipares.

Parmi les purgatifs, les uns (la plupart des laxatifs) sollicitent simplement des contractions qui expulsent les matières contenues dans la partie intestinale du tube digestif ;

l'huile de croton-tiglium, la scammonée, etc., ont, en outre, la vertu d'évacuer les humeurs aqueuses, produit des transpirations locales ou apportées par l'absorption ; l'aloès donne plus d'activité aux fonctions du foie, etc.

Les faits que je viens de rapporter fournissent des renseignements précieux pour le choix de l'agent évacuant et le lieu de son application.

Choix de l'évacuant. L'évacuant le plus convenable sera celui qui, par le degré et la nature spéciale de son activité, est le mieux approprié au genre d'évacuation qu'il s'agit d'obtenir.

Des considérations particulières guideront le praticien relativement à l'évacuant qu'il doit prescrire. On sait qu'à côté de la propriété évacuante, il se trouve souvent, dans la même substance, d'autres propriétés qui recommandent celle-ci ou la contre-indiquent selon les cas.

Tous les évacuants ne sont pas tolérés de la même manière. Les uns se montrent irritants si la sensibilité est exaltée : on les laisse de côté lorsqu'on a intérêt à épargner des contacts agressifs aux surfaces vivantes. L'huile de ricin purge ordinairement sans inconvénients, malgré une certaine irritabilité du système. Un autre cathartique, le sulfate de soude, par exemple, ne présenterait pas le même avantage, et serait choisi dans les circonstances inverses où il y a indication de faire naître un certain degré d'irritation sur la muqueuse intestinale.

Il y a des emménagogues qui augmentent la contractilité de l'utérus (ergot de seigle), d'autres qui sont anti-spasmodiques (safran oriental). Chacun d'eux pousse à la menstruation d'une façon particulière, et répond à un besoin différent de l'économie.

Parmi les sudorifiques, la salsepareille et le gaïac sont préférés avec raison comme auxiliaires dans le traitement de la vérole; l'expérience a démontré qu'ils convenaient alors mieux que les autres.

En un mot, on consultera les divers modes de réceptivité provenant soit de la maladie, soit de l'individu, et l'on donnera la substance la plus apte à satisfaire les nécessités présentes du système.

Dans l'histoire de chaque évacuant, je donnerai des préceptes plus circonstanciés.

Lieu d'application. Les règles relatives au lieu d'application se déduisent facilement des généralités précédentes.

Les évacuants que j'ai appelés spécifiques, ceux qui fournissent des matériaux à une sécrétion, produisent leur effet quelle que soit la voie d'introduction. Toutefois, deux surfaces présentent le plus de garanties sous le rapport de leurs facultés d'absorption et de tolérance : ce sont la peau et la muqueuse gastro-intestinale. La peau, ainsi que je l'ai établi dans mon *Essai de pharmacologie générale,* absorbe avec plus de lenteur ; on s'en sert pour les médicamentations auxiliaires ou quand on n'est pas pressé. La surface gastro-intestinale absorbe mieux et plus vite ; elle est le plus souvent préférée.

Les autres lieux d'application sont insuffisants, ou bien il y aurait danger à s'en servir.

Autant que possible, on doit rapprocher le médicament de l'organe siége de la sécrétion. Ainsi, un diurétique, la scille, par exemple, placée sur la peau, agira mieux et plus vite si on l'applique à la région lombaire ou abdominale. Le tartre stibié employé en frictions, ou introduit dans les veines, peut faire vomir ; mais ces pratiques ont des inconvénients que n'a pas l'ingestion par la bouche, qui est la plus commode et celle qu'on doit choisir. Bien que la coloquinte et l'aloès administrés par endermie provoquent leurs effets purgatifs, et puissent par conséquent être considérés comme des évacuants spécifiques, on les prescrit habituellement à l'intérieur, et l'on obtient ainsi des évacuations plus certaines et plus régulières.

Les évacuants que j'ai nommés *attractifs,* pour les besoins de l'étude faite en ce moment, seront placés sur les surfaces où aboutissent les conduits d'excrétion. Ces surfaces sont alors des lieux de nécessité.

Pour terminer l'exposition générale que j'essaie de faire de l'action évacuante, il me reste à parler des différences qu'offrent les médicaments de cette catégorie touchant les probabilités de la mutation affective. Tous ne donnent pas les mêmes chances de succès.

Probabilités de la mutation affective évacuante. Certainement il est des cas où chacun peut montrer la même puissance, et l'on comprend pourquoi les moins actifs d'entre eux sont suivis presque sûrement de leur mutation affective, lorsque le système vivant se trouve dans des conditions très-favorables au développement de cette dernière. Ainsi, il faut poser en principe que les circonstances adjuvantes, indifférentes ou contraires du milieu vital, rapprochent ou éloignent les évacuants les uns des autres, au point de vue de la possibilité de l'effet. Mais je suppose les prédispositions intérieures égales, et je puis alors établir les faits suivants.

Il est des évacuants qui offrent une sûreté d'action à peu près égale à celle que j'ai notée à propos des irritants et des caustiques. Leur impression spéciale se fait toujours sentir, pourvu qu'ils soient convenablement administrés. Chez plusieurs, il faut admettre une affinité si grande, une appropriation si marquée entre eux et les appareils sollicités, que ceux-ci cèdent presque nécessairement à la provocation. Pour d'autres, cet avantage vient de la facilité que l'on a de les mettre directement en rapport avec les organes sur lesquels on veut agir. Quelques-uns doivent leur efficacité médicamenteuse à l'une et à l'autre de ces conditions. Il est, on s'en souvient, des émétiques qui font vomir, des purgatifs qui provoquent des évacuations alvines, bien qu'ils soient placés ailleurs que dans le tube digestif, ce qui annonce une action élective d'une grande énergie ; mais il faut convenir qu'en les mettant immédiatement en contact avec l'estomac, le vomissement ou la purgation s'obtiennent d'une façon plus commode et ordinairement plus sûre. En général donc, il est heureux de pouvoir faire parvenir le médicament sur la partie que l'on veut modifier. Cela est possible pour les émétiques, les purgatifs, les sialagogues, les errhins. Aussi ces évacuants sont-ils ceux dont l'effet de mutation affective est, tout égal d'ailleurs, le plus facile à obtenir.

Nous n'avons pas cet avantage pour les diurétiques et les sudorifiques (ce sont les plus nombreux), que l'on ne peut administrer que par la bouche. Leur stimulus s'exerce d'une manière médiate ; ils n'agissent qu'après absorption ou par irradiation dynamique. Tout dépend donc ici d'une action consécutive dont les effets sont plus contingents que ceux qui proviennent de l'impression directe : aussi les mutations diurétique et sudorifique sont-elles, pour l'ordinaire, moins aisées à réaliser que celles que je nommais tout à l'heure ; cependant elles conservent assez de probabilités en leur faveur. La sécrétion de l'urine et celle de la transpiration sont des fonctions permanentes et d'une étroite nécessité : il y a donc toujours dans le corps vivant une disposition actuelle à exécuter ces fonctions, circonstance qui favorise les propriétés sudorifique et diurétique. De plus, en faisant prendre au sujet les substances qui fournissent les matériaux habituels de ce genre de sécrétion, la nécessité de l'élimination de ces matières est une condition qui ajoute de nouvelles chances de réussite.

Les derniers évacuants que j'aurai à examiner, les expectorants et les emménagogues, sont de tous les moins favorisés. L'application directe est impossible, ou présente des difficultés qui la rendent inutile ou dangereuse. La fonction expectorante et la fonction menstruelle peuvent s'interrompre sans que la vie soit prochainement menacée. La faculté conservatrice éprouve moins le besoin de les réveiller quand elles sont supprimées, de les activer quand elles sont languissantes ; enfin, les substances expectorante, emménagogue, n'apportent pas des matériaux dont l'élimination exige le concours de la matrice ou du poumon ; elles réclament, plus que les autres, les conditions de l'opportunité, c'est-à-dire une disposition prononcée, de la part du système, à subir ce genre de modification.

En résumant les réflexions qui précèdent, il m'est permis d'établir, quant aux probabilités de mutation affective, les propositions suivantes, qui doivent servir de règle aux praticiens :

1° Dans le plus grand nombre des cas, les émétiques, les purgatifs, les sialagogues, les errhins, ont une action à peu près sûre, quel que soit l'état de l'économie.

2° Les diurétiques, les sudorifiques exigent des prédispositions favorables. A la vérité, ces prédispositions sont permanentes ; mais elles sont quelquefois peu prononcées, ce qui diminue les probabilités.

3° Les expectorants, les emménagogues sont les évacuants à effets le moins certains. Les prédispositions spéciales indispensables se rencontrent moins souvent que celles qui suffisent aux autres évacuants.

Une fois la mutation affective obtenue, la mutation thérapeutique, ainsi que je l'ai si souvent fait observer dans mon *Essai de pharmacologie générale,* n'arrive pas d'une façon nécessaire. Les évacuants n'offrent rien de particulier à dire sur ce sujet. Je renvoie le lecteur au livre que je viens de citer pour les préceptes généraux ; le complément de ces préceptes se trouvera dans les études de détail qui vont suivre.

Les mutations thérapeutiques provoquées à l'aide des évacuants peuvent trouver leur place dans le traitement de presque toutes les maladies, comme moyen de prophylaxie , de palliation , de guérison ; elles s'obtiennent, selon les cas, par épispase, similitude ou antagonisme ; elles sont particulièrement d'un grand secours lorsqu'il y a indication de déplacer, de corriger , d'éliminer des liquides péchant par la quantité ou la qualité ; elles jouent un rôle considérable quand il s'agit de simplifier la marche et de déterminer la crise des maladies caractérisées depuis long-temps par l'épithète *humorales.*

Je reprends maintenant l'exposition des médicaments, en suivant l'ordre numérique présenté par ma classification.

J'admets autant de classes d'évacuants qu'il y a d'évacuations principales, ce qui m'amène à proposer les divisions suivantes, depuis long-temps, du reste, connues en pharmacologie : émétiques, purgatifs, diurétiques, sudorifiques, expectorants, emménagogues. Dans un appendice, je parlerai des effets errhins et des effets sialagogues. Les médicaments capables de les déterminer ne m'ont pas paru assez importants, du moins en ce qui concerne ce genre d'action, pour être érigés en classe.

Troisième Classe. — Emétiques.

GÉNÉRALITÉS. — MUTATION AFFECTIVE.

Les émétiques sont des substances qui sollicitent le vomissement. L'exercice de la faculté anti-péristaltique de l'estomac a lieu en santé, dans un assez grand nombre de circonstances : cela suffit pour justifier la place que je donne ici aux émétiques. Toutefois, je reconnais que le vomissement n'est pas un acte hygide, dans l'immense majorité des cas ; c'est pour cela que je place les médicaments émétiques au lieu le plus voisin de celui qu'occupent les agents dont la mutation affective est essentiellement pathologique.

Des moyens en grand nombre et très-variés sont susceptibles de faire vomir. Lorsqu'il y a tendance à ce phénomène et que le stimulus local, constitué par une matière à éliminer, ne suffit pas, tout procédé qui détruit l'obstacle s'opposant à l'appareil de mouvements nécessaires, peut amener un semblable résultat. Cet obstacle peut être, selon les cas, un état d'éréthisme sanguin ou nerveux ; aussi une saignée, un bain sont d'excellents vomitifs quand ils sont prescrits à propos.

Mais il y a des provocations agissant sympathiquement ou d'une manière directe sur les organes qui concourent à l'expulsion des matières siégeant au commencement des premières voies. La titillation de la luette en est une qui manque rarement son effet. La plénitude de l'estomac gorgé d'eau tiède, d'huile, etc., est encore fort efficace.

La pharmacologie nous présente des substances qui, sous un petit volume, exercent pour ce résultat une action spéciale : ce sont les émétiques proprement dits.

Voici ce qui se passe ordinairement pendant cette mutation afféctive : d'abord un malaise se fait sentir à l'épigastre ; ce malaise devient de la nausée, puis un sentiment d'angoisse, avec tendance plus prononcée au vomissement, et qui est accompagné d'une grande diminution des forces musculaires. En ce moment la face pâlit, les lèvres tremblottent ; la salivation est accrue, puis le vomissement se prononce ; il a lieu par des secousses se répétant convulsivement et coup sur coup. Après un court intervalle de repos, le malaise, la nausée recommencent, et des matières sont de nouveau rejetées. Ces matières varient beaucoup d'aspect et de nature, selon les cas ; elles sont bilieuses, glaireuses ; on y trouve des débris d'aliments, des boissons, des vers, des corps étrangers, etc. Pendant le vomissement, la circulation veineuse est interrompue, parce que les inspirations ne se font pas ou sont entrecoupées ; la face s'injecte, les yeux sont larmoyants, les bronches se vident par expectoration. Après la cessation des convulsions stomacales, la figure pâlit de nouveau, la faiblesse est grande ; il y a impuissance au mouvement et une tendance marquée vers les sueurs, qui s'établissent copieusement pour peu qu'on les favorise en tenant chaudement le malade. Il n'est pas rare d'observer une augmentation des évacuations alvines après l'action d'un vomitif.

Le tableau que je viens de décrire ne se dessine pas chez tous les individus avec des traits aussi prononcés ; il est des personnes chez qui l'acte du vomissement s'accomplit aisément et s'exécute avec moins de difficulté et de souffrance. Sous ce rapport, les enfants en bas âge jouissent d'une immunité remarquable, qui se prolonge pendant les premières années de la vie ; chez d'autres individus, au contraire, le vomissement est un évènement grave qu'ils redoutent avec raison, à cause de la difficulté avec laquelle le mouvement anti-péristaltique s'établit, et de la violente perturbation qu'ils éprouvent. On rencontre, dans la pratique, des sujets qui vomissent à la moindre provocation ; d'autres sur qui les moyens habituellement employés ne produisent que de pénibles nausées, à la suite desquelles l'évacuation de l'estomac ne se fait qu'à grand'peine, ou même ne se fait pas du tout.

Quelque temps après l'opération, l'estomac conserve une telle susceptibilité, que l'ingestion du liquide le plus inoffensif soulève de nouvelles convulsions. Le repos de l'organe suffit ordinairement pour tout remettre dans l'ordre.

EFFETS THÉRAPEUTIQUES.

Les émétiques ont toujours été considérés comme d'excellents agents thérapeutiques. Les anciens en tiraient bon parti, bien qu'ils ne connussent ni l'ipécacuanha, ni le tartre stibié, qui sont, sans contredit, les meilleurs de la classe. Il est certain que nous pouvons avec ces médicaments obtenir un grand nombre de changements favorables dans les maladies, changements que les effets de mutation affective nous permettent, jusqu'à un certain point, d'expliquer.

A ce sujet, je ferai remarquer : 1° l'action évacuante ; 2° l'action dynamique, s'exerçant sur la partie supérieure du tube digestif et sur les annexes ; 5° l'action expansive ; 4° l'action débilitante. Toutes ces choses se combinent souvent pour produire l'effet thérapeutique total. Je les sépare ici par une abstraction que, du reste, les besoins de la pratique réalisent quelquefois, et qui, dans tous les cas, aura l'avantage de faciliter l'étude de cette médication complexe.

Action évacuante. — Deux choses sont à noter dans ce phénomène : l'effort anti-péristaltique, les contractions décidées de l'estomac et des organes synergiques.

On comprend l'utilité de l'effort anti-péristaltique, lorsque
le mouvement en sens inverse est vicieusement exagéré,
comme cela arrive dans les diarrhées, les dysenteries. Le stimulus qui sollicite outre mesure vers les voies inférieures se
trouvant entravé par le stimulus émétique, il peut en résulter
une décomposition de la fluxion qui se dirige vers le gros
intestin. Là se trouve l'explication d'une partie des bons effets
des médicaments vomitifs dans les maladies que je viens de
nommer. L'anti-péristase est alors le but de la médicamentation. Remarquez que cette action anti-péristaltique ne doit
pas être toujours portée au point d'amener le vomissement;
il suffit qu'elle produise la nausée, et même il n'est pas
nécessaire d'aller jusque là. Dans plusieurs cas, le résultat
thérapeutique est obtenu malgré cette grande atténuation de
la mutation affective.

Des contractions prononcées sont indispensables pour l'effet
évacuant. Ces contractions s'exécutent dans l'estomac, dans les
parties attenantes de l'intestin grêle et dans les organes voisins,
en rapport de synergie (diaphragme, muscles abdominaux).
Sous leur influence, l'estomac et le duodénum se délivrent des
matières qu'ils renferment, matières qui peuvent être alimentaires, vénéneuses, des corps étrangers, des vers, des produits
de sécrétion vicieuse (saburres). Une semblable exonération
débarrassant le système de causes pathologiques dont l'influence, soit locale, soit générale, est souvent funeste, amène,
cela s'explique de soi, des conséquences salutaires de la
plus haute importance. Les émétiques, en tant que simples
évacuants, préviennent, simplifient, guérissent les maladies
compliquées, produites par des substances nuisibles contenues
dans la cavité gastro-duodénale. L'action expulsive est également communiquée aux corps étrangers arrêtés dans le pharynx, dans l'œsophage, et fournit conséquemment un procédé
approprié à ce genre d'effet thérapeutique. C'est encore un
moyen d'obtenir l'évacuation des abcès de l'arrière-gorge

suffisamment avancés, et que leur situation ou la pusillanimité des malades empêchent d'attaquer par l'instrument tranchant.

Ce n'est pas tout : l'acte du vomissement entraîne d'autres mouvements qui s'associent avec lui, et dont la réalisation est loin d'être indifférente en pratique. Les émétiques, je l'ai dit plus haut en exposant les phénomènes de mutation affective, favorisent l'expectoration. Il s'établit effectivement dans les voies pulmonaires une synergie expultrice, et à ce titre il est permis de dire que les émétiques sont des expectorants, c'est-à-dire des purgatifs du poumon : cet effet purgatif est surtout marqué chez les jeunes enfants ; la circonstance est d'autant plus heureuse, qu'à cette époque de la vie l'expectoration spontanée est incomplète. Et cependant, il y a souvent, à cet âge, indication de débarrasser les bronches des matières que les maladies catarrhales y ont accumulées. L'exonération pulmonaire par la bouche est donc une suite de l'exonération stomacale, et on obtient avec elle les conséquences bienfaisantes qui lui sont attachées.

Les mouvements nécessaires à la réalisation du vomissement se font sentir dans une zône assez étendue; mais, on le comprend facilement, ils ont un retentissement plus marqué dans les viscères voisins. Les contractions toniques y sont augmentees ; et ce qui le prouve, c'est l'accroissement de leur activité, qui se manifeste par l'accélération des fonctions sécréto-excrétoires dont la plupart de ces organes sont doués. Ainsi, sans parler du foie et du pancréas, dont il sera question tout à l'heure, les reins, la vessie, la matrice éprouvent des provocations incitatrices : de là, les effets diurétiques, emménagogues remarqués après les émétiques, et qu'on utilise pour les besoins de la thérapeutique. Les secousses du vomissement mettent donc en branle l'appareil abdominal inférieur, avec moins d'énergie certes que le supérieur, mais de manière cependant à ce que, dans quelques circonstances, on puisse tirer parti de cette impulsion. Enfin, une partie du médicament franchit

souvent le pylore, et va solliciter les contractions du gros intestin. Ainsi, les émétiques sont, dans certaines limites, des
évacuants du foie, du pancréas, du gros intestin, de la matrice,
des reins, des uretères, de la vessie.

*Action dynamique sur la partie supérieure du tube digestif et sur
les annexes.* — Cette action se réalise d'abord, comme je viens
de le dire, par un accroissement dans les sécrétions des follicules de l'estomac et des glandes qui déversent leurs produits
dans le duodénum. Ainsi, les mucosités, la bile, l'humeur
pancréatique affluent dans la partie supérieure du tube, et sont
expulsées, la plus grande partie par la bouche, le reste par
l'anus. Les émétiques ne sont donc pas des agents seulement
évacuatifs de l'estomac. Dans plusieurs cas ce viscère est à
peu près vide, et cependant les matières obtenues sont copieuses : preuve évidente que ces matières ont été amenées dans
l'estomac pendant l'opération. Quelle en est la source? C'est
évidemment l'augmentation de l'action sécrétoire admise dans
le paragraphe précédent. Peut-être aussi y a-t-il quelquefois
uniquement déplacement de matériaux déjà formés, par suite
du développement pur et simple du mouvement expulsif. Il
ne répugne pas d'admettre que des humeurs stagnant dans
les canaux naturels, dans les interstices des tissus, ont été
mobilisées par l'impulsion anti-péristaltique. La tonicité que
l'action émétique imprime dans les organes de l'épigastre, est
une explication très-acceptable de ce phénomène. L'estomac
est donc non-seulement évacué dans la mutation affective émétique ; mais encore le mouvement d'*expression* se fait sentir
dans ses parois et dans les viscères du voisinage, qui peuvent
alors diriger leur excédant humoral vers l'issue qui leur est
ouverte.

Actuellement, supposons que la partie supérieure du tube
digestif, que les glandes composantes ou annexes pèchent par
défaut d'activité, ou bien sont le siége de sécrétions morbides,
l'action dynamique dont je parle modifiera cet état, réveillera

les facultés hygides engourdies ou altérées, et pourra ainsi amener un effet thérapeutique. J'admettais tout à l'heure un surcroît
de tonicité comme élément d'explication ; effectivement, les
effets matériels observés m'autorisaient à cela. Mais n'y a-t-il
qu'accroissement dans la vitalité des parties, et, par exemple,
les sécrétions morbides sont-elles taries ensuite par le mouvement de retrait et d'astriction qui succède à la suraction artificielle d'un organe sécréteur ? Il serait téméraire de l'affirmer.
Il est probable, au contraire, que, dans beaucoup de cas, la
sécrétion ne diminue pas seulement, mais qu'elle change aussi
de caractère; elle devient hygide, de pathologique qu'elle
était. Ce n'est donc pas par des modifications de *degré*, c'est
par des modifications de *qualité* que les émétiques sont aptes
à substituer les fonctions de la santé aux fonctions de la maladie. L'excitation provoquée par ces agents est effectivement
d'une nature particulière : elle n'est pas semblable à celle que
nous trouverons dans les excitants proprement dits ; elle porte
plutôt sur les organes glanduleux, folliculeux, voisins ou
sous-jacents, que sur la surface de contact ; elle est plus sécrétoire que vasculaire. Or, comme le jeu intime des sécrétions
et la cause immédiate qui le pervertit dans les maladies,
échappent à l'intelligence, il n'est pas surprenant que la mutation dynamique qui modifie ce travail conserve, elle aussi,
quelque chose de mystérieux. J'admets, en résumé, un surcroît
d'activité comme effet de l'action des émétiques ; mais je me
hâte d'ajouter que l'excitation ordinaire ne peut pas donner
une idée de cet effet, qu'elle a du moins, dans la circonstance
dont je parle, quelque chose de spécial et d'approprié empiriquement à certains états pathologiques. L'expérience nous a
enseigné à en user, quoique la théorie soit impuissante à en
faire connaître la nature et les conséquences immédiates. Le
lien qui unit ce genre de mutation affective au résultat thérapeutique correspondant n'est pas encore bien connu.

Action expansive. — La fonction du vomissement, comme du

reste toutes les fonctions qui exigent pour leur accomplissement le concours de l'ensemble, commence par des mouvements convergents (état de spasme) dans le lieu où est son
point de départ, et finit par un mouvement en sens inverse,
par conséquent périphérique. Nous avons vu qu'après l'action
d'un vomitif les transpirations cutanées sont plus abondantes,
la détente qui succède à la concentration des forces tourne
au profit du tégument dont elle exalte les facultés sécrétoires.
Les émétiques sont donc, à ce point de vue, des diaphorétiques, des sudorifiques, et comme tels susceptibles de résoudre les spasmes intérieurs. La propriété expansive est donc
l'équivalent d'une propriété anti-spasmodique. Remarquez que
cette dernière, dans la mutation affective dont je parle, est
une réaction antagoniste d'un spasme artificiellement provoqué, circonstance qui ne doit pas être perdue de vue pour
les indications et les contre-indications des émétiques. Un
spasme spontané siégeant au centre épigastrique serait aggravé
par ce genre de médicamentation, et le contre-indiquerait ;
mais celui que les vomitifs font naître n'ayant par lui-même
aucun danger, on peut le susciter sans crainte. Il est passager,
il se détruit bientôt par le secours du mouvement consécutif ;
on s'en sert, en vue de ce dernier, pour les indications que
l'on satisfait en poussant vers la peau. Ainsi, en supposant
que rien ne s'oppose à la médication vomitive, les maladies
exanthématiques la réclament, si l'éruption est empêchée par
une vicieuse prolongation de leur période première ; elle est
également indiquée pour faire avorter le travail d'incubation
par lequel débutent les maladies causées par la présence dans
l'économie d'un miasme provenant de l'infection ou de la conta-
gion. On comprend qu'un vomitif placé à propos déconcerte
les mouvements internes par un mouvement contraire, chasse
peut-être la cause matérielle à l'aide des sueurs, et arrête
ainsi l'évolution des phénomènes d'une affection dont le développement menacerait la vie de l'individu. L'effet expansif des

émétiques est sans contredit l'élément le plus puissant de la perturbation attribuée par tous les thérapeutistes à cet ordre de médicaments. Il suffit de se rappeler le tableau que j'ai fait de leur mutation affective, pour être convaincu que des scènes semblables impressionnent vivement l'économie, et sont susceptibles d'amener des mutations brusques et profondes, qui font de la méthode perturbatrice et des agents au moyen desquels on l'obtient, une ressource précieuse entre les mains des praticiens.

C'est encore à l'effet d'expansion que l'on peut attribuer les bons résultats obtenus des émétiques dans le traitement des maladies catarrhales. Ces médicaments n'agissent pas seulement comme moyens curatifs des complications gastriques qui s'y rencontrent fréquemment; ils contribuent aussi à la solution la plus naturelle de ces affections, en poussant à la peau, laquelle est la voie de crise accoutumée.

Action débilitante. — La nausée, surtout quand elle se répète, le vomissement, brisent les forces musculaires. Cette débilitation persiste quelque temps après l'action des vomitifs. Quelques chirurgiens utilisent la propriété nauséeuse, pour modérer les contractions des muscles qui s'opposent à la réduction des luxations et des fractures; mais ce procédé n'est pas généralement employé. On doit pourtant s'en servir lorsque les autres moyens (position convenable des parties, saignée, distraction du moral, etc.) n'ont pas eu l'effet qu'on en attendait. Il faut bien distinguer la débilitation qui survient par la nausée et le vomissement, de l'état asthénique provoqué par certaines substances émétiques administrées de façon à en faciliter l'absorption, état pour lequel la nausée et le vomissement sont inutiles.

L'examen analytique que je viens de faire de la mutation affective émétique, a séparé artificiellement des phénomènes naturellement liés entre eux, et concourant souvent tous ensemble au même but thérapeutique. Ainsi, les effets évacuant,

dynamique, expansif, débilitant, trouvent tous à la fois leur
utilité, et se prêtent un mutuel secours dans les médications
appropriées aux maladies bilieuses gastriques. Il arrive assez
souvent dans ces circonstances, que les indications de débarrasser l'estomac d'une cause matérielle morbide, de changer
sa vitalité et celle des organes voisins, de porter l'ordre des
mouvements vers la périphérie, et de modérer l'activité générale du système, se présentent en même temps. Si on y réflé-
chit bien, on verra que presque toujours il n'y a aucune opposition fâcheuse entre ces effets, et que chacun fournit un
élément efficace pour la fonction médicatrice; quelquefois cependant c'est l'un d'eux que l'on recherche particulièrement,
et alors on s'efforce de lui donner un développement aussi
grand que possible, soit en modifiant en conséquence le mode
d'administration, soit en favorisant la mutation désirée avec
d'autres moyens auxiliaires.

L'exposé qui précède des principaux phénomènes utiles dans
la mutation affective émétique, comprend implicitement les
indications thérapeutiques de ces médicaments. Pour m'expliquer à ce sujet, je n'ai qu'à procéder par voie de déduction.

Tout le monde sait que l'état morbide si fréquent à titre de
maladie simple ou de complication, et connu en nosologie sous
le nom d'*embarras gastrique*, disparaît ordinairement avec
facilité sous l'influence des émétiques; ceux-ci agissent alors
comme évacuants et comme modificateurs de la vitalité lésée
dans les organes épigastriques. Les maladies constituées par
l'embarras gastrique, ou compliquées par lui, sont communes
dans les pays méridionaux et dans les saisons de l'été : de là,
l'estime particulière que font des vomitifs les praticiens qui
exercent au milieu de ces conditions. Il est à remarquer que
les habitants des régions chaudes vomissent aisément, et que
chez eux la mutation affective est mieux tolérée, quoiqu'elle
se développe avec plus de plénitude. L'action expansive est
favorisée par le milieu extérieur et par le mode d'activité des

forces qui constitue le tempérament de ces individus. C'est dans le mouvement d'expansion sudorifique et anti-spasmodique, que je trouve l'explication de la tolérance et de l'efficacité thérapeutique observées.

Une chose analogue se passe d'une manière plus marquée encore dans les enfants en bas âge. Chez eux, le vomissement presque sans fatigue ne présente qu'à un très-faible degré l'appareil des spasmes qui précèdent le vomissement. En même temps, l'énergie plus grande du mouvement périphérique, la perméabilité des tissus et de la peau qui favorisent ce mouvement, la facilité avec laquelle se fait la purgation des poumons, toutes ces qualités placent les émétiques parmi les agents particulièrement propres au traitement des maladies de l'enfance. A cette époque de la vie, les maladies catarrhales se compliquent d'embarras gastrique plus souvent encore que chez l'adulte. Or, l'effet diaphorétique et anti-spasmodique des vomitifs convient alors, parce qu'il dissipe les fluxions internes, les spasmes erratiques, et qu'il favorise la crise par les sueurs; de sorte qu'avec un moyen unique, on satisfait à plusieurs indications importantes.

En-général, la mutation affective émétique est bien placée au commencement des maladies, et cela pour plusieurs motifs dont j'indiquerai les principaux. 1° Les vomitifs préviennent les fâcheux effets des substances morbides ou toxiques ingérées, et de celles qui se sont spontanément formées dans l'estomac. L'expulsion la plus prompte de ces matières est toujours désirable; plus tard le mal serait produit, ou le moyen aurait des dangers. 2° Les vomitifs font cesser par antagonisme l'état de concentration qui existe plus ou moins au commencement de toutes les maladies; ils développent la réaction nécessaire à la solution; ils éparpillent les mouvements pathologiques, qu'ils empêchent de se fixer d'une façon dangereuse sur les organes intérieurs. 3° Les vomitifs dissipent les complications gastriques qui fréquemment enchaînent les salutaires

efforts de la faculté médicatrice. 4° Ils placent l'estomac dans
des conditions meilleures pour l'alimentation appropriée et les
médicamentations ultérieures. Ceci est incontestable quand il
y a embarras saburral ; mais il y a plus encore, lors même
que les voies gastriques supérieures paraissent en bon état, on
a remarqué, surtout dans notre climat méridional, qu'un
émétique préparait les voies aux autres médicaments, et leur
donnait une efficacité qu'ils n'auraient pas eue sans lui.
Ainsi, dans beaucoup de fièvres d'accès, beaucoup de nos praticiens ont l'habitude de faire vomir avant de donner le quinquina. Ils pensent, et je suis de leur avis, que l'effet anti-
périodique de ce dernier est plus assuré après cette précaution
préalable. Les émétiques, à part les effets thérapeutiques qu'ils
provoquent à eux seuls, sont donc de plus des moyens de
préparer le malade à d'autres mutations affectives plus particulièrement curatives. Nous retrouverons dans les purgatifs
des avantages du même genre.

J'ai dit que généralement les émétiques devaient être prescrits au commencement des maladies : ceci mérite des explications. Il est évident, par exemple, que toutes les fois que les
signes de l'embarras gastrique existent seuls et sans contre-
indication, le vomitif est indiqué, quelle que soit l'époque de
la maladie. Plusieurs convalescences imparfaites et vacillantes
marchent d'un pas plus prompt et plus assuré, lorsque les
fonctions stomacales dérangées sont rétablies par un émétique. Il y a donc des exceptions à la règle. Cette règle elle-
même ne doit pas toujours être entendue et appliquée dans
toute la rigueur des expressions qui m'ont servi à la poser.

Cela se peut s'il s'agit de maladies apyrétiques. Il est bon
toutefois, quand on n'est pas pressé, de soumettre le malade,
au moins un jour à l'avance, à l'usage d'une diète sévère et de
boissons émollientes et résolutives. Cette précaution et d'autres
encore sont rigoureusement nécessaires dans les maladies
fébriles aiguës.

Il faut, disaient les anciens, que la matière soit mobile. *In morbis acutis, nulla tentanda evacuatio in principio, nisi materia turgeat; rarò autem turget* (Hippocrate). Ces expressions métaphoriques ont un sens pratique profond. Au commencement d'une maladie aiguë avec surcharge gastrique, il y a toujours un éréthisme spasmodique du côté de l'épigastre, éréthisme qui s'oppose à toute liberté d'excrétion dans les organes qui en sont saisis, et qu'aggraverait certainement l'action convulsive qui précède et accompagne le vomissement. Il faut attendre que cet éréthisme se soit usé par sa propre durée, ou bien favoriser sa résolution par des moyens appropriés (boissons émollientes, acidules, petit-lait), et au besoin par de petites doses d'un sel neutre et même de tartre stibié. La mobilité des matières, ou si l'on veut la cessation de l'éréthisme, s'annonce par des signes de détente (ténacité moindre du mucus lingual, amertume plus grande de la bouche, nausées, commencement de vomissement ou de diarrhée); alors seulement la nature est disposée à la médicamentation, et le médecin doit agir dans ce moment opportun. Il va sans dire que, pour en ménager tous les bons résultats au malade et empêcher l'opération d'être un élément de trouble, il faut, au préalable, quand cela est commandé par l'intensité de l'irritation locale ou générale, pratiquer une saignée, et surtout placer des sangsues à la région épigastrique. Les sangsues ainsi prescrites sont un excellent anti-spasmodique, et modifient les parties sous-jacentes de façon à les disposer favorablement à l'action des émétiques.

On se souvient que, pendant le vomissement et à cause des efforts prolongés d'expiration, le sang veineux tend à s'accumuler dans le crâne. Cette circonstance serait fâcheuse, s'il y avait prédisposition à un raptus de ce côté; alors, si l'indication des vomitifs était évidente, on préviendrait l'effet dont je parle par l'apposition préalable de sangsues aux chevilles, par une saignée au pied, par des pédiluves, par des cataplasmes

9

de farine de lin sinapisés ou non dont on enveloppe les extrémités inférieures.

Moyennant les précautions que j'ai indiquées et d'autres dont je parlerai, les émétiques sont des médicaments nullement dangereux, quoi qu'on en ait dit à une époque encore rapprochée de nous. Leurs avantages dédommagent amplement les malades des souffrances et de la fatigue que leur administration entraîne après elle.

Comme les indications, les contre-indications des émétiques, se déduisent également de la connaissance des effets de mutation affective. Ainsi que cela arrive pour tous les médicaments actifs mal-à-propos administrés, à leur emploi succèdent quelquefois des accidents fâcheux qui aggravent la maladie, s'opposent à sa marche régulière, résolutive, et à ses crises naturelles.

Je mentionnerai sur ce point quelques circonstances particulières qui méritent notre attention : ainsi, il peut y avoir d'un côté indication des émétiques, et cependant il ne faut pas les prescrire. Dans d'autres cas, on se décide à les donner après avoir pesé contradictoirement le bien et le mal qui peuvent en résulter ; mais alors on s'attache à prévenir les inconvénients auxquels ils exposent, et l'on avertit les intéressés des éventualités possibles.

Il paraît, au premier abord, naturel de donner un vomitif pour mettre un terme aux scènes pénibles de l'indigestion. Les matières alimentaires, loin d'être des éléments de réparation, sont devenues hostiles ; leur expulsion est par conséquent souhaitable ; on aurait tort pourtant de prescrire un émétique. Le spasme stomacal est trop violent ; l'action de ce moyen l'aggraverait, et serait d'une utilité problématique et périlleuse. C'est par des moyens doux que l'exonération désirée doit être provoquée : titillations au fond de la gorge, boissons légèrement anti-spasmodiques (infusions de thé, de tilleul).

Pour des motifs tirés de l'état d'éréthisme nerveux épigastrique dans lequel le système vivant se trouve après un accès de colère, la mutation affective émétique risquerait de prendre une direction fâcheuse, et pourrait se transformer en une maladie du remède d'un caractère sérieux. C'est encore là une contre-indication.

Il en est de même de l'inflammation de l'estomac établie ou imminente, à moins qu'il ne s'agisse de celle que l'empoisonnement peut provoquer, auquel cas il faudra examiner si l'expulsion de l'agent toxique n'a pas des avantages tels qu'ils doivent dédommager du mal produit par l'émétique. Selon les circonstances, cette question est résolue d'une manière affirmative ou négative.

La gastrite spontanée a été, pendant le règne du Broussaisisme, regardée comme très-commune. La proscription des émétiques fut la conséquence logique d'une semblable opinion. Il est certes beaucoup d'états morbides dans lesquels l'estomac et l'ensemble du système vivant, dont les liens sympathiques sont si étroits, ont acquis une irritabilité trop exaltée pour qu'il soit permis de songer aux émétiques : ce sont là des contre-indications formelles et fréquentes. Mais la gastrite aiguë, idiopathique, telle que l'entendait Broussais, est, à part les cas d'empoisonnement, une maladie infiniment plus rare qu'on ne le supposait.

Ne vous laissez pas tromper par certains symptômes qui, aux yeux de beaucoup de médecins encore, passent pour être des signes de l'inflammation de l'estomac. La rougeur de la langue, par exemple, et la douleur à l'épigastre, ne sont pas toujours, il s'en faut, des contre-indications. La première, si elle est le résultat de l'injection des vaisseaux, si elle n'est pas accompagnée de sécheresse, si les papilles ne sont pas érigées, saillantes; la seconde, si elle est simplement gravative, peuvent très-bien exister sans gastrite sympathique ou idiopathique. Il y a alors irritation à l'estomac : et comment en serait-il autrement dans un état saburral de cet organe. Mais cette irritation doit être soigneusement distinguée de celle qui prélude à l'inflammation. L'expérience a prouvé du reste que, loin d'être augmentée par les émétiques, elle diminuait et disparaissait au contraire lorsque l'administration de l'agent était faite avec les précautions mentionnées plus haut.

Une maladie chronique de l'estomac ne permet pas généralement l'emploi des vomitifs ; un pareil état suppose une lésion prononcée, soit dans la vitalité, soit dans l'organisation du viscère : celui-ci est alors inhabile à supporter impunément l'attaque qu'on lui ferait subir. On comprend que si un embarras saburral se déclarait chez un sujet dont l'estomac serait atteint de squirrhe, d'ulcération, de ramollissement, d'inflammation, une diète appropriée, les délayants, plus tard quelques doux toniques en rapport avec la sensibilité locale conviennent infiniment mieux qu'un émétique.

Souvenez-vous enfin de la faiblesse qui suit la mutation affective de ce nom, des secousses que les vomitifs provoquent dans les organes voisins et sympathiques ; demandez-vous si, quoique indiqués d'ailleurs, vous pouvez vous les permettre quand il y a épuisement des forces, disposition aux hémorrhagies, lésion organique du cœur, hernie, grossesse, pendant la menstruation, etc. Après avoir autant que possible paré aux inconvénients qu'il est facile de prévoir dans ces circonstances, on ne doit se décider à prescrire l'émétique que lorsque les avantages attendus donneront la certitude d'un ample dédommagement, et il faut s'en abstenir pour peu que le mal redouté soit possible et sérieux.

Les vomitifs s'administrent de préférence le matin, dans l'intervalle des paroxysmes fébriles ; ils se donnent par l'estomac. Il en est qui peuvent produire leur effet quand ils sont employés en frictions sur la peau : mais ce procédé, qui n'est ni sûr ni régulier, n'est pas adopté. L'introduction du tartre stibié dans les veines amène des vomissements au bout d'un temps très-court. C'est une pratique fort périlleuse ; elle a servi

une fois avec succès pour chasser un corps étranger qui obs-
truait l'œsophage ; elle n'est justifiable qu'en cas de nécessité
pressante, lorsque tous les autres moyens ont été reconnus
infructueux.

Les vomitifs sont pris dissous dans l'eau, ou suspendus dans
ce liquide, après avoir été réduits en poudre fine. La dose prescrite est administrée en fractions séparées par des intervalles
de quelques minutes. Il y a des médecins qui font avaler le
tout en une fois. Ce procédé expose à l'expulsion totale du
médicament dans le premier vomissement, et alors l'opération
n'a pas la durée convenable. L'autre permet de continuer cette
opération autant qu'on le juge nécessaire ; les petites doses ont
d'ailleurs l'avantage de disposer peu à peu l'estomac à la fonction qu'on lui demande : celle-ci est moins violente alors et se
développe mieux.

L'eau tiède bue assez abondamment est l'auxiliaire le
meilleur, le plus employé de l'action émétique ; elle est émétique elle-même. Elle étend le médicament sur toute la surface
gastrique, et délaie les matières dont l'expulsion devient ensuite
facile. L'eau tiède empêche d'ailleurs les contractions à vide
qui sont de toutes les plus douloureuses.

Lorsque cette eau est rejetée à peu près seule, ou que l'on
juge d'après les vomissements obtenus ou la fatigue du sujet
qu'il est utile de terminer l'opération, on laisse le malade dans
une tranquillité complète, en le mettant à l'abri du froid afin
de favoriser le mouvement de diaphorèse. Pendant quelques
heures on défendra tout aliment, toute boisson ; et cette abs-
tinence durera tant que l'estomac aura de la tendance à se con-
vulser. Assez souvent on prescrit le soir un julep calmant.

Si les vomissements persistaient sans provocation aucune,
on prescrirait une potion anti-émétique. Les praticiens préfèrent celles de Rivière, de De Haën, plus ou moins modifiées.
En cas d'insuccès, l'opium est donné en pilules sous le plus
petit volume que possible ; l'estomac sera soumis à un repos

absolu; une tisane, même à faible dose, pourrait rappeler les accidents.

Le règne végétal et le minéral nous offrent de nombreux émétiques. Les meilleurs sont incontestablement l'ipécacuanha dans le premier, et les préparations antimoniales dans le second. Je nommerai à leur suite quelques succédanés, lesquels sont employés seulement dans des cas exceptionnels.

Emétiques végétaux.

IPÉCACUANHA. — Famille des RUBIACÉES.

I. Ce nom a été donné à plusieurs racines auxquelles on attribue des vertus émétiques. Il appartient en propre à deux d'entre elles dont l'origine botanique a été long-temps un mystère. Les végétaux qui les fournissent ont passé tour-à-tour pour des asperges, des chèvre-feuilles, des violettes; il est prouvé maintenant que ces plantes sont des rubiacées. L'une est le *calicocca* ou *cephœlis ipecacuanha*; l'autre est le *psychotria emetica*.

Le *cephœlis ipecacuanha* est un petit arbuste qui croît particulièrement dans les forêts ombragées et humides du Brésil : de là, le nom de *racine du Brésil* donné par quelques médecins à l'ipécacuanha. Cet arbuste offre une souche ou tige souterraine horizontale, d'où naissent des espèces de tubercules allongés, rameux, marqués d'impressions annulaires très-rapprochées. La tige, toujours simple, offre inférieurement la cicatrice des feuilles qui sont tombées et les stipules qui les accompagnaient. Les feuilles opposées, portées sur de courts pétioles, sont ovales, acuminées, entières. Les stipules découpées à leur bord supérieur en 5 ou 6 lanières sont velues, ainsi que la partie la plus élevée de la tige. Les fleurs sont très-petites, blanches, réunies en un capitule pédonculé. Le fruit est ovoïde, noirâtre, légèrement charnu et contenant deux noyaux.

Les racines de cette plante constituent l'ipécacuanha qui se

prescrit habituellement dans nos contrées. Elles ont le volume
d'une petite plume à écrire, sont allongées, contournées, présentent des anneaux rapprochés et séparés par d'étroits étranglements. La cassure est facile, et l'on voit alors que la racine
est formée de deux parties, une corticale dense, plus fragile,
d'un aspect corné; l'autre est un méditullium ligneux. L'épiderme est rugueux et noir-grisâtre. Ceci est l'ipécacuanha anciennement appelé noir, gris, actuellement *annelé*.

Le *psychotria emetica* est également un petit arbuste de la
même famille que le précédent; il est semblable à celui-ci, du
moins quant à l'aspect général. Les racines sont plus grosses,
à épiderme brun foncé, présentant à distances assez éloignées
des étranglements circulaires et portant sur la longueur des
stries allongées. Cette racine se casse moins aisément que l'autre. L'intérieur brun-noirâtre n'a pas dans la portion corticale
l'aspect résineux corné que j'ai signalé dans celle du *cephœlis*.
L'*ipecacuanha psychotria*, très-rare en Europe, est employé
au Pérou, à la Nouvelle-Grenade, lieux où croît naturellement
la plante qui le fournit ; c'est là l'ipécacuanha brun ou mieux
strié.

L'ipécacuanha annelé est préférable au strié; celui-ci n'a
pas d'odeur et sa saveur est presque nulle. L'annelé est réputé
bon quand il est gris-brun, compacte, lourd, cassant, d'une
odeur légèrement nauséeuse, d'une saveur un peu amère et
assez âcre.

On a trouvé dans les deux espèces d'ipécacuanha dont je
viens de parler, de l'émétine, une matière grasse, huileuse, de
la cire, de la gomme, de l'amidon, une matière extractive.
L'émétine est à l'état salin ; l'acide est inconnu.

L'émétine, principe essentiellement actif des ipécacuanhas,
est dans les proportions de 16 pour 100 dans l'annelé, de 8
pour 100 seulement dans le strié. La presque totalité de l'émétine se trouve dans la partie corticale. Le méditullium n'en
contient que de petites quantités. Ceci confirme l'opinion que

l'on avait déjà sur la supériorité de l'ipécacuanha annelé et le peu d'activité de la tige ligneuse centrale.

L'émétine existe probablement dans d'autres racines de la même famille des rubiacées. On a cru la trouver dans celles du *cynanchum ipecacuanha* (apocynées). Un principe analogue sinon identique a été signalé dans les racines d'*iris* (iridées) et de *violette* (violariées).

L'émétine diffère selon le mode de préparation.

Emétine brune ou médicinale. On fait un extrait alcoolique d'ipécacuanha ; on le dépouille de sa partie résineuse en le traitant par l'eau froide, la solution aqueuse est ensuite filtrée et évaporée. Le produit de cette évaporation est l'émétine, qui a l'aspect ordinaire des extraits secs, est soluble dans l'eau et même déliquescente.

L'émétine pure est une curiosité chimique plutôt qu'un agent pharmacologique. Pour l'obtenir, on précipite, à l'aide de la magnésie calcinée, l'émétine médicinale dissoute dans l'eau. On lave le précipité magnésien avec l'eau froide, on le fait sécher et on le traite par l'alcool rectifié et bouillant. Celui-ci dissout l'émétine, et la donne par l'évaporation à siccité. Pour achever la purification de ce produit, on le traite, une fois séché, par l'acide sulfurique affaibli, on décolore avec le charbon animal et on précipite de nouveau par la magnésie.

Ce précipité est l'émétine pure ; en cet état, elle est blanche, pulvérulente, d'une saveur un peu amère, inaltérable à l'air, peu soluble dans l'eau froide, plus soluble dans l'eau bouillante, très-soluble dans l'alcool. Elle s'unit difficilement aux acides, et est susceptible de former des sels qui ne sont pas encore connus.

La combinaison naturelle dans laquelle l'émétine de l'ipécacuanha se trouve engagée, est soluble dans l'eau, surtout chaude. Les préparations aqueuses, faites à l'aide de la chaleur, doivent donc contenir la plus grande partie du principe médicamenteux, bien que ce principe, à son état d'isolement

complet, ne soit pas très-soluble dans ce liquide. Ces préparations sont donc bonnes, et on les emploie très-souvent. On a
remarqué que l'ébullition prolongée diminuait les propriétés
pharmacodynamiques de l'ipécacuanha ; c'est par infusion
qu'on procède. L'alcool à 56° s'empare de toutes les parties
actives; néanmoins les médicaments obtenus par ce procédé
sont peu usités.

II. Je vais d'abord parler de la racine; j'exposerai ensuite
les choses les plus importantes à connaître touchant l'émétine.

La poudre mise en rapport avec le derme dénudé et les
muqueuses les plus sensibles , y détermine de l'irritation
inflammatoire. D'après les expériences du docteur Hannay de
Glascow, elle pourrait provoquer la rubéfaction sur la peau
saine. Ce médecin a employé le liniment suivant :

> Poudre d'ipécacuanha. ⎫
> Huile d'olive......... ⎬ āā 8 grammes.
> Axonge .... 16 grammes.

Si , dit ce médecin, on frictionne pendant quinze minutes
environ et trois ou quatre fois par jour avec ce liniment, on
observe, au bout de 56 heures et quelquefois plus tôt, un grand
nombre de petites papules ou vésicules situées sur une auréole
irrégulière, d'un rouge foncé. Bientôt les élevures s'aplatissent
et prennent le caractère de pustules. La partie est chaude au
toucher. Le sujet y éprouve une sensation âcre qui ne va pas
pourtant jusqu'à la douleur. Après quelques jours, il se forme
une croûte peu épaisse qui tombe sans laisser trace de cicatrices. Jamais il n'y a eu d'ulcération.

La propriété irritante de l'ipécacuanha administré avec certaines conditions ne peut pas être niée. S'ensuit-il qu'elle
s'exerce toujours quelle que soit la dose, quel que soit le mode
de prescription? Peut-on trouver en elle l'explication des
autres propriétés certainement plus usitées et autrement utiles?
Une pareille croyance serait erronée. Dans plusieurs cas, l'ipécacuanha se comporte comme agent excitateur; mais cette excitation , d'une espèce particulière , s'éloigne tellement de

celle des excitants ordinaires, qu'il y aurait de graves inconvénients à se contenter de cette vague interprétation.

L'ipécacuanha, dans son influence sur le système vivant,
agit de deux façons principales selon le mode d'administration : dans l'une, il est évacuant ; dans l'autre, c'est un modificateur dynamique simplement altérant.

Propriétés évacuantes. — L'ipécacuanha est un vomitif moins
énergique que le tartre stibié ; il n'est pas absorbé aussi aisément que ce dernier ; il attaque moins vivement la sensibilité
de l'estomac, et celui-ci s'en débarrasse sans beaucoup de
peine, ordinairement du moins. Aussi, lorsqu'une dose trop
forte de poudre est avalée, elle est rejetée en entier, et le
sujet n'en éprouve aucun dommage sérieux. Les secousses du
vomissement moins violentes persistent peu, quand le médicament n'est plus donné ; les symptômes généraux de la mutation
affective ne se prononcent pas autant. Les matières évacuées
ont particulièrement une couleur blanchâtre qui révèle leur
nature muqueuse ; l'ipécacuanha a donc une action élective,
quoique sans doute non exclusive, sur les organes sécréteurs
de fluides blancs. Rarement on observe l'effet de purgation qui
suit si souvent le vomissement provoqué par le tartre stibié.
Toutefois, chez les jeunes enfants et les personnes délicates
l'ipécacuanha se montre sensiblement laxatif, surtout s'il est
donné à petites quantités non émétiques, mais rapprochées
l'une de l'autre.

Une particularité importante à noter est l'influence expultrice que ce médicament exerce sur les poumons. Ce n'est pas
seulement comme émétique qu'il facilite l'expectoration ; cette
qualité se montre lors même que l'ipécacuanha est administré
de manière à ne pas faire vomir.

Propriété dynamique altérante. — Sous ce rapport, j'ai à
étudier des mutations locales et des mutations générales.

Mutations locales. — Je suppose l'ipécacuanha donné à doses
incapables d'amener les effets sur lesquels je me suis expliqué

plus haut ; voici ce qu'on observe alors : les surfaces qui sont le siége de sécrétions muqueuses, exubérantes et viciées, sont modifiées dans leur vitalité de façon à ce que l'excrétion des matières devenue plus facile s'opère peu à peu et sans efforts convulsifs ; en même temps le mouvement sécrétoire morbide est enrayé ; les follicules mucipares subissent probablement un effet astringent et un surcroît de ton à l'aide duquel les conduits et les organes reviennent à l'état hygide. Cette modification complexe des parties malades s'observe après l'administration de l'ipécacuanha comme vomitif ; mais elle est plus appréciable à cause de son isolement, lorsque celui-ci est prescrit à doses altérantes. Ce n'est pas seulement sur l'estomac que cette action se fait sentir. J'ai déjà dit que le poumon la subissait d'une manière notable ; j'ajoute que le gros intestin l'éprouve aussi. De là, la vertu dont jouit l'ipécacuanha de tarir les flux muqueux qui siègent dans les parties inférieures du tube digestif.

Mutations générales. — Lorsque l'ipécacuanha est administré de façon à ce qu'il pénètre dans les secondes voies, il produit sur l'ensemble une impression encore mal définie, et qui se rapproche beaucoup de celle qui a été appelée *contre-stimulante*. Effectivement, s'il existe en ce moment une scène de phlogose, celle-ci diminue d'intensité et tourne vers la résolution. Ce genre d'effet se rattache difficilement à un phénomène connu de mutation affective ; il est empiriquement admis : c'est, si l'on veut, une intoxication distractive, une métasyncrise latente, toutes expressions servant à voiler notre ignorance à cet égard.

III. Maintenant, en mettant à profit les données qui précèdent, données que l'observation clinique a surtout fournies, je donnerai un exposé succinct des principaux effets thérapeutiques que l'on obtient spécialement de l'ipécacuanha.

On utilise peu la propriété rubéfiante de la poudre d'ipécacuanha. Je ne connais en ce genre que les observations du docteur Hannay, rappelées plus haut. Ce confrère se sert du liniment dont j'ai donné la formule, pour obtenir des effets de révulsion et de dérivation chez les enfants et les individus à peau délicate. A la suite de la suppression inopportune d'un impétigo du cuir chevelu, des convulsions étant survenues, le liniment ramena une éruption abondante sur le siége de l'ancienne maladie, et tout disparut. Il cite de plus, en faveur du même moyen, un fait de guérison d'hydarthrose et un autre de phthisie commençante, datant toutes deux de la disparition d'un *psoriasis guttata.* Les observations de ce genre devraient être plus multipliées. Nous allons nous trouver maintenant sur un terrain mieux exploré.

L'ipécacuanha convient comme évacuant de la partie supérieure du tube digestif, dans les maladies où la sécrétion muqueuse est particulièrement altérée, et qu'on peut, pour ce motif, appeler avec justesse *catarrhes de l'estomac.* Son contact, relativement moins offensif que celui des préparations antimoniales, permet de le prescrire dans les cas où l'irritation des parties, quoique n'étant pas assez vive pour contre-indiquer les émétiques, est assez prononcée cependant pour faire redouter l'agression du tartre stibié. L'ipécacuanha est le vomitif approprié aux enfants, aux personnes délicates, nerveuses, impressionnables; c'est à lui qu'il convient de s'adresser lorsque l'on veut journellement ou souvent provoquer la nausée, obtenir un petit nombre de vomissements (méthode de Reid (1) pour le traitement de la phthisie catarrhale). Effectivement cette action vomitive répétée expose à moins de dérangements du côté des fonctions digestives; l'appétit se conserve, ce que l'on n'obtiendrait pas aussi sûrement si l'on usait des composés antimoniaux.

(1) *Essai sur la nature et le traitement de la phthisie pulmonaire,* avec un Supplément sur l'usage et les effets de l'émétique fréquemment répété, par Thomas Reid, mis en français par MM. Dumas et Petit-Darsson.

Les catarrhes de l'intestin, les diarrhées, les dysenteries sont également modifiés avec avantage à l'aide de l'ipécacuanha.

Ce médicament conserve des vertus analogues dans les affections catarrhales de la poitrine, dans la coqueluche compliquée par un dérangement gastrique de même nature. Il agit en même temps comme expectorant et modificateur altérant.

De petites doses d'ipécacuanha, prises à longs intervalles, suffisent souvent pour réintégrer l'estomac dans ses fonctions digestives, pour rappeler l'appétit. Alors la maladie, causée par un vice dans les sécrétions locales, est susceptible de céder à une légère provocation. L'ipécacuanha est encore donné en ce cas en qualité d'altérant.

A haute dose, il a des vertus thérapeutiques anti-phlogistiques. On l'utilise souvent à Montpellier pour les phlegmasies dans lesquelles la faiblesse actuelle ou prévue du sujet fait redouter l'effet asthénique des évacuations sanguines. C'est surtout dans les fluxions de poitrine avec tendance à l'adynamie que les praticiens de notre Ecole en retirent de bons résultats. Cette vertu le rend un agent précieux pour le traitement des fièvres puerpérales, maladies qui présentent souvent en même temps des fluxions inflammatoires et un affaiblissement des forces radicales.

Du reste, l'ipécacuanha ne peut pas être regardé comme le spécifique des maladies que je viens de nommer ; il est plutôt le spécifique de certains caractères particuliers qu'elles peuvent revêtir. La spécificité, ainsi que nous le verrons, suppose une nature toujours identique dans les affections dont le médicament est l'agent curateur. Or, les fluxions de poitrine, les fièvres puerpérales varient souvent dans leurs caractères fondamentaux. L'essentiel est de reconnaître les cas spéciaux qui réclament l'ipécacuanha. Ce sont évidemment ceux qui offrent des indications appropriées aux propriétés dynamiques que j'ai essayé de caractériser plus haut. Et de plus, à défaut d'indications de ce genre, on aura recours à celles qui se tirent de l'appréciation *à posteriori* du génie épidémique. On a vu, en effet, des épidémies de fièvre puerpérale en apparence semblables, dont les unes cédaient à l'ipécacuanha et les autres guérissaient beaucoup mieux par d'autres moyens. Ce sont là des faits empiriques d'une haute importance, bien que leur raison théorique soit encore entièrement inconnue.

Il va sans dire que l'ipécacuanha, appliqué au traitement des fluxions de poitrine et des fièvres puerpérales, n'est pas exclusivement employé comme altérant. Lorsqu'il est indiqué comme vomitif, soit par les symptômes ordinaires de la surcharge gastrique, soit par la constitution médicale, il concourt puissamment, en sa qualité d'évacuant, à simplifier ou à guérir la maladie.

IV. L'ipécacuanha s'administre en poudre, en pastilles, en infusion, en sirop. Il existe d'autres préparations faites avec le vin ou l'alcool; elles sont inusitées. L'alcool est employé pour composer le sirop et obtenir l'émétine.

Poudre. Pendant la pulvérisation, la partie corticale de la racine se brise la première; le méditullium résiste, il est ordinairement rejeté, et comme il est bien moins actif, sa perte n'est pas à regretter. La dose vomitive de la poudre est de 50 à 60 centigrammes pour les enfants, 75 centigrammes à 1 gramme 50 centigrammes pour les adultes. On la donne en suspension dans l'eau et à cuillerées, par intervalles de 5 à 10 minutes environ.

A dose altérante et non vomitive, la quantité est moins considérable : elle est de 2 à 5 centigrammes que l'on peut répéter deux, trois fois dans les 24 heures : c'est habituellement pendant le repas que le malade prend le médicament. Comme dans l'ipécacuanha ainsi administré on recherche l'effet tonique et astringent sur les follicules mucipares, on le mêle avec des poudres ayant des vertus analogues, rhubarbe, quinquina; on l'associe également avec les excitants aromatiques, la poudre de cannelle, par exemple. Ces derniers ont plus que les autres substances la propriété particulière de jouer le rôle de correctif, et d'empêcher l'action émétique qui pourrait s'exercer sur quelques estomacs impressionnables.

Pastilles. — La poudre d'ipécacuanha est la base des pastilles de ce nom. Chacune contient environ un centigramme; quelques pharmaciens en tiennent de 2 centigrammes et demi. A dose considérable elles feraient sûrement vomir. On ne les prescrit guère dans cette intention, excepté chez les petits enfants, 5 à 6 administrées à courts intervalles. Ordinairement elles sont éloignées afin de développer seulement la vertu altérante ou expectorante du médicament.

Infusion. — C'est la forme la plus employée pour l'effet local altérant et pour l'effet général dit contre-stimulant. On devine que les doses sont plus petites avec la première intention qu'avec la seconde. On se sert pour l'infusion de la racine concassée : 50 à 60 centigrammes pour 150, 160 grammes de véhicule quand il s'agit d'enfants, 60 centigrammes à 1 gramme chez les adultes. On a l'habitude, à Montpellier, de faire infuser avec l'ipécacuanha l'écorce d'orange amère à la dose de 2 à 4 grammes. La potion convenablement édulcorée est administrée par cuillerées, petites ou grandes suivant l'âge, à la distance d'une heure, de deux heures : c'est un auxiliaire puissant dans les maladies saburrales du tube digestif. Elle peut guérir les cas légers sans autre remède. Souvent je l'ai vue donnant de l'appétit et améliorant sensiblement la situation de convalescents qui se rétablissaient mal, par suite d'un reste de dérangement dans les fonctions gastriques. Une circonstance digne d'être notée, c'est que cette infusion, prescrite dans des cas d'excitation locale, modérée, mais incontestable, est non-seulement parfaitement supportée, mais encore détermine un effet sédatif, et en même temps les facultés digestives se rétablissent.

A dose contre-stimulante, l'infusion est faite avec 1 gramme

à 1 gramme 50 centigrammes et même 2 grammes ; elle
s'administre, comme je viens de dire, à cuillerées, mais
séparées seulement par l'intervalle d'une demi-heure, d'une
heure. A moins de circonstances exceptionnelles, parmi
lesquelles il faut comprendre une sensibilité exaltée de l'estomac, cette potion ne fait aucun mal. Habituellement, pour
prévenir la nausée et le vomissement on y fait entrer du sirop
diacode, 8 grammes jusqu'à 50 grammes.

Sirop d'ipécacuanha. — Il se prépare avec l'infusion aqueuse
ou avec l'extrait alcoolique; 50 grammes de ce sirop renferment
environ la substance de 80 centigrammes de racine : c'est le
vomitif préféré pour les jeunes sujets. On le donne à cuillerées
à café rapprochées jusqu'à ce que le vomissement s'ensuive. La
quantité souvent nécessaire est de 8 à 16 grammes pour les
enfants, 50 grammes pour les adultes. A doses plus petites et
convenablement éloignées, il agit comme altérant dynamique,
tonique et anti-catarrhal. Donné assidûment et de cette manière, il est fort utile contre les toux opiniâtres suites de coqueluche, de rougeole, de catarrhe pulmonaire, surtout quand
elles sont entretenues par un état morbide de l'estomac (toux
gastrique). Selon qu'on veut obtenir des effets décidément toniques ou calmants, on l'associe par parties égales avec le
sirop de quinquina ou le sirop diacode. L'ipécacuanha entre
dans la composition d'une foule de sirops proposés contre les
irritations catarrhales chroniques de la poitrine. Je nomme
à ce sujet les sirops de Boullay, de Gardanne, de Desessart.

Le sirop d'ipécacuanha et l'infusion sont assez souvent laxatifs chez les enfants. On peut les essayer pour dissiper de
légers embarras intestinaux.

La teinture, le vin d'ipécacuanha ne sont pas employés en
France : 4 grammes de la première, un demi-verre du second,
donnés à petites portions et à courts intervalles, provoqueraient certainement des vomissements.

L'extrait aqueux est sans usage. L'alcoolique sert à préparer le sirop. Après une légère modification mentionnée plus haut, il constitue l'émétine médicinale.

Par la même raison que le matin, lorsque l'estomac n'a reçu ni aliments ni boissons, est le moment le plus favorable pour obtenir l'effet émétique, il ne faut pas choisir ce moment si l'on administre l'ipécacuanha comme moyen altérant; du moins, avant de commencer la médicamentation, il est bon que le malade ait déjà pris quelque chose : l'ipécacuanha est alors mieux toléré.

Emétine médicinale. Il paraît certain que l'émétine est le principe essentiellement actif de l'ipécacuanha considéré comme émétique ; mais il ne l'est pas du tout qu'en elle seule résident les autres vertus qui font de cette racine un vomitif spécial et un altérant précieux. Par conséquent, l'émétine représente une partie et non la totalité de la substance naturelle. Celle-ci, du reste, dans les préparations indiquées précédemment, nous offre toutes les garanties, toutes les facilités désirables. Il faut donc ne pas s'étonner si l'émétine n'a obtenu dans la pratique qu'un succès très-médiocre.

Elle a, cela est vrai, l'avantage sur la poudre, d'être soluble dans l'eau, d'être privée d'odeur, et d'avoir une saveur simplement amère, dégagée de goût nauséabond ; mais aussi son état habituel d'impureté est cause qu'elle n'a pas une composition fixe et toujours la même. En résumé, le bon ipécacuanha est de beaucoup préférable.

20 centigrammes d'émétine médicinale suffiraient pour faire vomir.

Voici des formules proposées par M. Magendie, et que je donne ici en faveur de ceux qui voudraient essayer l'émétine :

Mélange vomitif. { Emétine médicinale. 20 centigrammes.
Infusion aromatique. 64 grammes.
Sirop simple........ 16   —
A prendre par cuillerées.

Sirop d'émétine. — Sirop de sucre contenant 5 centigrammes d'émétine médicinale sur 30 grammes.
Préparation que l'on peut employer comme émétique à l'instar du sirop d'ipécacuanha.

10

Emétine pure. L'émétine *pure* est tellement rare, à cause des difficultés de sa préparation, que cette circonstance seule l'empêcherait d'occuper une place sérieuse dans la matière médicale. Son action sur les animaux est fort énergique. A doses vénéneuses, elle a, dit-on, provoqué des inflammations sur le tube digestif et dans les poumons ; 4 à 5 centigrammes sont émétiques. Les personnes, en très-petit nombre, qui l'ont expérimentée sur elles-mêmes, ont fortement vomi, et, de plus, ont accusé une tendance prononcée vers le sommeil. Il y a positivement dans l'émétine pure une grande activité ; mais l'expérience n'a pas dit encore où et comment on pourrait l'utiliser. Le sirop d'émétine pure de M. Magendie (20 centigrammes émétine sur 500 grammes sirop de sucre) est une contrefaçon du sirop d'ipécacuanha. Il ne valait certainement pas la peine de recourir à un produit aussi énergique et aussi cher pour obtenir un pareil résultat. L'avenir apprendra si l'émétine n'est pas susceptible d'applications moins vulgaires. J'en dis autant des solutions simples d'émétine, des pastilles ; elles sont émétiques, il est vrai, mais l'ipécacuanha fait aussi bien et très-souvent mieux que cela.

Les succédanés de l'ipécacuanha dans les rubiacées sont les racines des *Richardsonia emetica, R. rosea, R. scabra, R. pilosa :* ce dernier est l'ipécacuanha blanc, décrit par Marcgrave et Pison. Ces racines et d'autres que je me dispense de nommer ne se trouvent pas dans le commerce de la droguerie.

Parmi les racines émétiques que nous avons en France à notre disposition, je citerai celle de violette indigène *(viola odorata; violariées)*, dans laquelle on a découvert un principe immédiat connu sous le nom de *violine.* La violine ne diffère guère de l'émétine que par sa plus grande solubilité dans l'eau. La dose de la poudre de racine de violette serait de 4 grammes 80 centigrammes suspendus dans l'eau, ou de 8 à 12 grammes en décoction. A l'effet émétique obtenu par ce moyen se joint assez souvent un effet purgatif.

La racine d'ellébore noir (*elleborus niger,* renonculacées) était un des vomitifs habituels des médecins grecs. C'est un éméto-cathartique violent, infidèle dont on ne se sert plus aujourd'hui. La dose serait de 50 centigrammes à 1 gramme, le double en infusion.

Emétiques minéraux.
ANTIMOINE ET SES PRÉPARATIONS.

I. Les anciens connaissaient l'antimoine ou du moins son sulfure, et s'en servaient à l'extérieur comme astringent dessiccatif. Les propriétés émétiques des préparations de ce métal, mentionnées par Dioscoride, n'ont été utilisées que bien long-temps après, à la suite d'un débat violent qui commença au xve siècle et qui dura jusqu'à la fin du xviie. De nos jours, on a signalé d'autres vertus dans les antimoniaux : on peut dire que leur histoire pharmacologique, telle qu'on la présente aujourd'hui, est d'une origine moderne.

De tous les composés antimoniaux, le tartre stibié, celui dont l'introduction dans la matière médicale a éprouvé le plus de résistance, est maintenant le plus employé. Aux yeux de beaucoup de médecins, il résume en lui les propriétés antimoniales, et remplace avec avantage toutes les autres préparations. Celles-ci ont eu des fortunes très-diverses. Objet tour-à-tour d'enthousiasme et de dédain, dues pour la plupart aux manipulations empiriques d'une chimie surannée, plusieurs ne figurent que pour mémoire dans les livres de pharmacologie, et n'apparaissent dans la pratique qu'à de rares intervalles. Leur nombre considérable, l'obscurité de la partie chimique de leur étude sont d'ailleurs une pierre d'achoppement pour les élèves. Il y a toutefois, au sujet de l'emploi thérapeutique de ces préparations, des idées modernes et d'autres moins nouvelles qui méritent, les premières d'être connues, les secondes d'être conservées. Je vais donc faire un triage, que je m'efforcerai d'approprier aux véritables besoins des commençants.

Antimoine métallique. — On l'obtient, pour l'usage médicinal, en projetant dans un creuset rougi par une forte chaleur
du sulfure d'antimoine, du tartre blanc, du nitrate de potasse.
Le soufre du sulfure et les principes combustibles du tartre
sont brûlés à l'aide de l'oxygène fourni par le sel de nitre. On
trouve, au fond du creuset, un culot métallique recouvert des
produits fixes de cette combustion. On sépare ces derniers, et
le métal est lavé à l'eau chaude et purifié ensuite, en le fondant à plusieurs reprises avec 1/20e de son poids de nitre.

L'antimoine métal est solide, lamelleux, blanc-bleuâtre,
éclatant, lourd, opaque et cassant. On remarque à la surface
du culot une étoile cristallisée en feuilles de fougère. « L'antimoine, exposé à l'air humide, se transforme, en partie, assez
rapidement en protoxyde, et cette oxydation est notablement
accélérée par la présence des acides faibles, des chlorures
alcalins, éléments constitutifs de nos dissolvants gastriques (1).»

Jadis arrondi en globules, l'antimoine était prescrit sous le
nom de pilules purgatives dites *perpétuelles*, parce que, rendues
sans altération notable de leur substance, elles pouvaient
servir à de nouveaux usages. On alliait aussi l'antimoine à
l'étain pour fabriquer des gobelets dans lesquels le vin, en
séjournant, acquérait des vertus éméto-cathartiques. Maintenant l'antimoine, réduit en poudre très-fine par la porphyrisation, est recommandé par des médecins, en petit nombre à
la vérité, pour les médicamentations à but contre-stimulant.

Combinaisons oxygénées. — Le protoxyde (fleurs argentines),
l'acide antimonieux, l'acide antimonique, ont été également
vantés de nos jours, non sans contestation, comme contre-
stimulants. *L'antimoine diaphorétique*, remplaçant avec avantage ces préparations, auxquelles on le substitue habituellement dans les officines, nous occupera seul un moment.

On l'obtient en faisant agir l'un sur l'autre, dans un creuset

(1) Mialhe, Traité de l'art de formuler, ou notions de pharmacologie
appliquée à la médecine, p. cc.

rougi au feu, 1 partie d'antimoine pur et 2 de nitrate de potasse.
Le produit est l'antimoine diaphorétique *non lavé*. En le traitant par l'eau, on enlève de la potasse et puis de l'antimo-
niate neutre de potasse : privé de ces matières, l'antimoine
diaphorétique est dit *lavé*. C'est en ce dernier état qu'on l'emploie en médecine : il y est connu sous le nom impropre
d'oxyde blanc d'antimoine. D'après les recherches chimiques
modernes, l'antimoine diaphorétique est un *bi-antimoniate de
potasse*. Sa composition est variable, parce qu'on n'est pas
d'accord sur tous les détails de la préparation. Il se présente
sous forme d'une poudre blanche, presque insipide, insoluble
dans l'eau. Jadis on le divisait en trochisques avant de le faire
sécher. D'après MM. Henry et Guibourt, le peu de cohésion
du produit, tel qu'on l'obtient à l'aide du procédé maintenant
adopté, rend très-difficile cette partie, d'ailleurs indifférente,
de l'opération : ils conseillent d'y renoncer. Les anciens se
servaient de l'antimoine diaphorétique pour pousser aux
sueurs, qualité qu'exprime le nom donné à la substance ; ils
l'estimaient aussi comme un bon fondant. Aujourd'hui ce n'est
guère qu'à titre de contre-stimulant qu'on prescrit cette préparation, du reste assez peu employée.

Chlorures. — Le chlorure d'antimoine est un caustique déjà
étudié : je le rappelle ici, pour dire seulement que, délayé
dans l'eau, il se divise en deux portions, l'une qui se dissout,
l'autre qui se précipite. Celle-ci est un oxychlorure d'antimoine connu sous le nom de *poudre d'Algaroth*, *mercure de
vie*. La poudre d'Algaroth peut servir à la préparation du tartre
stibié.

Combinaisons sulfurées. — Le sulfure du commerce, obtenu
par la fusion du minerai d'antimoine, est en fragments offrant
des aiguilles brillantes et d'un gris noir ; il est fusible et insoluble dans l'eau : c'est l'*antimoine cru* des anciens. En cet
état, il entre dans la composition de quelques tisanes assez
souvent prescrites dans le traitement de la vérole (tisane

d'Astruc, de Feltz, de Vinache, décoction de Pollini, etc.). Il importe de faire remarquer que le sulfure d'antimoine dont on se sert alors contient presque constamment du sulfure d'arsenic. « Malgré, disent MM. Henry et Guibourt (1), la présence d'un corps qui semblerait devoir lui communiquer une grande activité, le sulfure d'antimoine, pris en nature, ne jouit pas d'un effet immédiatement appréciable : d'abord parce que le sulfure d'arsenic a par lui-même, à raison de son insolubilité, une action médiocrement vénéneuse, et ensuite parce qu'il est chimiquement combiné au sulfure d'antimoine. Mais il n'en est pas de même du décocté de sulfure d'antimoine arsenical. Comme, à la température de l'ébullition, le sulfure d'arsenic décompose l'eau et forme de l'acide arsénieux qui reste en dissolution, cette liqueur jouit d'une qualité vénéneuse très-marquée. » Ce serait donc à l'acide arsénieux qu'il faudrait attribuer l'activité quelquefois observée de ces tisanes et les accidents auxquels elles peuvent donner lieu. On ajoute que c'est également à l'acide arsénieux que le sulfure d'antimoine ainsi employé doit ses vertus anti-syphilitiques.

Le sulfure d'antimoine, autrefois recommandé comme émétique, diaphorétique, est prescrit actuellement par quelques praticiens comme contre-stimulant. Il est nécessaire alors de le priver de la totalité de son arsenic ; ce qu'on fait en le soumettant pendant plusieurs jours à l'action de l'ammoniaque et le lavant ensuite à l'eau distillée. On recommande avec raison de le porphyriser aussi complètement que possible pour ce mode d'emploi.

En soumettant le sulfure d'antimoine à l'action d'une forte chaleur dans un creuset de terre, on a pour produit le *verre d'antimoine* (oxyde d'antimoine sulfuré vitreux, oxysulfure d'antimoine silicifère). Ce produit, qui se présente sous forme de plaques de couleur hyacinthe, brillantes, demi-transparentes, insipides, fusibles par la chaleur, insolubles dans l'eau,

(1) Pharmacopée raisonnée, p. 361.

est un vomitif violent, maintenant inusité, et que l'on adoucissait jadis en le faisant fondre avec de la cire. Maintenant il est banni de la médecine humaine ; on l'emploie dans un procédé recommandé pour la préparation du tartre stibié.

La *poudre de James*, poudre antimoniale dont l'empirisme fait une si grande consommation en Angleterre, est le résultat de la calcination d'un mélange de sulfure d'antimoine et de corne de cerf râpée. D'après les chimistes modernes, la poudre de James serait une association de phosphate de chaux et de phosphate d'antimoine.

Les oxysulfures, anciennement connus sous le nom de *foie d'antimoine*, de *rubine d'antimoine*, sont tout-à-fait abandonnés. Le foie d'antimoine réduit en poudre s'appelait *crocus metallorum* (safran des métaux).

Les combinaisons sulfurées suivantes méritent d'être conservées et rendent de grands services, surtout la première.

Kermès minéral, poudre des Chartreux. — Il y a divers procédés à l'aide desquels on l'obtient plus ou moins beau, plus ou moins actif. M. Mialhe, en cela d'accord avec l'opinion générale, pense que les kermès obtenus par la voie sèche constituent des agents infidèles : la voie humide doit donc être préférée, et cet auteur recommande par-dessus tous les autres le procédé de Cluzel. On fait bouillir dans l'eau du sulfure d'antimoine pulvérisé et du carbonate de soude cristallisé également en poudre ; on filtre, et on laisse refroidir le plus lentement que possible. Après 24 heures de repos, on filtre de nouveau pour séparer le kermès qui s'est précipité. On lave ce produit avec de l'eau bouillie et refroidie à l'abri du contact de l'air. Faites sécher à l'étuve, pulvérisez et tamisez.

On n'est pas complètement fixé sur ce qui se passe pendant cette opération. Des théories fort diverses ont été admises ; aussi les noms chimiques du kermès ont changé selon l'idée du jour à ce sujet. C'a été d'abord l'oxyde hydrosulfuré rouge d'antimoine, puis un hydrosulfure rouge d'an-

timoine, puis un sous-hydrosulfate. Il passe maintenant pour
être une association d'eau, d'oxyde et de sulfure d'antimoine.
MM. Henry et Guibourt proposent de le considérer à volonté
comme un oxysulfure hydraté ou comme un sulfhydrate
sesqui-basique. La première dénomination paraît prévaloir en
ce moment; mais, sans contredit, la chimie n'a pas encore dit
son dernier mot sur ce point.

Le kermès minéral bien préparé est une poudre fine d'un
rouge-brun velouté, d'une saveur métallique, seulement lorsqu'il est conservé long-temps dans la bouche, insoluble dans
l'eau. Exposé au contact de l'air, il perd à la longue sa couleur
et se décompose.

Il est question, dans les ouvrages de pharmacologie, d'un
autre kermès bien différent, et qui est un insecte du genre
Coccus. On fera bien, lorsqu'on voudra inscrire dans une formule le produit dont il est question dans le présent article, de
se servir des mots *kermès minéral*.

Soufre doré d'antimoine. — Long-temps on l'a préparé en
faisant précipiter par un acide (le chlorhydrique était préféré)
les eaux mères restées après la préparation du kermès. Le
précipité, lavé et séché comme le kermès, était le produit
cherché. Maintenant on conseille de faire bouillir ensemble de
la chaux vive et du sulfure d'antimoine pulvérisé. La liqueur,
traitée par l'acide chlorhydrique, donne un précipité qui,
séché et pulvérisé, est le soufre doré d'antimoine. Les dénominations chimiques de cette substance ont subi les mêmes
vicissitudes que celles du kermès : oxyde hydrosulfuré orangé
d'antimoine, sulfure d'antimoine sulfuré hydraté, hydrosulfure jaune d'antimoine sulfuré, sous-hydrosulfate sulfuré
d'antimoine, oxysulfure d'antimoine sulfuré hydraté. L'épithète *sulfuré*, qui revient toujours, indique que la proportion
de soufre est relativement considérable. Maintenant le soufre
doré est considéré comme un simple sulfure d'antimoine, parvenu à un haut degré de sulfuration.

Le soufré doré est une poudre d'un jaune orangé, d'une saveur semblable à celle du kermès, insoluble et altérable comme ce dernier.

Tartre stibié, tartre émétique, tartrate de potasse et d'antimoine, tartrate antimonico-potassique, tartrate antimonié de potasse. — Ce sel, appelé aussi *émétique* tout court à cause de l'excellence de sa propriété évacuante, est, sans contredit, la plus importante des préparations antimoniales. Les procédés pour l'obtenir diffèrent entre eux ; mais c'est toujours du bi-tartrate de potasse (crême de tartre) que l'on fait bouillir dans l'eau avec un composé antimonial (poudre d'Algaroth, verre d'antimoine, sous-sulfate d'antimoine). La poudre d'Algaroth (oxychlorure d'antimoine) a été recommandée par M. Henry; M. Soubeiran préfère l'oxyde d'antimoine, qu'il prépare en décomposant à chaud le chlorure d'antimoine par le bi-carbonate de soude. Quelle que soit celle de ces substances que l'on mette en rapport avec la crême de tartre, on filtre après l'ébullition et on fait cristalliser. L'oxyde d'antimoine enlevé au composé antimonial se combine avec le bi-tartrate de potasse, qui devient alors un sel à double base.

Les cristaux obtenus sont des tétraèdres ou des octaèdres demi-transparents, mais devenant opaques parce qu'ils s'effleurissent à l'air ; la saveur âpre, métallique, y est peu prononcée ; le tartre stibié se dissout dans environ quatorze parties d'eau froide et deux parties seulement d'eau bouillante. Cette dissolution se fait lentement quand le sel est bien cristallisé et qu'il a été pulvérisé récemment, circonstance qu'il est bon de se rappeler dans la pratique. Souvenez-vous aussi qu'en s'effleurissant, l'eau qui disparaît lui enlève 4 ou 5 centièmes de son poids.

La solution est acide d'après le témoignage des réactifs, propriété que le goût pourtant ne révèle pas. Concentrée, elle se conserve assez long-temps; mais quand elle n'est pas saturée, elle s'altère avec assez de promptitude. Une foule de substances modifient ou décomposent le tartre stibié. Parmi celles de ce genre que l'on pourrait songer à associer avec lui dans une formule, je citerai les alcalis, les acides minéraux, les carbonates alcalins, le phosphate de soude, etc.

L'eau ordinaire, à cause des carbonates de chaux et de magnésie qu'elle contient, décompose le tartre stibié au bout de quelques heures; l'antimoine est séparé à l'état d'oxyde, et cette séparation se fait instantanément si l'eau est bouillante. Il faut donc faire la solution à froid, en user le plus tôt possible, ou mieux se servir de l'eau distillée.

Évitez de mettre en contact avec le tartre stibié les sucs des végétaux, les extraits, les décoctions astringentes, toutes les substances, en un mot, qui contiennent du tannin. Il est quelques formules utiles cependant dans lesquelles ces éléments se trouvent réunis, mais on tient compte de la décomposition qui en est la conséquence. Cette décomposition consiste encore dans la précipitation de l'oxyde d'antimoine.

On assure que l'axonge altère lentement le tartre émétique; au bout de quinze ou vingt jours, dit-on, la pommade stibiée a perdu ses vertus.

Il est probable que les tamarins, le petit-lait, la limonade, unis au tartre stibié, en modifient la composition. Dans ce cas, il doit se former de nouveaux produits doués de propriétés analogues, car le praticien ne perd à peu près rien à l'échange.

Ces faits chimiques ne doivent pas être perdus de vue, quand il s'agit de formuler.

A présent que nous connaissons les médicaments antimoniaux les plus importants, il serait utile de se demander s'il n'y a pas en eux quelque chose de commun touchant leur mode d'action chimique. A ce sujet, je répèterai ici ce que M. Mialhe vient de faire connaître dans un ouvrage récent (1). Plusieurs des opinions de ce chimiste me paraissent appuyées

(1) *Loc. cit.*, pag. cc et suiv.

sur des expériences significatives et des raisonnements fort acceptables.

D'après M. Mialhe, les effets émétique, purgatif, sont dus à l'action de l'acide chlorhydrique de l'estomac sur le composé antimonial ingéré, c'est-à-dire à un chlorhydrate de chlorure d'antimoine, composé très-acerbe et très-irritant. A dose élevée il n'y a pas de vomissement, parce que l'acide chlorhydrique du suc gastrique ne suffit plus pour déplacer l'acide tartrique.

Les effets consécutifs à l'absorption reconnaissent pour cause la précipitation d'un composé antimonial insoluble, le plus ordinairement le protoxyde : précipitation due à l'action décomposante des alcalis du sang sur le composé salin à base d'antimoine. Ces assertions me paraissent être encore hypothétiques. Ce qui suit a plus d'importance.

L'absorption si favorable aux mutations générales est facilitée par la solubilité de la préparation, solubilité déjà acquise ou obtenue à l'aide des réactions subies en présence des liquides gastriques ou intestinaux.

Sous ce rapport, le tartre stibié, sel très-soluble, ne peut soulever aucune difficulté. Tout le monde est d'accord sur le genre d'effets qu'il provoque. Ce médicament, toujours semblable à lui-même, trompe rarement l'attente du praticien.

Il y aurait des difficultés pour les autres antimoniaux. M. Mialhe s'efforce de les lever en établissant les faits suivants : « Les trois combinaisons, dit-il, que l'antimoine forme avec l'oxygène sont toutes trois *sensiblement* solubles dans l'eau quand elles sont hydratées, ainsi qu'il résulte des expériences de M. H. Capitaine, expériences dont j'ai été maintes fois à même de vérifier toute la justesse. Toutefois, les oxyde et acide antimoniques n'auraient qu'une bien faible action sur l'économie animale, s'ils ne trouvaient moyen de pénétrer dans la circulation générale autrement qu'à la faveur de leur propre solubilité dans l'eau ; mais la majeure partie de leur effet thérapeutique

leur est communiquée par les acides gastriques et par
alcalis intestinaux, attendu que ces combinaisons oxygé
de l'antimoine sont du petit nombre des médicaments à la
solubles dans les acides et dans les alcalis. De plus, il est
cessaire que ces combinaisons oxy-antimoniques soient à l
d'hydrate, pour devenir solubles dans l'eau faiblement ac
lée ou alcalinisée. »

M. Mialhe se demande ensuite si les préparations anti
niales insolubles et pourtant puissantes n'éprouveraient
une modification de ce genre dans le tube digestif. A ce p
de vue, il s'est principalement occupé du kermès, subst
sur la valeur de laquelle l'opinion a beaucoup varié.

Il a voulu expliquer chimiquement les différents degrés c
tivité des espèces de kermès proposées pour l'usage méd
Examinant ces préparations, il a trouvé que la propo
d'hydrate de protoxyde d'antimoine n'était pas la même
toutes. Les unes cédaient beaucoup de cet oxyde à l'eau fai
ment acidulée, représentant pour lui les qualités chimique
suc gastrique ; les autres en cédaient moins. Il fallait vér
par l'épreuve physiologique la justesse de son idée à p
touchant l'excellence du rôle que joue la quantité d'o
d'antimoine hydraté. Des expériences cliniques, faites
M. Trousseau, ont donné toute la satisfaction désirable.
quatre échantillons de kermès essayés par ce professeu
plus actif était celui qui, traité par l'eau acidulée, a
fourni le plus d'oxyde; il avait été obtenu par le procéd
Cluzel. Le second, sous le rapport de l'activité, était m
riche en oxyde et dû au procédé de J. Pessina. Le troisie
produit du procédé Thierry était presque sans action. Le quatrième, tout-à-fait inerte, était un kermès commercial de qualité inférieure. De là, la conclusion que le kermès de Cluzel
est la meilleure préparation de ce genre, et l'évidence de la
règle mentionnée plus haut relativement à la supériorité des
procédés par voie humide pour la préparation. Enfin, on s'ex-

pliquée par la différence des produits employés, les jugements divers portés par les praticiens sur l'efficacité du kermès dans le traitement des maladies.

On pouvait opposer une autre difficulté à la théorie de M. Mialhe. M. Trousseau avait observé que l'antimoine à l'état métallique et simplement porphyrisé avait une action irritante locale, tout aussi énergique que celle du tartre stibié. Ce fait portait à penser que l'activité des antimoniaux n'est pas en raison directe de leur solubilité. M. Mialhe a démontré cependant que cette anomalie n'est qu'apparente. En abandonnant, dit-il, à l'action de l'air humide de l'antimoine métallique divisé, il a reconnu que le métal ne tarde pas à passer en partie à l'état de protoxyde, et que l'oxyde qui se forme alors se trouve hydraté, c'est-à-dire dans les conditions les plus favorables pour être aisément attaqué par les dissolvants humoriques. De plus, ayant traité séparément par de l'eau faiblement acidulée parties égales en poids d'antimoine métallique divisé et de protoxyde ordinaire, il a vu que la proportion de sel antimonique produit avec le métal est incomparablement plus grande qu'avec l'oxyde. C'est donc encore par la formation d'un produit soluble que l'antimoine métal acquiert des propriétés puissantes. En résumé, M. Mialhe assure que l'action de toutes les préparations stibiées est en raison de leur solubilité ou de leur aptitude à acquérir de la solubilité à la faveur des agents dissolvants que nos humeurs renferment. De ce point de vue, l'auteur les classe dans l'ordre suivant, lequel est à peu près celui que la pharmacologie clinique adopte : 1° tartre stibié; 2° kermès de Cluzel; 5° antimoine métallique; 4° combinaisons des oxydes d'antimoine avec un excès de potasse; 5° kermès obtenu par d'autres procédés; 6° poudre d'Algaroth; 7° et en suivant une série descendante, les oxydes d'antimoine purgés de leur excès de potasse, l'oxyde pur, l'acide antimonieux, l'acide antimonique.

Les idées que je viens de rappeler ont de l'importance. Cer-

tainement on ne se montrerait pas difficile, si on les trouvait
suffisantes pour expliquer les effets dynamiques obtenus avec
les préparations antimoniales. Ces effets seront encore un mystère, bien que l'on parvienne à prouver qu'ils sont provoqués
par ce qu'il y a de soluble dans ces préparations ; mais il faut
convenir qu'un coin du voile est soulevé, que la partie chimique appréciable de la mutation affective antimoniale est per-
fectionnée. Maintenant si la théorie de M. Mialhe est décidément
trouvée exacte, on aura un moyen facile d'apprécier *à priori*
la valeur d'un composé antimonial insoluble, d'en améliorer la
préparation ; enfin, le médecin saura quels sont, parmi tant de
produits stibiés dont les pharmacopées anciennes et modernes
sont encombrées, ceux qui méritent réellement son attention
et sont dignes d'être expérimentés. Convenons que l'histoire
pharmaco-chimique des antimoniaux était obscure dans plusieurs endroits, et remercions M. Mialhe du rayon de lumière
qu'il y a fait pénétrer.

Il est temps maintenant d'exposer les diverses modifications
pharmacologiques qui sont obtenues à l'aide de ces agents.

II. J'ai dû réunir les antimoniaux dans le même article,
parce que tous sont émétiques quoique à des degrés divers, et
que lorsqu'on parvient à les introduire à certaines doses dans les
secondes voies, ils déterminent un genre de sédation, célèbre
dans ces derniers temps sous le nom de *contre-stimulation.*

Le plus expérimenté parmi eux, celui qui laisse le moins à
désirer sous le rapport chimique et thérapeutique, doit nous
occuper d'une manière spéciale. Je dirai ensuite ce que l'on
sait des autres, lesquels, d'une puissance inférieure, n'ont
pas été autant éprouvés, ne sont pas aussi bien connus.

Mutations affectives par le tartre stibié. — Ce sel est absorbé
lorsque ses molécules, atténuées par la solution ou par leur
mélange avec l'axonge, sont appliquées sur une large surface
de la peau, pourvu que l'on change le lieu où les frictions sont
pratiquées ; alors rien de particulier n'apparaît sur le tégu-

ment, mais il survient quelquefois des vomissements, et si on
insiste sur cette médicamentation, des phénomènes dynamiques
analogues à ceux dont je parlerai tout à l'heure apparaissent
dans l'ensemble du système.

En répétant les onctions sur le même lieu et laissant séjourner le médicament, on obtient de petites pustules épaisses,
acuminées. Ce n'est pas seulement à l'endroit des frictions que
ces pustules se montrent ; quelques-unes, rares à la vérité, se
développent dans des parties plus ou moins éloignées, notamment dans les environs des parties génitales. Ceci est-il le
résultat d'un phénomène sympathique ; ou bien faut-il attribuer ces pustules excentriques à des parcelles du médicament
portées par inattention sur le lieu de leur développement?
C'est une question indécise pour moi, bien que je penche fortement vers la première solution. Quoi qu'il en soit, si les
frictions sont continuées toujours sur la même surface, les pustules acquièrent le volume et la forme aplatie de celles de la
petite-vérole ; elles se recouvrent de croûtes qui, après leur
chute, laissent des ulcères quelquefois profonds dont les cicatrices sont indélébiles. Ces pustules, du genre *ecthyma*, sont
environnées d'une auréole rouge, présentent des différences
dans la forme, la rapidité du développement et les suites,
selon la susceptibilité du sujet, la finesse de la peau, la durée
de la médicamentation, la préparation employée.

En général, quand on s'est servi du tartre stibié dissous
dans l'eau, les pustules sont petites ; elles sont plus grosses
avec la pommade. Les plus larges, les plus douloureuses, les
plus aplaties au centre sont celles que l'on obtient par la poudre
de tartre stibié appliquée à l'aide d'un emplâtre adhésif.

Ce sel est-il placé sur une solution de continuité, sur une
piqûre de sangsue, par exemple, l'inflammation est plus
intense, s'accompagne souvent de gangrène, et il y a plus de
chances de vomissement.

D'après M. Debourges de Rollot, on obtient des pustules,

en inoculant par la lancette du tartre stibié délayé dans un peu d'eau ou d'huile. On accélère leur développement, en passant sur la partie un pinceau imprégné du même mélange. M. Debourges emploie ce moyen pour établir des cautères.

Les diverses scènes dont je viens de parler sont utilisées par la thérapeutique ; d'autres fois, quand on ne se comporte pas avec assez de prudence, elles sont provoquées mal-à-propos. Le praticien doit donc connaître les conditions de leur développement.

En contact avec les muqueuses, le tartre stibié se montre encore plus irritant ; il donne lieu à de violentes phlogoses sur celles dont la sensibilité est vive, l'oculaire par exemple. La muqueuse gastro-intestinale, moins impressionnable, cède bien moins à ce genre de provocation, et répond d'une autre manière. Cependant, ainsi que permettaient de le supposer les expérimentations faites sur les animaux avec des doses toxiques, ainsi que le prouvent directement les empoisonnements chez l'homme et les effets survenus à la suite de médicamentations exagérées et trop prolongées, il peut survenir des phlogoses à l'estomac et à l'intestin.

Je signalerai aussi la stomatite couenneuse ou pseudo-membraneuse qu'on observe chez certains individus soumis assidûment à l'usage du tartre stibié administré en solution par la bouche. Les conditions particulières dans lesquelles la saturation médicamenteuse place l'ensemble de l'individu, ne sont pas, dans quelques cas , étrangères à ce résultat ; mais on est forcé de convenir que le passage réitéré de la substance joue le principal rôle ; et la preuve, c'est que cette stomatite n'existe pas lorsque le tartre stibié est donné sous forme pilulaire (1).

Parmi les effets dynamiques des antimoniaux , je dois considérer le vomissement comme un des plus importants. Et ici je ferai principalement allusion à la propriété émétique du tartre

(1) Communication faite par M. Ernest Boudet à l'Académie royale de médecine (séance du 16 décembre 1845).

stibié : ce sel est, sans contredit, préférable sous ce rapport et le plus souvent prescrit.

Le vomissement arrive après l'administration de petites quantités, incapables de provoquer les scènes de phlogose dont je parlais tout à l'heure. Le médicament n'a pas nécessairement besoin d'être mis en rapport direct avec l'estomac ; il suffit qu'il soit absorbé par la peau en quantité suffisante. Administré en injection dans les veines, il provoque l'effet émétique dans un temps très-court. On trouve là, avec raison, une action élective se localisant sur les instruments et les facultés qui président au vomissement.

Celui-ci, avec le tartre stibié, présente les particularités suivantes : il est prompt, énergique, plus fatigant qu'avec l'ipécacuanha ; il augmente d'une manière plus marquée la sécrétion du foie, et la bile est rejetée en quantité plus grande.

En général, si le tartre stibié est donné dissous dans peu d'eau et à doses pressées, l'effet émétique existe seul ; mais celui-ci a d'autant plus de chances d'être suivi d'évacuations alvines, que la proportion du véhicule est considérable et que les doses sont éloignées. On remarque aussi plus fréquemment la diurèse.

Certainement, ce n'est pas en vertu de la qualité irritante mentionnée plus haut que le vomissement est produit ; toutefois on n'oubliera pas dans la pratique que, tout étant égal d'ailleurs, l'irritation phlogosique se manifeste après les antimoniaux plus facilement qu'après l'ipécacuanha.

Tels sont les effets locaux qu'on peut obtenir, à des degrés divers, par suite de l'emploi des préparations d'antimoine. Il me reste à parler des mutations d'ensemble : les unes sont la conséquence des scènes dont il vient d'être question ; les autres n'ont pas besoin de celles-ci pour se produire.

Les premières sont liées au vomissement ou aux irritations locales. Celles qui dépendent du vomissement reproduisent les phénomènes généraux dont j'ai parlé à propos des émétiques ; j'ajouterai seulement ici que, l'action étant plus énergique, les effets sont plus prononcés. Ainsi, la perturbation est grande; l'affaissement consécutif, fortement senti, dure long-temps ; mais, on le comprend, tout cela est relatif.

Les suites d'une irritation provenant d'une médicamentation stomacale imprudente, sont moins à craindre avec l'ipéca-cuanha : celui-ci est médiocrement agressif, ai-je dit, et, en outre, comme il n'est pas soluble (du moins quand il est administré en poudre), il s'attache peu aux surfaces, et son expulsion totale par le vomissement est facile. Les anti-moniaux ont une action plus persistante. Supposons que les prédispositions individuelles ou des doses trop multipliées leur permettent d'exercer leur énergie dans le sens de l'irritation phlogosique, on observera les conséquences habituelles d'une surexcitation morbide du tube digestif : vomissements sangui-nolents, garde-robes de même nature, fièvre, agitation, dou-leurs à l'épigastre et à l'abdomen, face grippée, convulsions, etc. L'ouverture du corps, lorsque cet empoisonnement a causé la mort, dévoile des traces manifestes d'inflammation au tube digestif, aux poumons, et, dans ce dernier cas, la lésion pul-monaire s'est quelquefois manifestée pendant la vie par ses signes ordinaires.

Moyennant certaines conditions de l'économie et quelques précautions dont je parlerai bientôt, le tartre stibié perd ses vertus émétiques et le pouvoir de susciter des phlegmasies ; il est absorbé et passe dans les secondes voies, sans provoquer aucun changement appréciable sur les organes avec lesquels il est en rapport immédiat. Il survient alors un état particulier du système, caractérisé par une sédation de l'activité vitale, et dont voici les principaux symptômes : la peau s'humecte et fraîchit ; le pouls diminue de force et de fréquence ; les mou-vements respiratoires sont plus rares qu'auparavant, la sécré-tion urinaire est abondante ; en même temps rien de morbide n'apparaît du côté de l'estomac, les forces sont bonnes, le moral est parfaitement sain.

Ces phénomènes ont été surtout observés chez des malades atteints de phlegmasie pulmonaire, et alors ils contrastent avec l'état inverse présenté par le sujet avant la médicamentation. De semblables résultats, obtenus pour la première fois dans ces derniers temps, ont frappé par leur singularité et sont devenus l'objet d'une étude très-suivie ; ils autorisent à admettre dans les antimoniaux, dans le tartre stibié surtout, la propriété d'amoindrir directement l'énergie vitale exubérante. Or, comme c'est là le caractère des médicaments appelés contre-stimulants, cette épithète convient aux agents dont je parle.

Mais il faut distinguer, et, si l'on se rappelle ce que j'ai dit plus-haut, on comprendra comment les choses ne se passent pas toujours de la sorte. Ainsi, lorsque, par accident ou toute autre cause, le tartre stibié à haute dose est administré inopportunément, il survient des mutations affectives qui diffèrent selon des circonstances quelquefois difficiles à préciser.

Tantôt c'est le vomissement et la purgation qui prennent des proportions exagérées, et alors le sujet paraît atteint d'un choléra-morbus ; tantôt c'est l'irritation phlegmasique qui domine, et une réaction décidément inflammatoire s'établit ; tantôt la préparation antimoniale provoque des phénomènes de dépression vitale. Souvent ces choses s'entremêlent dans des proportions variées : de là, le peu d'accord des auteurs pour la description de l'empoisonnement par les antimoniaux, et le jugement différent porté par eux touchant la gravité de cet empoisonnement.

Evidemment, le traitement ne peut pas être le même dans tous les cas. Les évacuations excessives et opiniâtres, les inflammations, l'adynamie, suggèrent au praticien des indications particulières. Ne pouvant pas examiner ici cette question de thérapeutique toxicologique, je me contente de dire que, si l'on peut assister le malade avant que les symptômes aient paru ou bien lorsqu'ils sont encore modérés, il faut favoriser l'expulsion de la matière toxique par la titillation de la luette,

à l'aide de boissons abondantes, et, parmi ces dernières, on
choisit (quand l'irritabilité de l'estomac le permet) celles qui
renferment des principes susceptibles d'amener des neutralisations chimiques : telles sont les décoctions ou infusions
aqueuses, laiteuses, de substances tannantes, thé, quinquina,
noix de galle, cachou, etc.; plus tard on s'efforce de parer
au danger le plus pressant.

J'ai fait connaître les principales mutations dynamiques que
l'on peut obtenir avec le tartre stibié. Les autres composés
antimoniaux agissent d'une façon analogue; mais les différences
qui existent sous le rapport de l'énergie ne sont pas toutes
exactement connues. Cela se conçoit : le tartre stibié a été
expérimenté d'une foule de manières. Les essais de ce genre
ne sont pas aussi nombreux pour ce qui regarde le kermès, le
plus usité après le tartre stibié; et, pour le reste, ils sont encore inconnus, incomplets ou contradictoires. Et, par exemple, quelle confiance accorder aux documents si variés que
la science possède au sujet de l'oxyde blanc d'antimoine,
substance que l'on a vue tantôt énergique, tantôt presque
inerte? Sommes-nous sûrs que c'est toujours le même agent
qui a été administré?

La première chose à faire en pharmacologie est donc de s'assurer de l'identité du médicament : sans cette précaution, on
s'expose à commettre les plus lourdes erreurs physiologiques.
C'est pour cela que les travaux de M. Mialhe sur l'antimoine,
destinés à fournir un point fixe à l'histoire pharmaceutique
des antimoniaux, condition première et indispensable avant
toute autre chose, me semblent devoir intéresser vivement
les médecins.

Quand il s'agira de mutations affectives obtenues avec ces
médicaments, il faudra, à l'avenir, indiquer le mode de préparation de la substance employée. On peut établir déjà, à
l'aide des expériences connues, que le kermès de Cluzel est
évacuant à la façon du tartre stibié, quoique d'une manière

moins puissante; que ses propriétés contre-stimulantes sont également analogues.

En résumé, conformément à la règle posée et expliquée par M. Mialhe, l'action des antimoniaux sur l'ensemble du système est en raison directe de leur solubilité ou de ce qui peut devenir soluble dans le tube digestif. L'antimoine métallique lui-même, lequel, si l'on en croit M. Trousseau, est presque aussi énergique que le tartre stibié, rentre dans cette formule générale, si, comme on doit le supposer, ce métal est susceptible de passer à l'état de protoxyde hydraté.

Tous les antimoniaux, lorsque leurs propriétés agressives sur les surfaces d'application ne s'exercent pas et qu'ils sont absorbés, paraissent agir alors comme contre-stimulants. Toutefois cette vertu asthénisante n'est bien connue que pour le tartre stibié et le kermès. Son étude laisse encore à désirer en ce qui regarde les autres substances antimoniales.

III. Présentement j'établis, d'après ce qui précède, trois modes principaux de mutation affective par les préparations antimoniales : 1° un mode par évacuation; 2° un mode par irritation phlogosique ; 3° un mode par débilitation directe. L'expérience clinique a enseigné à provoquer, en les limitant convenablement, ces divers genres d'activité, de manière à les faire servir au traitement des maladies et à obtenir ainsi des effets thérapeutiques.

Utilité de la mutation évacuante. — Cette mutation est de mise toutes les fois que l'on veut agir sûrement, vivement, largement, et qu'il n'y a aucune irritation à redouter. La perturbation est plus profonde, l'effet expansif est plus prononcé, et l'on a plus de chances d'arrêter le cours des maladies graves, croup, fièvres produites par une intoxication miasmatique. Ce genre de vomissement convient aussi quand il s'agit d'expulser des corps étrangers, des matières vénéneuses, en faisant cependant la part des contre-indications. Le tartre stibié est préféré particulièrement aux émétiques végétaux lorsque l'économie est plongée dans la stupeur, et qu'on a lieu de croire que cette stupeur porte sur les voies gastriques, apoplexies séreuse, gastrique, empoisonnement par des substances narcotiques, par le plomb, etc. A cause de la purgation et de l'augmentation de la sécrétion hépatique, le tartre stibié est souvent employé dans les fièvres bilieuses estivales, les rhumatismes aigus de même nature ou de cause catarrhale. Il est prescrit souvent alors en qualité d'éméto-cathartique, seul ou associé à un sel purgatif. Le tartre stibié, administré de façon à épuiser son action en augmentant la faculté péristaltique des intestins, est indiqué toutes les fois qu'il y a indication d'opérer une révulsion du côté des voies inférieures, plaies du crâne, érysipèle de la tête, de la face, etc.

En donnant le tartre stibié comme vomitif, on n'obtient pas ordinairement la purgation des poumons aussi bien qu'avec l'ipécacuanha. Toutefois, il y a une préparation antimoniale, le kermès, qui pour cette qualité se rapproche beaucoup de ce dernier. On le préfère même comme vomitif expectorant chez les sujets lourds, empâtés, glaireux, atteints de fausse péripneumonie, de catarrhe profond des bronches, d'asthme humide, etc.

Les autres antimoniaux ne sont plus employés aujourd'hui comme émétiques.

Utilité de la mutation irritante. — Le tartre stibié est le seul qui soit prescrit dans cette intention. De même que les irritants dont il a été question au commencement de ce volume, ce sel peut être un agent épispastique puissant. L'effet évacuant et l'effet irritant concourent vers ce but lorsque le médicament est donné en lavage. J'en dis autant des lavements purgatifs faits avec le vin émétique.

En mêlant le tartre stibié avec le beurre de cacao, on a des suppositoires propres à provoquer les hémorrhoïdes supprimées, ou bien une irritation artificielle qui quelquefois en tient lieu.

La pommade stibiée, employée de manière à déterminer sur la peau l'éruption dont j'ai parlé, est mise en usage pour rappeler des dartres inopportunément guéries, pour détourner des fluxions fixées sur les yeux, les poumons, etc. Tout le monde sait la célébrité qu'elle a acquise dans le traitement de la coqueluche. Un emplâtre stibié placé entre les deux épaules enraie le mouvement qui prépare les hémoptysies, retarde la marche de la phthisie, concourt même quelquefois à la guérison radicale de cette terrible maladie, ce qui n'est pas contesté pour les catarrhes chroniques.

Je rappelle ici le parti que tire M. Debourge de Rollot des effets provoqués par l'inoculation stibiée pour l'établissement des fonticules.

Utilité de la mutation contre-stimulante. — A ce titre, les antimoniaux, et principalement le tartre stibié et le kermès, sont administrés dans la pneumonie. M. Lallemand en a obtenu de beaux succès contre les réactions suites de blessures ou d'opérations chirurgicales. J'ai vu ce professeur arrêter presque instantanément par ce moyen la marche des orchites vénériennes. Les résolutions obtenues alors s'expliquent par des mutations affectives d'abord générales et localisées ensuite dans l'organe malade.

La contre-stimulation par le tartre stibié a eu des succès variés dans l'hydarthrose, le rhumatisme aigu, dans les affections connues aujourd'hui sous le nom de phlébite, d'infection purulente. Cet agent paraît avoir dans quelques cas la vertu d'arrêter ces états morbides dans leur principe, d'apaiser leur violence, de les supprimer même lorsqu'ils sont établis.

On ne sait pas tout-à-fait au juste de quelle façon les antimoniaux agissent alors. Combattent-ils directement la diathèse inflammatoire, comme le veulent Rasori et ses disciples? Si cela est, leur action doit être distinguée de celle des autres anti-phlogistiques. La saignée, qui constitue l'un des plus puissants parmi ces derniers, remplit des indications qui ne sont pas les mêmes. Les antimoniaux réussissent précisément dans les cas où les évacuations sanguines seraient suivies de fâcheux effets. Et bien qu'on cite des observations assez nombreuses où les antimoniaux ont remplacé la saignée avec avantage, on s'accorde généralement à donner la préférence à celle-ci, toutes les fois qu'elle est rationnellement possible. D'ailleurs, les antimoniaux ont eu du succès dans des circonstances qui ne permettaient pas de croire à l'existence de la diathèse phlogistique, du moins comme on l'entend en France, hydarthrose, rhumatisme chronique, tumeur blanche, etc., maladies où il n'y avait aucune trace appréciable de réaction inflammatoire.

Selon M. Trousseau (1), la présence de cette diathèse n'est nullement nécessaire pour que les antimoniaux à haute dose soient tolérés. Cette assertion, que je crois vraie, ruine un des principes fondamentaux de l'hypothèse Rasorienne, à savoir : qu'il faut être malade par sthénie pour supporter des quantités considérables de préparations antimoniales. M. Trousseau, au contraire, affirme qu'on peut obtenir ce résultat chez presque tous les sujets, à moins qu'il n'existe une phlogose gastro-intestinale. D'après le professeur de Paris, lorsqu'on a essayé sans succès les antimoniaux à haute dose sur des personnes non atteintes de maladie inflammatoire, on a négligé de diminuer les aliments : or, ajoute-t-il, la diète est une des principales conditions de la tolérance.

Les médecins qui expliquent les effets thérapeutiques d'origine antimoniale à l'aide de la révulsion produite par les vomissements et les garde-robes, oublient que les effets thérapeutiques sont d'autant plus certains que le médicament est mieux supporté, c'est-à-dire qu'il y a moins d'évacuations. « Le problème à résoudre, dit avec raison M. Trousseau, est de faire absorber le médicament en déterminant le moins possible d'accidents locaux. »

(1) Article *Antimoine* du Dict. de méd., 2ᵉ édit.

L'opinion la plus probable, à mon sens, est que les antimoniaux agissent comme stimulus morbide, toxique et par voie de substitution. Une maladie artificielle, ou, si l'on veut, un empoisonnement modéré, apporte dans l'économie un trouble brusque et considérable. Il y réveille l'action de la faculté conservatrice, opère ainsi une *distraction* dans l'unité vitale, et provoque par toutes les voies excrétoires l'expulsion des molécules hostiles. Cette métasyncrise et l'accroissement des absorptions interstitielles se localisant dans les parties les plus impressionnables, les plus nécessiteuses, et c'est le cas de celles qui sont l'aboutissant de la fluxion pathologique, permettent jusqu'à un certain point de se rendre compte des mutations salutaires dont je parle actuellement. Quoi qu'il en soit, dans l'espèce, l'explication n'est pas ce qui importe le plus aux malades : l'essentiel est d'administrer les antimoniaux à propos et convenablement.

Ici je ne puis m'empêcher de faire remarquer que les deux meilleurs émétiques, l'ipécacuanha et le tartre stibié, ont été recommandés contre la pneumonie. Leur mode d'action est-il analogue? Cela est possible; mais il y a des différences qui méritent d'être remarquées.

Le tartre stibié et les antimoniaux dignes de figurer à côté de lui sont plus énergiques; on est plus certain avec eux d'agir vivement sur l'économie malade, et les succès obtenus sont plus éclatants et plus nombreux. Pour ce motif, l'indication des préparations antimoniales s'étend à un nombre plus considérable d'affections morbides, à toutes celles où il suffit d'émouvoir fortement et de détourner d'un autre côté l'ordre des mouvements prédominants. Mais ces médicaments ont les défauts de leurs qualités, et sans parler des inconvénients attachés à leur emploi, et qu'on ne peut pas toujours éviter, lors même qu'on se comporte avec la plus grande prudence, on peut dire qu'ils suppriment la maladie plutôt qu'ils ne la guérissent; ils donnent lieu à une résolution anticipée, et par

conséquent irrégulière : ce sont donc des agents appartenant
à la méthode thérapeutique jugulatrice.

Il résulte de là qu'excellents lorsqu'il importe de mettre au
plus tôt un terme à une opération morbide qui menace l'existence, ils perdent leurs avantages et peuvent même devenir
dangereux, quand la fonction pathologique doit, dans l'intérêt
du sujet, se terminer naturellement. Le difficile est de distinguer les cas où il suffit de favoriser les effets spontanés et
d'écarter les obstacles, de ceux dans lesquels il est urgent
d'imprimer violemment une autre direction à la marche des
phénomènes : la thérapeutique s'efforce de donner ce genre
d'enseignements. Je me contente d'indiquer ici le bon et le
mauvais côté des antimoniaux administrés comme perturbateurs et résolutifs des maladies générales ou locales.

L'ipécacuanha à haute dose est plus doux dans sa manière ;
il laisse subsister la maladie et ne la tronque pas ; il aide plutôt
la faculté médicatrice qu'il ne la violente : aussi faut-il moins
songer à lui, lorsque les forces de l'économie prennent une
direction décidément fatale. Il est tout-à-fait impuissant quand
la maladie localisée, dénuée de toute réaction salutaire, tend à
s'éterniser indéfiniment. L'ipécacuanha s'éloigne donc moins
des agents appropriés aux méthodes thérapeutiques naturelles.
Beaucoup de praticiens regardent la pneumonie comme une
maladie qui doit être jugulée le plus promptement possible :
cela est vrai généralement. Il y a pourtant des cas dont la
marche est régulière, où le mouvement médicateur ne demande qu'à être soutenu et dirigé, où l'insinuation convient
mieux que la violence et la turbulence : c'est là l'indication
de l'ipécacuanha. Ajoutez-y les pneumonies des sujets tellement débilités que l'intoxication antimoniale, pour si bien
conduite qu'on la suppose, est jugée devoir être au-dessus
de leurs forces : alors l'ipécacuanha est le succédané des
antimoniaux et peut les remplacer avec avantage, quoique
étant généralement moins efficace.

Du reste, il existe une considération qui domine ce point de pharmacologie thérapeutique, comme tous les autres, et dont il faut tenir compte avant tout : c'est le génie de la constitution médicale régnante. Lorsque ce génie est bien exprimé, il faut obéir aux indications qu'il suggère, et regarder comme secondaires les enseignements fournis par ce que nous savons du mode d'action des médicaments. Dans ces circonstances, il arrive que le rationalisme pharmacologique doit céder le pas à l'expérience ; il faut que, faisant de nécessité vertu, il s'exécute de bonne grâce. Des pneumonies en apparence semblables réclament tantôt les antimoniaux, tantôt l'ipécacuanha, tantôt repoussent ces deux ordres de substances, et quelquefois les succès et les insuccès sont inexplicables. Ce que je dis des pneumonies, je pourrais le répéter des autres états morbides pour lesquels les médicamentations contro-stimulantes ont été préconisées.

Avant de quitter ce sujet, je dois recommander de ne pas confondre, relativement au traitement des fluxions de poitrine, les cas où l'ipécacuanha et les antimoniaux agissent comme asthéniques directs, avec ceux où ils sont prescrits comme émétiques. A ce dernier titre, et répétés souvent, quelquefois deux fois par jour, ils peuvent dissiper des complications gastriques et opérer une métasyncrise utile par le vomissement et ses conséquences dynamiques. Cette pratique, continuée jusqu'à sédation des accidents fébriles, est connue à Montpellier sous le nom de *méthode de Rivière*, à cause du professeur qui l'a fait connaître. Long-temps elle a été employée de préférence par les praticiens de notre Ecole ; maintenant on la réserve pour les cas où la nature bilieuse de l'affection phlegmasique est rationnellement ou empiriquement démontrée. J'ajoute que les inflammations de poitrine prennent fréquemment ce caractère dans le midi de la France.

Je terminerai l'exposition des effets thérapeutiques par le

tartre stibié, en faisant connaître une série de faits constatés par quelques praticiens recommandables, et qui ne sont pas encore susceptibles d'être classés d'après ce que nous savons du mode d'action de ce médicament.

Celui-ci, en sa qualité d'agent énergique, a été essayé dans un grand nombre de maladies rebelles ; quelques succès ont autorisé à lui attribuer des qualités utiles, autres que celles dont il a été question jusqu'ici. Ce serait là un sujet presque inépuisable, si je voulais tout dire : je choisirai seulement ce qui me paraît le plus important.

On s'accorde généralement à penser que le tartre stibié, uni au quinquina, augmente la vertu fébrifuge de ce dernier, quand il s'agit de fièvres intermittentes opiniâtres. M. Roucher, praticien distingué de Montpellier, s'est beaucoup loué, contre ces affections, d'un mélange de tartre stibié, de crème de tartre et de poudre de quinquina. Le *bolus ad quartanam* est une association de ce genre, dans laquelle le carbonate de potasse remplace la crème de tartre. La potion du docteur Peysson (dans 240 grammes d'eau, mettez : tartre stibié 5 centigrammes, sirop diacode 50 grammes, gomme arabique 15 grammes, eau de fleurs d'oranger 15 grammes, à prendre par cuillerées dans l'intervalle des accès), la potion du docteur Peysson, dis-je, est également un anti-périodique qui n'est pas à dédaigner, même dans les cas de fièvres récentes.

Un professeur distingué de notre Faculté, M. Fages, guérissait les maladies dartreuses contre lesquelles les moyens ordinaires avaient échoué, en faisant prendre progressivement et pendant long-temps le tartre stibié uni à l'extrait de douceamère. Les doses du sel finissaient par être considérables, puisqu'en commençant par 5 centigrammes mêlés à 4 grammes d'extrait, M. Fages a pu s'élever impunément dans un cas jusqu'à 1 gramme 60 centigr. de tartre stibié et 120 grammes d'extrait. Il n'y avait aucun effet émétique : il est probable que cela était dû en grande partie à ce que, dans cette composition, le sel antimonial se trouve altéré chimiquement par la substance extractive avec laquelle il est mêlé. Cette altération n'est pas un inconvénient ; elle entre, au contraire, dans les vues du médecin, puisque c'est une action altérante et non une action évacuante qu'il désire.

Hufeland, prévenu et imité en cela par d'autres médecins, a conseillé le soufre doré d'antimoine, le sulfure et même le tartre stibié associés aux toniques, aux amers, pour le traitement de l'affection scrofuleuse, et surtout pour les maladies dartreuses qui se rattachent à cette affection.

Je rappellerai les avantages que les Anglais prétendent retirer de la poudre de James dans les mêmes états morbides, et toutes les fois qu'il faut provoquer dans le corps un changement profond et durable, en même temps qu'une mutation affective chronique et diaphorétique paraît désirable. Faute d'expériences suffisantes, il m'est impossible de mieux résumer ce genre d'indication.

M. Duparcque assure avoir obtenu de bons effets résolutifs de la pommade stibiée (4 grammes pour 52 d'axonge) dans les engorgements de la matrice. Cette pommade est destinée à l'absorption, et ne doit pas produire d'irritation locale. Pour cela, la quantité nécessaire à la friction (2 grammes) est largement étalée à la surface de la peau, et le lieu d'application est changé chaque fois. Afin d'éviter l'effet irritant, M. Duparcque recommande de laver la partie qu'on a frictionnée avec l'eau de savon.

Tout le monde sait la place qu'occupent les antimoniaux, dans le traitement de la Charité, contre les maladies saturnines ; ils agissent alors comme évacuants. Peut-être y a-t-il en même temps un effet altérant, qu'il serait difficile de bien définir dans l'état actuel de la science.

Avant de clore cet exposé des effets thérapeutiques par les antimoniaux, je juge convenable d'appeler l'attention sur quelques faits relatifs au kermès, faits dont nous devons la

connaissance à un médecin de Genève, le docteur Herpin (1).
Ces faits se rapprochent d'autres du même genre déjà acquis,
mais ils s'en éloignent sous quelques rapports.

D'après ce confrère, le kermès exercerait une action spéciale
sur les organes composant les voies *supérieures* de la respiration, et conviendrait particulièrement aux maladies siégeant
dans ces parties. Cette loi trouverait sa limite à la hauteur de
la trompe d'Eustache inclusivement ; le kermès guérirait avec
rapidité les bronchites supérieures, les trachéites, les laryn-
gites, les enrouements et les surdités causées par l'engouement
de la trompe d'Eustache. L'efficacité du moyen serait d'autant
plus grande que ces maladies sont près de leur début. Dans les
cas chroniques, il faut de la persévérance et quelquefois on
n'obtient qu'un simple soulagement.

M. Herpin a eu à s'en louer dans le faux croup et même dans
le croup véritable. Il prescrit le kermès dès le commencement dans tous les cas, et puis il passe au sulfure de potasse,
en qui il a également grande confiance. Le même médicament
(kermès) serait pareillement utile dans le croup intermittent,
maladie composée d'accès analogues à ceux de la laryngite
striduleuse, courts et éloignés dans le principe, se rapprochant
ensuite et s'aggravant.

Le kermès, une fois toléré, ne fatigue pas l'estomac. Chez
des malades atteints de gastralgie et d'inflammation du larynx,
il a guéri la névrose plutôt que la laryngite.

Voici les effets signalés par M. Herpin, et que je rapporte à
la mutation affective : le sujet éprouve un sentiment de sécheresse et de chaleur au pharynx et au larynx. Ces sensations
sont plus appréciables lorsque ces parties sont déjà le siége
d'une irritation : celle-ci, sous l'influence du kermès, augmente
pendant quelques minutes pour diminuer ensuite. Plus tard, le

(1) Etudes cliniques sur l'emploi du kermès dans les maladies des
voies respiratoires; résumé lu à la Société helvétique, le 12 août 1845.
— *In* Gazette médicale de Paris, 15 novembre 1845, p. 725.

malade accuse une impression d'humidité bientôt suivie d'expectoration ; quelquefois on remarque des stries fines et rosées dans les crachats. L'auteur n'a jamais observé de diaphorèse remarquable quand le kermès avait été seul administré.

M. Herpin ajoute que, dans les bronchites des petits tuyaux et dans les pneumonies, le kermès n'a pas l'efficacité du tartre stibié. Si ces observations étaient confirmées, l'action élective du premier de ces médicaments sur la partie supérieure des conduits de la respiration semblerait incontestable, propriété qui ajouterait un trait caractéristique de plus et fort important à l'histoire pharmacologique du kermès. Ce point me paraît mériter d'être examiné par les praticiens.

IV. *Emploi des antimoniaux comme évacuants.* — Le tartre stibié et le kermès sont maintenant seuls employés pour provoquer le vomissement : le tartre stibié ne se donne guère aux enfants, à moins qu'il ne soit nécessaire d'agir énergiquement, dans le croup, par exemple. La dose est de 5 à 15 centigrammes dissous dans l'eau et administrés par cuillerées, ainsi que je l'ai dit pour l'ipécacuanha. Le vomitif habituellement prescrit réunit le tartre stibié et l'ipécacuanha : 5 centigrammes du premier, 75 à 90 centigrammes du second. On se souviendra que, par suite de l'insolubilité de la poudre d'ipécacuanha, le liquide doit être agité toutes les fois qu'on s'en sert, afin d'égaliser les doses.

Cinq centigrammes tartre stibié dans un litre de tisane (eau de veau, eau d'orge, etc.), pris par tasses dans la matinée, provoquent habituellement des garde-robes, souvent précédées de nausées et de vomissement. Si les doses sont éloignées de façon à consommer le médicament dans la journée entière, on a plus de chances pour que l'effet purgatif soit seul produit.

Afin d'éviter la décomposition du sel, laquelle pourrait avoir lieu pendant un si long contact avec l'excipient aqueux, on fera bien de dissoudre à part la dose du tartre stibié, dans un verre d'eau distillée. Une cuillerée de cette liqueur est mise, au moment de l'ingestion, dans chaque tasse de tisane présentée au malade.

Le tartre stibié en lavage, c'est ainsi qu'on appelle la préparation dont je viens de parler, est un éméto-cathartique, c'est-à-dire un médicament susceptible de faire vomir et de purger. Si l'on tient à lui donner plus sûrement cette double qualité, on ajoute 50 grammes de sulfate de magnésie ou de sulfate de soude, et on le fait prendre dans les premières heures du matin.

Le vin émétique (tartre stibié 10 centigrammes, dans vin de Malaga 32 grammes) était jadis prescrit comme vomitif, à la dose de 32 à 64 grammes. On ne s'en sert à présent que pour des lavements purgatifs (50 à 120 grammes dans la quantité ordinaire d'excipient).

Le kermès étant plus doux que le tartre stibié se donne aux enfants au-dessus de deux ans. La dose est de 5 centigrammes, mêlés avec du sucre en poudre et divisés en trois portions que l'on administre à des intervalles rapprochés. Pour les adultes, la quantité nécessaire est de 15 à 30 centigrammes. Si l'on voulait donner au médicament la forme liquide, il faudrait, à cause de la pesanteur du kermès que l'on sait insoluble, favoriser sa suspension en se servant d'une eau mucilagineuse.

Les tablettes de kermès, dont chacune contient 1 centigramme (un cinquième de grain), ne sont vomitives qu'à une dose représentative des quantités que je viens d'indiquer. Ces tablettes sont assez souvent prescrites comme moyen altérant ou expectorant; mais alors il faut éloigner les doses si l'on veut éviter l'effet vomitif. Le kermès, pour les mêmes intentions, est introduit dans les loochs à la dose de 5, 20, 30, 40 centigrammes. Quelquefois on veut profiter en même temps des vertus altérantes et expectorantes que recèlent l'ipécacuanha et le kermès, et l'on réunit ces substances : ipécacuanha 50 centigrammes, kermès minéral 10 centigrammes, en 6 paquets, à prendre de quatre en quatre heures.

Le soufre doré d'antimoine agit à peu de chose près de la même façon que le kermès. En Angleterre, on le préfère généralement à ce dernier.

Emploi du tartre stibié comme irritant. — Ce que j'ai dit plus haut touchant les conditions nécessaires au développement de cette propriété, suggère les précautions à prendre quand on veut l'empêcher ou s'en servir. A l'aide du contact prolongé, de frictions pratiquées dans le même lieu et d'une proportion convenable de l'agent par rapport à l'excipient, on obtient la mutation locale et on la porte jusqu'au degré désiré. Cette médicamentation exige toujours beaucoup de surveillance. J'ai vu des cas où, par suite d'une insistance exagérée, il survenait des ulcérations profondes et fort lentes à cicatriser. Les préparations les plus employées dans le sens que j'indique sont la pommade d'Autenrieth et l'emplâtre stibié. La pommade, dont la formule a varié, contient 4 grammes tartre stibié sur 12 à 50 grammes d'axonge. On l'emploie en frictions, deux, trois, quatre fois par jour, et l'on continue jusqu'à formation des boutons. M. Bertini (de Turin) a proposé, d'après Stenay, de réunir, ainsi qu'il suit, le tartre stibié avec le bi-chlorure de mercure :

> Tartre stibié en poudre fine...... 8 grammes.
> Bi-chlorure de mercure......... 30 centigrammes.
> Axonge purifiée............... 48 grammes.

Après deux frictions, ou trois tout au plus, il se développe des boutons nombreux, qui passent plus rapidement à la suppuration que ceux qui sont dus à la pommade émétisée simple. M. Bertini n'a jamais observé ni eschare ni ptyalisme.

L'emplâtre stibié s'obtient en saupoudrant un emplâtre de poix de Bourgogne avec une quantité de tartre stibié qui varie depuis 50 grammes jusqu'à 1 gramme. Cette préparation est très-active. On en quitte, on en reprend l'usage, selon le besoin.

Les suppositoires stibiés contiennent 15, 20, 50 centigram. sur 4 grammes beurre de cacao.

Peut-on dans ces formules, ainsi que le pense M. Trousseau, remplacer le tartre stibié par l'antimoine métallique bien porphyrisé ; et la formule suivante indiquée par ce professeur, axonge 1 partie, antimoine 2 parties, a-t-elle toute l'activité désirable ? Cela est possible. Mais il faudrait, si l'on accorde confiance aux travaux de M. Mialhe cités plus haut, que la poudre de ce métal fût préalablement soumise à l'action oxydante de l'air humide.

Emploi des antimoniaux comme contre-stimulants. — Quelques données pharmacologiques seront prises en considération, lorsqu'on voudra obtenir la vertu métasyncritique ou contre-stimulante des antimoniaux, et de ces données on déduira les précautions à prendre pour obtenir la tolérance.

Les oxydes, l'antimoine diaphorétique, sont habituellement supportés avec facilité ; puis vient le kermès, puis le tartre stibié. L'antimoine métallique pur pourrait être placé à côté des oxydes ; traité par l'air humide, il se rapprocherait du tartre stibié sous le rapport de l'activité.

Les premières doses d'une préparation antimoniale énergique donnent lieu fréquemment à des vomissements et à des évacuations alvines ; plus tard, si l'on insiste, le médicament est reçu sans exciter ces orages.

La tolérance s'obtient difficilement chez les enfants, et pour eux on est obligé quelquefois de donner la préférence aux oxydes, à l'antimoine diaphorétique, au kermès. Il faut agir de même à l'égard des femmes délicates, des personnes impressionnables. Des vomissements et la diarrhée existant déjà ne sont pas une contre-indication absolue (Trousseau). On peut essayer la médicamentation antimoniale, si ces accidents sont récents et ne dépendent pas d'une irritation phlegmasique ou d'une lésion organique. Au contraire, un symptôme quelconque annonçant le délabrement des organes digestifs contre-indique les antimoniaux.

J'ai dit plus haut que, d'après M. Trousseau, la diète sévère est une condition favorable à la tolérance. Cette assertion exige quelques explications. Pendant le cours d'une maladie aiguë grave, une pneumonie, cette diète est exigée par la maladie elle-même, et toute infraction sur ce point nuit à l'individu et compromet le développement de la mutation affective désirée ; il n'y a alors aucune difficulté. Mais s'agit-il d'une maladie non fébrile pendant laquelle l'alimentation est permise, il ne faut pas, je crois, suivre à la lettre le conseil de M. Trousseau : pourvu que le malade use d'une alimentation modérée, réglée d'après l'état des voies gastriques, la tolérance peut très-bien s'établir. M. Gimelle, qui a employé avec succès le tartre stibié à haute dose pour le traitement de l'hydarthrose, donne, au commencement de la médicamentation, les aliments et les boissons que l'estomac peut digérer. Au bout de trois ou quatre jours, les malades, dit ce confrère, mangent et boivent ordinairement comme dans l'état de santé (1). M. Henri Gintrac (2) a publié des faits tendant à prouver l'utilité du tartre stibié à haute dose dans le traitement des bronchites chroniques. Cette médicamentation a été continuée par lui pendant plusieurs jours, jusqu'à un mois, à partir du moment où la tolérance était établie ; les fonctions digestives n'ont pas été troublées ; et cependant les malades prenaient du bouillon, des soupes, du riz au lait, du pain, et même, dans les derniers jours, des aliments solides, de la viande, en petite quantité il est vrai. La tolérance se conservait lorsque, la toux et l'expectoration ayant tout-à-fait cessé, le médicament n'était prescrit que pour assurer la guérison. Le pouls n'a été ni accéléré ni ralenti sous l'influence du tartre stibié, et l'on n'a observé pendant le traitement qu'une augmentation de l'expectoration. Ce n'est pas là, certes, la mutation affective contre-stimulante que j'ai décrite plus haut. Est-ce que cette mutation ne pour-

(1) Journal l'Expérience, 2 novembre, p. 286.
(2) Journal de médecine de Bordeaux, octobre 1845, p. 619.

rait se produire que lorsque le système est en proie à une excitation fébrile ? Quoi qu'il en soit, les observations de M. Gintrac sont une objection de plus au principe Rasorien, d'après lequel on obtient la tolérance seulement lorsqu'il y a diathèse inflammatoire.

Je dois parler des correctifs mêlés avec la préparation antimoniale, afin de neutraliser la propriété qu'elle a de provoquer des accidents locaux : ainsi, il est bon de placer le tartre stibié dans un excipient aromatique, de l'associer avec un narcotique destiné à diminuer l'irritabilité de l'estomac. Les Italiens, pour qui l'opium est un excitant et les antimoniaux sont des médicaments asthéniques, repoussent cette association de substances jugées contradictoires. Ce jugement n'a pas été adopté en France. L'opium et le tartre stibié sont très-fréquemment, chez nous, administrés ensemble, et cela avec succès.

La tolérance s'établit vite, lentement ou jamais, selon des circonstances encore inconnues qui se rattachent à des conditions d'idiosyncrasie individuelle ou de constitution médicale. Nous avons vu que de semblables variations s'observaient également pour les effets thérapeutiques. On comprend très-bien, du reste, que ces derniers exigent une tolérance préalable.

La tolérance peut s'établir d'emblée. Ceci est l'ordinaire pour les oxydes, l'antimoine diaphorétique, et même pour le kermès. Rarement on l'obtient tout d'abord avec le tartre stibié. Les premières doses provoquent des évacuations par le haut et par le bas ; quand celles-ci sont modérées, on doit persévérer. La tolérance arrive ordinairement entre douze heures et trois jours ; si, au bout de ce temps, on n'a pas réussi, il n'est pas prudent d'insister.

La tolérance est d'autant plus courte qu'elle a donné plus de peine à obtenir. Elle dure peu chez les enfants ; chez les adultes, elle se conserve pendant huit, quinze jours et au-delà (1). Elle est presque indéfinie pour le kermès, et surtout pour les oxydes.

On appelait *saturation antimoniale* un état du système révélé par la stomatite buccale, dont il a été question plus haut. Nous avons vu que cet effet est la conséquence du contact réitéré de la substance stibiée avec la muqueuse de la bouche. M. E. Boudet, on se le rappelle, assure que cela n'arrive pas lorsque, le médicament étant donné en pilules, il n'y a aucune cause d'irritation pour les parties au milieu desquelles il passe pour arriver à l'estomac. A l'apparition de cette stomatite, il faut ou changer le mode d'administration, ou abandonner les antimoniaux. Du reste, cet accident est très-rare avec une préparation autre que le tartre stibié.

Les dérangements gastriques que peuvent provoquer les antimoniaux à haute dose, sont combattus par une diète sévère, des boissons féculentes, des lavements de même nature, le diascordium, le cachou; enfin, les opiacés par la bouche d'abord, et en cas d'insuccès, en lavement, et en endermie à la région épigastrique. Si, les accidents étant apaisés, il reste encore quelque malaise du côté de l'estomac, on se trouve bien du nitrate de bismuth. Les détersifs, les astringents et les doux cathérétiques étendus conviennent pour dissiper la stomatite buccale (Trousseau).

Voici maintenant les formules le plus habituellement employées.

Les doses des oxydes et de l'antimoine diaphorétique sont, pour les vingt-quatre heures, 50 centigrammes pour les enfants; on peut s'élever, chez les adultes, jusqu'à 8, 16 grammes (Trousseau). On mêle le médicament avec le sucre, le miel, la magnésie; on le suspend dans un looch, dans une solution gommeuse.

Le kermès s'administre de la même manière; sa quantité est

(1) *Voir* les observations de M. Henri Gintrac, *loc. cit.*

de 50 à 60 centigrammes. Chez les enfants au-dessus de 2 ans, il n'y a aucun danger à arriver promptement jusqu'à cette dernière dose. Chez l'adulte on peut la dépasser ; elle a été portée jusqu'à 1 gramme 50 centigrammes, et même jusqu'à 4 grammes.

Le tartre stibié se donne de 50 à 65 centigrammes et au-delà. On sait qu'il se dissout très-bien dans l'eau. La potion de Laennec est très-souvent prescrite ; en voici la formule :

> Tartre stibié................... 30 centigrammes.
> Infusion de feuilles d'oranger.. 180 grammes.
> Sirop de sucre................. 60 grammes.
> A prendre par cuillerées de deux en deux heures. Dans les potions suivantes, on augmente la dose du tartre stibié.

Malgré l'opposition de M. Trousseau, qui trouve aux narcotiques l'inconvénient de masquer les accidents gastriques et intestinaux, lesquels éclatent, dit-il, ensuite inopinément et avec plus de fureur, un grand nombre de praticiens substituent au sirop de sucre 50 à 60 grammes de sirop diacode. A Montpellier, on suit généralement cette dernière pratique, et même le sirop diacode est employé seul comme véhicule du tartre stibié.

Les pilules que M. E. Boudet a proposé de substituer à la solution stibiée, contiennent chacune 1 décigramme de ce médicament.

La science n'est pas fixée relativement à l'emploi de l'antimoine métallique comme contre-stimulant. M. Trousseau a conseillé de l'administrer en poudre impalpable depuis 70 centigrammes jusqu'à 4 grammes dans un liquide mucilagineux. Ce sujet a besoin d'être éclairci par de nouvelles expériences.

Ce que je viens de dire me paraît suffisant pour diriger les jeunes praticiens dans l'art d'obtenir des effets thérapeutiques avec les antimoniaux.

Avant d'en finir avec la classe des émétiques, je dois mentionner quelques substances qui, pour provoquer le vomissement, sont regardées comme pouvant suppléer au tartre stibié. On les prescrit dans les cas rares où celui-ci est impuissant (apoplexies, empoisonnements avec stupeur stomacale). Ce sont, entre autres, le sulfate de zinc, 20 à 50 centigrammes pour les enfants, 1 gramme et plus pour les adultes; le sulfate de cuivre, 10 à 20 centigrammes chez les premiers, 50 à 50 centigrammes pour les seconds.

Quatrième Classe. — Purgatifs.

On a donné ce nom aux médicaments qui augmentent la quantité des sécrétions intestinales et les expulsent en donnant plus d'activité au mouvement péristaltique du tube digestif.

Les purgatifs agissent de deux manières. Les uns opèrent avec douceur, bien qu'on les administre à des doses relativement considérables : ce sont les laxatifs. Les purgatifs proprement dits ont généralement une action plus énergique, plus sûre.

Cette division mérite d'être conservée. Je traiterai séparément des purgatifs et des laxatifs. Les anciens admettaient trois catégories : 1° celle des minoratifs ou eccoprotiques, répondant aux laxatifs ; 2° celle des cathartiques ou purgatifs moyens ; 5° celle des drastiques, dans laquelle la vertu purgative est portée au plus haut degré. Cette triple distinction ne doit pas être perdue de vue. Chaque praticien en tient compte dans sa pratique. Toutefois, je conserverai le nom de *purgatifs* aux cathartiques et aux drastiques ; ils seront rangés dans la même catégorie, dont ils constitueront les subdivisions. Il est difficile de ne pas reconnaître en eux des propriétés semblables, différant par des nuances du moins au plus. Les laxatifs ou minoratifs me semblent agir par un procédé tout autre. J'ai cru devoir, à l'instar de plusieurs pharmacologistes, M. Barbier entre autres, les distinguer par la place et la dénomination.

Purgatifs proprement dits.

Ce qui les distingue des laxatifs, c'est la qualité des principes actifs qu'ils recèlent : ces principes constituent un stimulus s'exerçant au contact d'une façon sthénique. La promptitude, l'énergie de l'action, la quantité des produits dont ils sollicitent l'excrétion, annoncent au moins un accroissement prononcé dans la vitalité des parties. Les purgatifs, pour peu qu'ils rencontrent des prédispositions favorables, déterminent des effets incontestables d'excitation locale. Pareille chose est observée lorsque, par l'accroissement de la dose, les caractères de la mutation affective se dessinent davantage ; il peut même arriver alors que la fluxion intestinale aille jusqu'à la phlogose. Nous verrons que rien de cela ne se montre avec les laxatifs.

Le fait fondamental suite de la provocation par les purgatifs est donc un fait d'excitation, variable par le degré et par les conséquences dynamiques. Toutefois, il faut reconnaître dans les purgatifs, comme dans la plupart des médicaments évacuants, une vertu qui s'adresse à un organe spécial, lequel ici est le gros intestin ; quelques-uns même (coloquinte, aloès), placés sur le derme dénudé, sont fréquemment suivis de leurs conséquences ordinaires. Mais une condition très-favorable est la circonstance d'être mis en rapport direct avec le tube digestif, et principalement avec l'estomac. Nous reconnaîtrons, du reste, l'utilité presque constante de cette précaution à propos des autres agents évacuants.

Les purgatifs passent ordinairement inaperçus dans la partie supérieure du tube. Ne croyez pas cependant que leur contact avec l'estomac soit toujours inoffensif. Assez souvent cet organe perd provisoirement ses facultés hygides, à partir du moment de l'ingestion jusqu'à la fin de l'opération. Quelquefois même il y a des nausées et même des vomissements, accidents

provoqués par la substance à cause de ses qualités inassimi-
lables et de ce qui la rend purgative.

Y a-t-il dans la partie supérieure du tube digestif une préparation dynamique qui favorise la purgation ? Cela est probable, puisque cette purgation n'est pas aussi complète lorsque
le médicament n'a pas été pris par la bouche. Les lavements
contenant des espèces purgatives amènent souvent des garde-
robes abondantes et nombreuses, cela est vrai ; mais ils ont
ordinairement une sphère d'activité plus circonscrite, et ils
amènent moins sûrement la coopération de la totalité du tube
et de ses annexes, coopération nécessaire au développement
complet de la mutation affective dont il s'agit.

Voici le tableau sommaire de cette mutation :

Au bout d'un temps qui varie depuis une heure environ jusqu'à huit ou dix, le sujet éprouve des borborygmes, quelquefois des coliques ; le besoin d'évacuer se fait sentir. Les premières garde-robes sont composées des matières qui existent
déjà dans les intestins. Ces matières ne tardent pas à se montrer délayées dans des liquides produits par l'exhalation muqueuse et par la sécrétion des glandes. Elles varient d'aspect,
de nature, d'après l'état du tube digestif, les dispositions actuelles de l'individu et l'espèce de purgatif employé. Les évacuations se répètent ; leur chiffre diffère selon qu'elles sont
copieuses ou médiocres et selon l'activité du médicament : dans
une purgation moyenne elles sont au nombre de 4, 6, 8.

Cette opération n'offre pas l'appareil tumultueux et pénible
de la mutation affective émétique. En général, elle est facilement supportée ; mais elle produit sur l'appareil abdominal et
sur le système vivant des impressions dont les symptômes sont
bons à noter.

Pendant sa durée, et cela se prolonge ordinairement jusqu'au lendemain, le malade perd plus ou moins son appétit et
son aptitude à digérer les aliments solides ; la transpiration
cutanée diminue notablement ; le malade est sensible au froid,

et éprouve une faiblesse musculaire proportionnée à l'intensité de l'effet. Assez souvent la constipation succède à la purgation, et ceci est plus marqué avec certains agents que j'aurai soin de signaler.

La mutation affective drastique ressemble à la purgative ; mais elle est plus énergique, plus prolongée, et s'accompagne d'une plus abondante sécrétion de gaz intestinaux ; ce qui se reconnaît à l'intensité des coliques, à la fréquence des borborygmes. Le sujet éprouve un sentiment de chaleur, de pesanteur, qu'il rapporte à la partie inférieure de l'intestin. Il y a parfois du ténesme, symptôme incontestable d'une irritation de ces parties. On comprend très-bien que les phénomènes concomitants et consécutifs, dont je faisais mention il n'y a qu'un instant, sont, sauf la constipation en retour qui est assez rare, plus prononcés, et durent plus long-temps que dans la purgation cathartique. On remarque fréquemment de la soif, de l'accélération dans le pouls, de la sensibilité à l'abdomen, de l'éréthisme, ou du moins une grande impressionnabilité de tout le système.

L'exagération de l'effet drastique constitue la superpurgation. Celle-ci est causée par un purgatif relativement trop violent par rapport à l'individu, ou pris à doses excessives.

La superpurgation est un accident qu'il faut épargner au sujet et qui touche à l'empoisonnement. Les évacuations sont abondantes, séreuses, âcres, sanglantes et opiniâtrément répétées. La faiblesse est grande ; la face pâle, quelquefois grippée et décomposée ; le pouls petit, profond, irrégulier ; l'anus rouge et douloureux ; le ténesme s'établit de façon à donner à la mutation affective un caractère dysentérique. Le sujet se remet avec lenteur d'une pareille secousse ; il conserve du moins pendant quelque temps une sensibilité morbide du côté du gros intestin.

Tels sont les événements qui peuvent se montrer pendant et après l'action des purgatifs.

Si nous les étudions d'un point de vue élevé, en les compa-
rant avec ceux de la mutation émétique, nous noterons, à part
les différences évidentes provenant du siége de la fluxion provoquée par le médicament, d'autres caractères distinctifs moins
appréciables et qu'il ne faut pas cependant négliger.

Les émétiques éparpillent les mouvements fluxionnaires vers
la périphérie. Les purgatifs tendent à concentrer ces mouvements vers l'intérieur et les parties inférieures. Or, si l'on se
rappelle que, dans la marche régulière d'une maladie aiguë
de l'ensemble, on voit celle-ci changer progressivement ses
centres d'action, en procédant du dedans au dehors et ensuite
du haut vers le bas, on comprendra l'utilité de cette règle
généralement admise, à savoir : qu'à moins d'indications
contraires spéciales et pressantes, les émétiques conviennent
au commencement, et les purgatifs seulement vers la fin.

Les émétiques accroissent les fonctions de la peau et la toni-
fient; les purgatifs, au contraire, tendent à l'affaiblir, à la
stupéfier. Les premiers sont funestes toutes les fois que la
surexcitation de cet organe est à redouter. Les purgatifs conviennent peu quand l'action cutanée est diminuée outre mesure. Ils agissent plus vivement dans les temps froids et
humides; on peut dire le contraire des vomitifs, dont l'action
est favorisée par une température chaude et sèche. La perte
de matériaux liquides que le corps éprouve est plus considérable avec les purgatifs qu'avec les émétiques.

La purgation mettant en jeu les facultés tonique et circulatoire de l'appareil digestif, peut sympathiquement imprimer plus d'activité aux fonctions des organes voisins. Elle provoque des pertes utérines chez les femmes prédisposées, et exa-
gère l'évacuation menstruelle. Modérée, elle fait couler les
urines avec plus d'abondance; mais quand elle est forte, et
surtout quand les garde-robes sont liquides, les fonctions rénales diminuent pour l'ordinaire pendant quelque temps.

Le système vivant étant privé, sous son influence, d'une por-

tion notable de ses fluides, il s'établit en retour un accroissement des absorptions qui se font dans les cavités naturelles et
dans les interstices des organes. Ce genre d'effet n'est bien appréciable que lorsque la médicamentation purgative est répétée
à des époques rapprochées : le volume du corps diminue alors
d'une manière sensible.

Plusieurs préceptes thérapeutiques sont la conséquence de
ces faits principes; j'aurai soin de les exposer en temps et
lieu.

Les purgatifs sont généralement bien tolérés, et comme ils
modifient une surface considérable à laquelle aboutissent les
canaux excréteurs de glandes nombreuses, et dont l'extrémité
est un des principaux émonctoires du corps vivant, il en résulte que ces agents peuvent être de puissants modificateurs
entre les mains des praticiens. Cette double qualité, d'énergie
dans le moyen, de tolérance dans le système, autorise certaines
hardiesses moins permises avec les autres médicamentations,
et dont les médecins habiles savent user dans le traitement des
maladies opiniâtres et constitutionnelles. Ces hardiesses, adop-
tées par l'empirisme, exagérées et appliquées aveuglément à
tous les cas, réussissent de temps en temps, lorsque la médecine régulière a échoué. Il ne faut pas être surpris si les charlatans s'adressent si souvent aux drastiques pour composer
leurs panacées.

Après ces considérations générales sur l'ensemble de la mutation affective purgative, je vais en exposer les détails afin de
mieux montrer le parti qu'on en peut tirer.

Je distingue en elle : 1° une action évacuante de la partie
inférieure du tube digestif; 2° une action altérante locale;
3° une irradiation dynamique ; 4° une action fluxionnaire;
5° un affaiblissement consécutif. La plupart des vertus thérapeutiques des purgatifs proviennent de l'un ou de l'autre de
ces phénomènes, de leur réunion partielle ou totale.

EFFETS THÉRAPEUTIQUES.

Action évacuante. — On s'en sert pour débarrasser le tube digestif de corps étrangers qui ont franchi l'estomac, et dont le séjour dans l'organisme pourrait avoir des conséquences fâcheuses. Les matières vénéneuses, les amas de fèces, les vers intestinaux, réclament souvent les purgatifs, moyennant quelques précautions qu'il serait hors de mon sujet d'exposer ici.

C'est encore comme évacuants que les purgatifs conviennent dans les constipations opiniâtres, dans les états morbides si fréquents que l'on appelle *embarras intestinal.* Mais il est nécessaire d'admettre de plus, dans les cas de saburre, comme pour les émétiques, une modification altérante liée à l'accroissement du travail sécrétoire, et qui est susceptible de ramener la muqueuse à sa vitalité hygide. De nos jours, quelques médecins se rendent compte, à l'aide d'une espèce de propriété détersive, des avantages que les purgatifs répétés procurent dans le traitement des fièvres dites *typhoïdes.* Ils supposent que ces médicaments sont utiles en exerçant une action au contact sur l'éruption et sur les ulcérations intestinales qui accompagnent ces fièvres. Il est possible que, dans quelques cas, les purgatifs aient agi efficacement de cette manière, mais certainement la sphère de cette mutation pharmacodynamique est moins circonscrite. Il est probable, par exemple, que la suppression de l'élément saburral, l'évacuation de causes matérielles plus ou moins irritantes, etc., doivent entrer en ligne de compte pour l'explication des effets médicateurs.

Action altérante locale. — Plusieurs résultats thérapeutiques exigent nécessairement, pour être compris, une semblable coopération. On a vu, il n'y a qu'un instant, que la guérison de beaucoup de saburres intestinales serait impossible par la simple évacuation des matières accumulées; il faut aussi que le ton des organes digestifs et la qualité des sécrétions soient ramenés au type normal, sans cela ce serait toujours à recommencer. Si les purgatifs étaient de simples évacuants, ils ne dissiperaient pas la cause qui a produit les saburres.

Plusieurs diarrhées, quelques dysenteries entretenues par un affaiblissement local trouvent une solution facile dans une purgation qui a provoqué une excitation convenable dans les parties. Les agents dont je parle peuvent donc être des toniques de l'intestin. La constipation consécutive, qui suit pour plusieurs d'entre eux l'effet purgatif, révèle un resserrement fibrillaire, une diminution dans les sécrétions, phénomènes inexplicables si l'on n'admet pas une action véritablement altérante.

Irradiation dynamique. — Ce n'est pas seulement dans le tube intestinal que les purgatifs font sentir leur influence. C. Bell (1) a rassemblé d'une excellente manière les preuves qui démontrent l'impossibilité d'expliquer par l'action évacuante locale tous les bons effets des purgatifs. Je lui emprunte entre autres le passage suivant (pag. 99): « La simple évacuation des voies digestives paraît remédier à beaucoup de dérangements; mais cette évacuation n'implique pas seulement l'action musculaire du canal intestinal.... Si nous portons notre attention sur les cas particuliers, et spécialement sur ceux qui rentrent dans ce qu'on nomme affections nerveuses, nous voyons que dans beaucoup d'entre eux la guérison a été précédée non point par l'évacuation pure et simple des matières contenues dans les voies digestives, mais encore par l'expulsion de matières noires, fétides et tellement abondantes que le praticien étonné ne pouvait concevoir d'où elles venaient. A la suite de ces évacuations, il se manifeste une souplesse toute particulière dans la partie supérieure de l'abdomen et une sorte d'allègement, fort difficile à rendre, dans la région précordiale. Voilà ce qui im-

_____

(1) Mémoire sur les douleurs nerveuses, et spécialement sur le tic douloureux, avec un Aperçu concernant la thérapeutique de ces états; *in* Mémoires de chirurgie et de physiologie pratiques, traduits par le docteur Saurel. Montpellier, 1845.

pose au médecin l'obligation de se servir de certains purgatifs
que l'on appellera *altérants*, si l'on veut, mais dont la qualité
essentielle est de porter leur action dans la profondeur des organes et de vider dans le tube intestinal les matières qu'ils
contiennent. C'est de cette façon que les évacuations par les
purgatifs ont les effets surprenants qui ont fixé l'attention de
tant d'auteurs. »

D'une autre part, on se rappelle l'impression communiquée
aux reins et à la matrice par les secousses de la purgation :
celle-ci peut donc revêtir le caractère emménagogue ou diurétique. Ces effets évacuants médiats ne sont possibles qu'à la
condition d'une irradiation dynamique.

Il n'est pas rare de voir disparaître des collections, des infiltrations morbides à la suite d'évacuations alvines abondantes. Ceci
ne peut se concevoir qu'en admettant comme conséquence de la
mutation affective purgative une suractivité des fonctions des
vaisseaux absorbants. C'est ainsi qu'on s'explique les bons
effets obtenus des purgatifs dans le traitement des hydropisies.
Quelques-uns de ces médicaments ont même reçu le nom d'*hydragogues*, à cause de leur aptitude particulière à favoriser
l'absorption et ensuite l'expulsion des humeurs aqueuses.

L'augmentation du mouvement d'absorption, fréquemment
sollicitée par les purgatifs, accélère la désassimilation organique et amène un amaigrissement progressif dans nos parties.
Or, comme j'ai déjà établi que, tout égal d'ailleurs, les mutations médicamenteuses portent particulièrement sur les viscères
malades, infirmes, il n'est pas surprenant que ceux-ci deviennent le siége principal du travail atrophique : de là, l'utilité
des purgatifs méthodiquement répétés pour la résolution des
engorgements, de certaines phlegmasies chroniques.

On conçoit de même que lorsqu'en augmentant, d'une part,
les déperditions, de l'autre on soumet le malade à une alimentation appropriée, on parvienne avec le temps à renouveler la presque totalité de l'agrégat matériel. Aussi les

purgatifs sont-ils des agents fort utiles lorsqu'il s'agit d'un
traitement récorporatif, notamment dans les affections dartreuses constitutionnelles.

Plusieurs praticiens ont remarqué, et j'ai souvent vérifié la
justesse de cette observation, qu'un médicament d'abord inefficace acquérait des vertus salutaires lorsqu'il était prescrit
de nouveau après une purgation. Rien n'autorisait cependant
à admettre l'existence, comme complication, d'une saburre
intestinale. Il est certain alors que la mutation affective purgative a introduit dans le système des conditions plus favorables au développement de l'action thérapeutique. Peut-être
est-ce en facilitant le passage de la substance dans les secondes
voies que la purgation a agi.

Je crois pouvoir invoquer les mêmes raisons pour me rendre
compte de l'habitude contractée par beaucoup de médecins
qui commencent un traitement quelconque un peu long par la
prescription d'un purgatif, et administrent encore ce dernier
à quinze jours ou un mois d'intervalle. Ce médicament n'a pas
seulement pour objet de prévenir les dérangements gastro-
intestinaux ; il agit aussi comme préparant la route à l'agent
principal du traitement.

Action fluxionnaire. — La fluxion, portée artificiellement du
côté du gros intestin, est le principe des conséquences épispastiques qu'on obtient avec les purgatifs. Il y a là un déplacement des mouvements morbides, une véritable substitution,
laquelle convenablement réglée peut tourner à l'avantage de
l'individu. L'effet fluxionnaire attire en bas vers le rectum, les
reins, la matrice, les courants dirigés ailleurs, et tout le monde
sait le parti que l'on tire des purgatifs pour dégager la tête
menacée ou atteinte de fluxions. Les hémoptysies, les asthmes
s'améliorent sous l'influence de purgations prudemment renou-
velées. A la suite des maladies exanthématiques, la peau conserve long-temps encore une activité morbide ; quelques mouvements fluxionnaires, erratiques, persistent ; ils pourraient se

fixer sur des organes importants et donner lieu à des toux rebelles, à des hydropisies, etc. Il importe d'accorder satisfaction à ce besoin pathologique du système, en portant les fluxions dans un lieu non dangereux. Les purgatifs sont de tous les médicaments ceux qui conviennent le mieux dans ces circonstances. A la fin des rougeoles, des scarlatines, etc., on en prescrit habituellement à Montpellier un, deux ou plusieurs, selon le besoin. On se trouve très-bien de cet usage. Les crises sont ainsi complétées, la convalescence est meilleure et le retour à la santé plus prompt.

Beaucoup de personnes à tempérament lymphatico-sanguin, à peau fine et délicate, sont sujettes à des érysipèles survenant fréquemment. Des purgations réitérées font souvent cesser ces fâcheuses prédispositions.

Des individus très-bien portants, du reste, sont, sans motif apparent, tourmentés par des furoncles qui se succèdent obstinément pendant un temps plus ou moins long. La même méthode de traitement porte les mouvements fluxionnaires dans un sens opposé, et amène des mutations affectives curatives par substitution.

Les hémorrhoïdes sont un puissant moyen d'épispase, un préservatif de beaucoup d'autres maladies plus graves. Il importe de les rappeler quand elles ont été mal-à-propos supprimées. Les purgatifs, et surtout certains d'entre eux que je désignerai plus tard, sont un bon secours pour parvenir à ce résultat.

Une foule d'affections, de malaises, que l'on ne peut pas toujours déterminer nosologiquement, mais qui quelquefois revêtent des formes arrêtées (dartres, hypochondrie, douleurs nerveuses, tic douloureux), sont quelquefois liés plus ou moins intimement à des embarras du côté de la veine porte, à un état d'inertie relative du foie et de la partie inférieure du tube digestif. Les purgatifs conviennent dans plusieurs de ces états morbides; ils donnent plus d'activité au système vasculaire abdominal, fluxionnent artificiellement les organes de ce

département; la bile, ce purgatif naturel, coule en plus grande
abondance; les stases veineuses disparaissent. Un pareil changement dans la vitalité de ces parties est très-capable de produire ailleurs des effets sympathiques dont la faculté médicatrice fait son profit; il faut donc songer aux purgatifs, quand
il s'agit de maladies que l'on croit unies étiologiquement à un
défaut d'action fonctionnelle de l'intestin et de ses annexes.
Voyez sur ces sympathies morbides et les indications des purgatifs dans ces circonstances, le mémoire déjà cité de C. Bell
sur la thérapeutique des affections nerveuses.

J'espère avoir suffisamment montré le parti que l'on peut
tirer des évacuants dont je parle, considérés comme épispastiques; je me dispense de citer d'autres exemples.

Action asthénique consécutive. — La faiblesse indirecte qui
succède à toute purgation un peu énergique, est ordinairement
une conséquence fâcheuse ou tout au moins inutile. Elle est
achetée au prix d'une excitation préalable, laquelle ne serait
pas sans danger dans une maladie franchement sthénique.
L'école dite *italienne* n'hésite pas cependant à conseiller l'emploi de purgatifs répétés et choisis parmi les plus violents pour
abattre l'énergie des affections inflammatoires. Les drastiques
sont pour cette école des contre-stimulants, des succédanés de
la saignée. Cette thérapeutique périlleuse n'a pas trouvé en
France de nombreux imitateurs. On utilise seulement l'influence affaiblissante que la mutation purgative porte sur les
fonctions des téguments externes : ainsi, nous la regardons
comme indiquée pour les maladies cutanées chroniques dans
lesquelles l'élément sthénique prédomine localement.

On obtient avec les purgatifs des effets thérapeutiques qui ne
peuvent rentrer dans l'une ou l'autre des catégories précédentes. Certains d'entre ces agents guérissent en faisant périr
les vers intestinaux, non-seulement parce qu'ils les expulsent,
mais parce qu'ils attaquent directement ces parasites d'une
manière toxique.

D'autres fois le mode d'utilité des purgatifs est entièrement inexplicable : ainsi, dans les maladies saturnines, ils sont fort efficaces, et cependant on ne peut rien dire de certain sur la mutation vitale qui produit ce genre de guérison.

La science possède un grand nombre d'observations de maladies à caractères divers, opiniâtres, rebelles, qui ont cédé à la suite de purgations plus ou moins violentes et répétées. Une puissante révulsion, une perturbation métasyncritique, rendraient peut-être raison de ces faits qui sont le plus souvent des jeux à quitte ou double à l'usage des commères, des charlatans, et que les maîtres de l'art se permettent quelquefois.

Les contre-indications des purgatifs se déduisent facilement de ce qui précède. J'ai déjà dit que, dans la majorité des cas, ils ne convenaient pas au commencement des maladies. Il faut les proscrire toutes les fois que les mouvements pathologiques ont besoin de se porter vers la peau, soit pour le développement régulier de phénomènes nécessaires, soit pour l'accomplissement d'une crise par les sueurs. Ils sont généralement hors de saison dans les toux, les catarrhes, les phlegmasies thoraciques aiguës, à moins qu'il n'y ait complication de saburres intestinales. Il va sans dire qu'une irritabilité trop grande de l'estomac et des intestins, qu'un affaiblissement profond les repoussent tout-à-fait.

Les purgatifs peuvent être administrés sous toutes les formes médicamenteuses; ils sont pris en une fois ou distribués en doses plus ou moins éloignées. Dans le premier cas, tout égal d'ailleurs, la mutation affective est intense, mais passagère ; dans le second, elle gagne en durée ce qu'elle a perdu en vivacité. Ordinairement un purgatif est administré de manière à ce que le principal effet ait lieu dans la matinée.

On favorise cet effet à l'aide de boissons abondantes légèrement laxatives. Le bouillon d'herbe est celui que l'on préfère habituellement. Le sujet fera bien de ne pas s'exposer à l'air

froid et humide le jour de la purgation: la faiblesse de la peau
le rend alors plus sensible à l'action des causes extérieures qui
dans toute autre circonstance passeraient inaperçues.

Les soins de régime ne seront pas négligés; ils varient selon
l'affection morbide pour laquelle le purgatif a été administré.
Quant à la maladie du remède, considérée en elle-même et
isolée, elle exige la privation des aliments solides tant qu'elle
conserve de l'énergie. Une diète légère et ténue sera observée
pendant les 24 heures.

Pour l'exposition qui va suivre, je diviserai les purgatifs en
minéraux et en végétaux. Ces derniers seuls renferment les
drastiques, qui formeront un groupe à part.

Purgatifs végétaux.

CATHARTIQUES.

Les substances végétales douées de cette propriété sont
très-nombreuses. Je juge convenable d'attirer seulement l'attention du lecteur sur les suivantes : rhubarbe, séné, écorce
de sureau, nerprun, huile de ricin, huile d'épurge. Le mercure doux est également un bon cathartique; mais comme il
se recommande par d'autres vertus, selon moi plus importantes, ce n'est pas ici que j'en parlerai.

RHUBARBE.
Famille des POLYGONÉES; genre RHEUM.

I. C'est une racine fournie par une ou plusieurs plantes du
genre que je viens d'indiquer. Les *rheum*, végétaux vivaces,
ont les tiges herbacées, grasses, charnues; les feuilles larges,
munies de pétioles; les fleurs petites, nombreuses, verdâtres,
disposées en pannicules; les fruits triangulaires (akènes).

Les racines sont volumineuses, ligneuses, d'un jaune rougeâtre, veiné de blanc en dedans; elles ont une odeur spéciale,
une saveur amère légèrement nauséeuse, et sont à peu près
toutes douées de propriétés purgatives, quoique à des degrés
divers.

Les meilleures rhubarbes viennent de la Chine, de la Tartarie, de la Sibérie, de la Perse. On n'est pas tout-à-fait d'accord sur l'espèce de *rheum* qui les fournit. Les botanistes ont signalé les rheums *compactum*, *undulatum*, *palmatum*, *australe*, et surtout les deux derniers.

Le *rheum rhaponticum*, qui croît en Thrace et autres pays au-delà du Bosphore, donne une racine (rhapontic) dont on parle dans tous les ouvrages de matière médicale [parmi les purgatifs. C'est une rhubarbe de qualité très-inférieure.

Depuis la fin du siècle dernier, on cultive plusieurs rheums en France et dans d'autres lieux de l'Europe. Le *rhaponticum*, le *compactum* et l'*undulatum* sont ceux qui réussissent le mieux. Ces rhubarbes indigènes, dures, entièrement ligneuses, jaunes, souvent moisies au centre, ne valent pas plus que le rhapontic.

Les rhubarbes exotiques ont été recueillies à une époque avancée de la végétation, 6 à 9 ans. Il paraît qu'une grande humidité les imprègne alors; plusieurs sont percées de trous indiquant qu'on les a fait sécher en plein air, enfilées par morceaux à l'aide d'une petite corde. Les droguistes distinguent trois sortes de rhubarbe, dites de Perse, de Chine, de Moscovie. La rhubarbe de Moscovie, ainsi nommée parce qu'elle est nettoyée et parée en Russie avant d'être livrée au commerce, est plus jaune que les autres, privée d'épiderme à l'aide d'un instrument tranchant. Les trous ont été agrandis au moins à leurs orifices. Elle passe pour être la meilleure.

Du reste, toute rhubarbe offrant les caractères suivants peut être réputée bonne :

Couleur sensiblement jaune; odeur forte, particulière; saveur amère, nauséeuse; tissu sec, compacte, grenu, offrant à l'intérieur des marbrures prononcées; la racine croque sous la dent, donne la sensation de quelque chose qui se dissout dans la salive, et colore celle-ci en jaune ainsi que la langue. La bonne rhubarbe se réduit aisément en poudre, laquelle conserve la même couleur.

Ces qualités sont faiblement marquées ou ne se retrouvent pas dans le rhapontic et les autres racines de *rheum* qui ne viennent pas d'Asie.

En m'aidant des résultats fournis par les analyses anciennes et récentes, j'établis, ainsi qu'il suit, la composition chimique de la rhubarbe : 1° principe extractif soluble dans l'eau (rhabarbarin); 2° principe résinoïde soluble dans l'alcool; 3° tannin; 4° matière colorante jaune peu soluble dans l'eau (rhabarbarine, rhéine, acide rhabarbarique); 5° amidon; 6° sels à base de potasse, de chaux, parmi lesquels l'oxalate de chaux trouvé en notable quantité seulement dans les bonnes rhubarbes; 7° gomme, ligneux, etc. Quelques-uns admettent la présence d'une huile volatile qui expliquerait l'odeur particulière de la substance.

La rhubarbe traitée par l'eau froide cède son principe extractif, une partie de sa résine et la portion libre de son tannin. La liqueur est transparente; l'infusion qui s'empare d'une plus grande quantité de ces substances, l'est aussi. L'ébullition entraîne une plus grande quantité de résine qui se suspend; en même temps, l'amidon passé à l'état d'empois trouble le liquide et altère quelques-unes de ses vertus.

L'alcool s'empare de la totalité de la résine. Celle-ci est l'élément particulièrement purgatif; le principe extractif est tonique; le tannin est astringent.

II. Ces considérations chimiques expliquent ce que l'expérience avait déjà enseigné, à savoir : que les préparations aqueuses par macération et infusion sont toniques, astringentes et faiblement purgatives. La décoction et surtout les préparations alcooliques purgent plus vivement.

Quand la rhubarbe est donnée entière et à petites doses, son action se concentre sur l'estomac dont elle augmente le ton; à quantités plus fortes, elle purge lentement, sans trouble bien sensible. Quelques médecins croient que la rhubarbe agit alors principalement sur le duodénum et, par conséquent, sur

le foie : de là, les noms de *cholagogue*, de *thériaque du foie*
qu'elle a jadis reçus. Il est très-probable que fort souvent la
matière colorante jaune, entraînée par les évacuations, a fait
croire mal-à-propos à une surabondance de bile. Les individus
qui usent habituellement et à doses un peu élevées du médicament dont je parle, rendent des urines jaunes. C'est encore
la matière colorante qui produit ce phénomène, et l'on éloignera
toute idée de complication ictérique. La rhubarbe est un des
purgatifs dont il a été déjà question, et qui ont pour effet
consécutif de resserrer le ventre et d'amener la constipation.
La présence du tannin contribue à expliquer cette particularité.

La résine isolée et donnée seule paraît être un cathartique puissant et même un drastique. C'est une substance à peine entrevue.

III.- Les vertus thérapeutiques que les praticiens trouvent
dans la rhubarbe, sont d'accord avec les faits précédents.

Comme tonique, elle convient dans les cas de débilité des
voies gastriques. C'est un stomachique très-usité, et en même
temps un vermifuge.

On la donne de préférence comme purgatif aux individus
scrofuleux atteints d'engorgements atoniques du bas-ventre.
A cause de son action douce, on la prescrit en cette qualité
aux enfants, aux personnes délicates. Pour le même motif,
elle ne convient pas s'il faut purger fortement et vite, remuer
profondément le système en vue d'une révulsion puissante,
d'une perturbation. La teinture, la résine concentrée sous
forme d'extrait alcoolique, seraient susceptibles d'agir assez
fortement pour cela ; mais on les remplace avec avantage par
d'autres médicaments quand ce genre d'action est nécessaire.
Elles n'ont pas les qualités altérantes que les praticiens
recherchent dans la rhubarbe, et qui donnent à celle-ci une
physionomie spéciale parmi les purgatifs.

L'astriction qui suit son effet évacuant, rend ce médicament
apte à favoriser la guérison des diarrhées par asthénie, des
dysenteries qui ont revêtu ce dernier caractère.

Quelques médecins, convaincus de son influence cholagogue, prescrivent la rhubarbe comme moyen altérant ou purgatif dans les maladies où la sécrétion biliaire ne se fait pas convenablement.

IV. La rhubarbe peut s'administrer en nature par petits fragments qu'on oublie dans la bouche en avalant la partie soluble. Prise ainsi plusieurs fois dans la journée, c'est un excellent-stomachique, que je prescris souvent avec succès dans les catarrhes chroniques, et à la fin des catarrhes aigus, quand-ils sont accompagnés d'anorexie. La couleur jaune que présente la langue pendant cette médicamentation, provient de la matière colorante de la substance, et ne doit pas être rapportée à une autre cause.

La poudre de rhubarbe est encore plus souvent prescrite comme tonique de l'estomac, à la dose de 5, 10 centigrammes pris pendant le repas et répétés deux ou trois fois dans la journée; on peut l'associer, selon le besoin, avec l'ipécacuanha, la cannelle, le quinquina, le fer.

Les pastilles de rhubarbe, dont on peut prendre plusieurs (4 à 15) dans les 24 heures, sont également un bon stomachique.

Trois à six grammes de rhubarbe ont une vertu purgative. On peut suspendre le médicament réduit en poudre dans un véhicule approprié, que l'on donne à doses rapprochées ou à la fois.

L'hydrolé de rhubarbe s'obtient par macération ou infusion; il est prescrit comme altérant, et alors c'est le produit de la macération qu'on emploie. Les doses sont de 50, 50 centigr., jusqu'à 1, 2 grammes pour 200 grammes d'eau environ. Cette préparation, appelée par quelques médecins *teinture aqueuse de rhubarbe*, se donne par cuillerées; on la mêle quelquefois avec le vin, le lait dont elle peut faciliter la digestion.

L'infusion, au moyen de laquelle on s'empare d'une plus grande quantité du principe actif de la rhubarbe, est généralement préférée pour l'effet évacuant : 8 à 15 grammes traités par 180 grammes d'eau bouillante donnent une potion purgative.

L'extrait aqueux n'est pas usité ; c'est pourtant un bon médicament que l'on pourrait prescrire pour les mêmes intentions que la rhubarbe, mais en quantité moindre.

Le vin de rhubarbe, dans lequel on fait entrer habituellement la cannelle, se prend par cuillerées comme tonique astringent.

La teinture (alcoolé), étendue convenablement et à la dose de 2 à 4 grammes, constituerait un purgatif assez énergique ; on ne s'en sert pas.

L'extrait alcoolique n'est pas davantage employé.

Le sirop de rhubarbe se fait avec le macéré aqueux de la racine. On le prescrit comme tonique laxatif (16 à 32 gram.). On préfère, pour purger, le sirop de chicorée composé, lequel doit à la rhubarbe sa propriété évacuante et se prépare avec le produit de l'infusion ; les doses sont les mêmes. Le sirop de chicorée composé est donné souvent aux enfants ; la dose moindre de moitié.

Jadis la rhubarbe torréfiée était très-vantée ; on ne demande plus cette préparation, qui est à peu près inerte.

La rhubarbe, quoique bon cathartique, n'est pas souvent prescrite en cette qualité, probablement à cause de son mauvais goût. On la fait entrer toutefois comme auxiliaire (4 à 8 grammes) dans les potions purgatives composées. On utilise surtout aujourd'hui ses vertus tonique et astringente.

Le rhapontic et la rhubarbe indigène pourraient tout au plus provoquer des effets évacuants. Si l'on se décidait à les prescrire, il faudrait que la dose fût au moins d'un quart plus considérable que celle de la rhubarbe exotique.

JALAP.

Famille des Convolvulacées ; genre Convolvulus.

Convolvulus officinalis.

Le genre *Convolvulus* présente un assez grand nombre de plantes plus ou moins douées de vertus purgatives. Ces vertus existent dans des espèces qui croissent spontanément dans nos climats : *convolvulus arvensis* (liseron des champs) ; *C. sepium* (liseron des haies) ; *C. soldanella* (soldanelle). A défaut d'autres agents, on pourrait employer ces plantes entières à la dose de 8 à 12 grammes en infusion ou décoction. Il ne faudrait pas trop compter pourtant sur de pareilles préparations.

Les convolvulus exotiques fournissent la racine de mechoacan (*C. mechoacan*), la racine de turbith (*C. turpethum*), médicaments actuellement abandonnés, et de plus une scammonée *(C. scammonœa)* dont il sera question plus tard. Le jalap est de beaucoup préférable à tous ces produits.

I. On est resté long-temps dans l'erreur relativement à l'espèce végétale qui le fournit. Le jalap est la racine du *convolvulus officinalis*, et non celle du *convolvulus jalappa* ainsi qu'on le pensait. Le *convolvulus officinalis* croît dans les environs de Xalapa, ville du Mexique ; il est vivace, à tige longue, herbacée, à feuilles en cœur, à corolle blanche et rouge, hypocratériforme, les étamines et les pistils sortant du tube.

La racine, seule partie usitée, est tubéreuse, arrondie, noire en dehors, blanche intérieurement, imprégnée à l'état frais d'un suc lactescent et résineux. Cette racine a son extrémité sphérique à l'endroit des radicules ; elle est allongée en poire du côté où naît la tige.

Dans le commerce, le jalap est entier ou coupé en morceaux irréguliers ou à tranches, ce qui a été fait probablement pour faciliter la dessiccation. Le jalap entier est lourd, petit ou gros, mais ne dépasse que rarement le poids de 240 grammes. L'extérieur est noir ; l'intérieur, sensiblement ondulé, est d'un gris sale. Cette racine est inodore, d'une saveur laissant un arrière-goût légèrement âcre, mais inaperçu quand on avale promptement.

Le principe actif du jalap est une matière résineuse dans laquelle on a cru trouver un principe immédiat qu'on a nommé *jalapine*. Le reste, moins important, se compose d'extrait gommeux, de matière colorante, de fécule, d'albumine végétale, de sels.

Le jalap, quand il vieillit, est attaqué par un petit coléoptère qui respecte la résine et se nourrit des autres éléments constituants. Cette racine piquée est donc plus énergique que lorsqu'elle est saine. Les pharmaciens l'utilisent pour la confection de la teinture et de l'extrait. On savait depuis long-temps que le jalap cédait à l'eau une faible partie de ses vertus, et que les préparations alcooliques, au contraire, étaient puissantes. L'analyse chimique explique ces particularités.

La résine de jalap (magistère de jalap) se trouve ordinairement dans la proportion de 1 sur 10 dans une bonne racine. On l'obtient en traitant la poudre par l'alcool à 80° et faisant évaporer. Ainsi préparée, elle est brune. Quelques pharmaciens la décolorent avec le charbon animal. Sa saveur, peu prononcée d'abord, est bientôt âcre et désagréable.

II. Le jalap en substance est un cathartique plus énergique que la rhubarbe, mais peut-être moins fidèle que cette dernière. Les jalaps fournis par les pharmaciens diffèrent quelquefois les uns des autres, sous le rapport de leur composition et de leurs propriétés. Il est bon de connaître, à l'aide d'expériences antérieures, l'activité de celui que le malade doit prendre, afin de régler la dose en conséquence.

La résine est un véritable drastique, dont l'action irritante sur le gros intestin se révèle souvent par des symptômes très-significatifs.

III. Le jalap est un purgatif et pas autre chose; il ne sert qu'en cette qualité. On le donne de préférence aux individus lourds, apathiques, chez qui abondent les sucs lymphatiques. A ce titre, il fait souvent partie, comme évacuant, du traitement des maladies scrofuleuses et vermineuses. Les anciens lui accordaient la propriété particulière de purger les humeurs blanches : il y a quelque chose de vrai dans cette assertion.

La résine, comme tous les drastiques, convient dans les cas où il faut agir vivement ; elle est souvent prescrite pour les maladies saturnines, les hydropisies, les ophthalmies blennorrhagiques, les apoplexies, etc.

IV. On ne se sert guère en France que de la poudre et de la résine. La poudre s'administre sous des formes diverses : la dose pour les enfants est de 50 centigrammes à 1 gramme, pour les adultes de 1 à 2 grammes. On la mêle avec du miel, avec de la confiture ; on la suspend dans une émulsion, dans une tasse de décoction de pruneaux. On la fait entrer dans des biscuits dits *purgatifs*, dont chacun en contient 1 gramme 20 centigrammes. L'insipidité du jalap le fait accepter sans peine aux personnes difficiles, aux enfants que l'on peut évacuer ainsi en dissimulant le médicament.

La résine ne se donne qu'aux adultes, à la dose de 20 à 60 centigrammes en pilules. Si on veut la faire prendre sous forme liquide, on la triture quelque temps avec un jaune d'œuf ou la poudre de gomme arabique : ainsi divisée, elle se suspend assez bien et agit d'une façon plus égale.

La poudre de jalap est souvent associée avec d'autres médicaments cathartiques, drastiques, laxatifs ; elle remplit alors tantôt le rôle de base, tantôt celui d'auxiliaire. On la mêle au mercure doux pour le traitement des ophthalmies graves, des maladies vermineuses.

Poudre de jalap.............. 2 grammes.
Mercure doux.............. 50 centigrammes.
A prendre en deux fois à une heure d'intervalle.

L'association de ces deux substances produit un purgatif dans lequel l'activité de chacune d'elles est accrue.

La teinture de jalap serait purgative à la dose de 2 à 4

grammes étendus pour une potion. Dans le nord de l'Europe, on use souvent, sous le nom d'*eau-de-vie allemande*, d'une teinture de jalap dans laquelle on fait entrer le turbith et la scammonée d'Alep ; on la prescrit à doses plus considérables que celles que je viens d'indiquer pour la teinture simple, augmentation commandée peut-être par la moindre impressionnabilité des individus à qui cette préparation est destinée.

Le purgatif Leroy paraît être un mélange d'un sirop fait avec le séné et d'une teinture obtenue à l'aide de la scammonée, du turbith, du jalap. Il y en a de quatre degrés de plus en plus énergiques, selon la dose des substances que je viens de nommer.

D'autres racines (iris, colchique, ellébore, eupatoire, etc.) sont purgatives ; elles ne sont pas employées comme telles à cause de l'irrégularité de leurs effets : je me contente de les rappeler ici.

SÉNÉ.

Famille des LÉGUMINEUSES ; genre CASSIA.

Le séné est le produit de plusieurs espèces du genre que je viens de nommer, et qui ont été confondues par Linné sous le nom de *cassia-senna*. M. Delile, professeur de notre Faculté, a rectifié et éclairé l'histoire botanique de ce médicament. Les *cassia* qui donnent le séné sont des arbrisseaux de 4 à 5 pieds, croissant par groupes, en Egypte, en Syrie, dans les ravins, sur les collines. On recueille les feuilles et les fruits, qui servent seuls à l'usage médical. Les feuilles des espèces formant le séné le plus employé sont mêlées et contuses. Ce séné nous arrive d'Egypte, et est appelé par quelques-uns *séné de la palthe*, du nom d'un impôt payé jadis aux souverains du pays.

Dans ce séné d'Egypte, et je parle actuellement de celui qui est en feuilles, on trouve les espèces suivantes :

1° *Cassia acutifolia* en très-grande quantité : folioles ovales, pointues à leur sommet, bords inégaux, nervure médiane et nervures latérales alternes ;

2° *Cassia obovata* : folioles ovales, obtuses, offrant souvent une pointe au centre de l'échancrure du sommet ;

5° Des feuilles d'une plante de la famille des apocynées, nommée par M. Delile *cynanchum arguel* ; elles sont ovales, lancéolées, sans pétioles, épaisses, de couleur cendrée, comme chagrinées, ayant une nervure longitudinale, sans nervures latérales appréciables. La saveur de ces feuilles est amère, âcre, impossible à confondre avec celle des *cassia*, qui est faiblement amère et un peu nauséeuse.

Les autres sénés dits de Tripoli, de Moka, des Indes, etc., offrent des folioles de l'*obovata* et d'autres espèces encore peu connues, que, d'après la forme de ces folioles, on a nommées *cassia elongata, lanceolata*, etc.

Le séné, examiné en masse, est un composé de petites feuilles brisées, parmi lesquelles plusieurs sont entières, mais très-fragiles, d'un vert jaunâtre, d'une odeur assez agréable, quoique légèrement nauséeuse, d'une saveur mucilagineuse d'abord et puis amère ; il y a de plus des pétioles et des pétiolules (bûchettes), des débris informes de toutes les parties du végétal (grabeaux), et des fruits appelés *follicules*.

Les pharmaciens doivent enlever les feuilles de l'arguel, les bûchettes, les grabeaux. Les fruits ou follicules sont mis à part et conservés.

Ces follicules sont des gousses ou légumes. Le nom de follicules, botaniquement parlant, ne leur convient donc pas. Les follicules du séné d'Egypte sont plus grandes que celles de l'*obovata*, fortement arquées, brunâtres à la partie centrale, d'un vert jaune ailleurs ; celles du séné de Tripoli sont plus petites, moins arquées, presque totalement jaunâtres, ou du moins d'un brun peu foncé.

Les chimistes ont trouvé dans le séné en feuilles et en fruits un principe particulier qu'ils ont appelé *cathartine,* une huile volatile et d'autres éléments de peu d'importance.

La cathartine, encore peu étudiée, est une substance incris-

tallisable, d'un jaune rougeâtre, d'une odeur particulière,
d'une saveur amère, nauséeuse; elle est déliquescente, soluble
dans l'eau, dans l'alcool. La cathartine serait la partie essentiellement purgative du séné.

Les follicules contiennent moins de cathartine que les
feuilles.

L'eau s'empare facilement du principe actif des feuilles et
des fruits. L'infusion et même une température moins élevée
suffisent. Ce principe s'altèrerait à la suite d'une ébullition
un peu prolongée. Les follicules sont moins actives que les
feuilles. On savait toutes ces choses, mais la chimie en a
donné la raison.

II. La qualité excitante locale qui rend le séné purgatif est
très-modérée. Néanmoins cette purgation sollicite des contractions de l'intestin, souvent inégales et alors spasmodiques ; il en
résulte des tranchées, des coliques moins douloureuses pourtant qu'on ne le dit. On trouve dans les garde-robes les matières qui séjournent dans le duodénum, le jéjunum et l'iléum :
de là, un aspect de purée féculente assez homogène dans laquelle on ne voit aucune humeur prédominante. Pour ce motif,
les anciens considéraient le séné comme un purgatif *mixte*.
Pendant la durée de la mutation affective et surtout aux époques
rapprochées de l'ingestion du médicament, il y a fréquemment
des rapports nidoreux et même quelques nausées. Le séné ne
resserre pas le ventre après son action purgative.

Le séné est plus doux que le jalap : c'est le cathartique
végétal par excellence.

III. Sa seule vertu est d'évacuer par le bas ce que le tube
digestif contient ; tout se borne là, mais il est excellent pour
remplir cette indication. Toutes les fois qu'on désire simplement nettoyer l'intestin, soit pour prévenir, soit pour simplifier ou guérir une maladie; le séné est habituellement prescrit.
Il agit dans la plupart des cas sans irritation appréciable, sans
orage, sans effet consécutif affaiblissant. Ces avantages le font

préférer pour évacuer les femmes en couches. C'est un des
agents ordinaires de ce qu'on appelle *médecine de précaution*.
Il ne faut pas penser à lui si l'on désire une vive révulsion,
une perturbation.

IV. Le meilleur mode de préparation, le seul employé, est
l'infusion dans l'eau ou tout au plus une légère décoction.
8 à 20 grammes pour une tasse de boisson suffisent ordinairement. Il n'y a pas d'inconvénient majeur à en prescrire 50
grammes; mais cela me paraît inutile dans la plupart des cas.
Pour masquer son goût fade, éviter les rapports nidoreux,
prévenir les tranchées, on a l'habitude d'ajouter une pincée
d'anis, de fenouil. Dans cette intention, quelques praticiens
font infuser le séné dans du café.

Les follicules sont données aux enfants, aux personnes
faciles à purger; 4, 8 grammes jusqu'à 20 infusés dans un
peu de décoction de pruneaux amènent presque toujours le
résultat désiré.

Le séné fait partie d'un grand nombre de potions purgatives.
Voici celle qui se prescrit souvent à Montpellier sous le nom
de *médecine noire* et qui est assez active :

> Séné .... 8 grammes.
> Faites légèrement bouillir dans :
> Eau .... 150 grammes.
>
> Ajoutez ensuite :
> Manne .... 60 grammes.
> Sel d'Epsom .... 8 grammes.
> Anis .... Une pincée.

Laissez infuser toute la nuit sur les cendres chaudes. Le
lendemain matin, passez et prenez.

Les doses de séné sont les mêmes quand on l'administre
en lavement.

Ce médicament entre dans la formule de beaucoup de tisanes
ou apozèmes apéritifs, dépuratifs, anti-syphilitiques, anti-
dartreux, anti-scrofuleux.

La poudre de séné s'altère facilement par l'effet du temps. Comme elle est légère, une petite quantité en poids a un volume relativement considérable. Le goût nauséeux y est très-prononcé. Pour ces motifs, on ne l'emploie guère. On pourrait la prescrire à la dose de 1 gramme à 4 grammes mêlés avec du miel ou sirop pour former des bols, ou en suspension dans l'eau.

Les extraits, le sirop, la teinture de séné, sont encore moins usités. Je le répète, l'infusion suffit.

On a proposé comme succédanés du séné les feuilles de buis, de baguenaudier, de houx, de gratiole, de globulaire turbith, etc. Ces purgatifs ne méritent pas la confiance du praticien.

ECORCE DE SUREAU.

Famille des CAPRIFOLIACÉES; genre SAMBUCUS.

Sambucus nigra.

Tout le monde connaît ce végétal, dont les fleurs sont estimées comme sudorifique. Il paraît que l'écorce, les feuilles, les baies recèlent un principe purgatif, plus actif encore dans les mêmes parties du sureau hièble *(sambucus ebulus)*.

Les anciens prescrivaient fréquemment la seconde écorce *(liber)* du sureau adulte, comme agent vomitif, purgatif et diurétique. D'excellents médecins, Sydenham entre autres, ont imité cet exemple. Cependant, et malgré les efforts de Desbois de Rochefort à la fin du dernier siècle, ce médicament était tout-à-fait négligé, lorsque M. Martin Solon en a depuis peu tenté la réhabilitation.

Pour obtenir la seconde écorce de sureau (c'est la partie du végétal dont l'action est le mieux connue), on prend de préférence des racines de 15 à 27 millimètres environ (un demi-pouce à un pouce); on les frotte avec un linge rude pour enlever l'épiderme et le tissu cellulaire extérieur; on enlève ensuite pour l'usage la partie charnue qui se trouve adhérente

14

au bois. Cette substance est verte à l'état récent, sans odeur, d'une saveur douceâtre, amère et nauséeuse. On s'en sert quand elle est encore fraîche.

On recherche dans la seconde écorce de sureau deux vertus s'exerçant simultanément : l'une purgative, l'autre diurétique. C'est dans les hydropisies, l'ascite surtout, qu'elle a été recommandée. On peut donc la caractériser en pharmacologie par l'épithète *hydragogue*. On assure qu'elle est préférable aux drastiques qui jouissent de cette propriété, en ce qu'elle fatigue très-peu et n'expose à aucun inconvénient.

Voici le mode d'administration conseillé par Desbois de Rochefort. On pile cette écorce fraîche en y ajoutant un peu d'eau ou de vin blanc; on exprime le suc. Ce suc est prescrit à la dose de 50 à 90 grammes; pur il pourrait faire vomir : il vaut mieux l'étendre d'eau, de manière à ce qu'il constitue le tiers de la préparation.

M. Martin Solon recommande de piler tout simplement dans un mortier pour obtenir le suc. Celui-ci est ensuite passé et filtré : il est alors d'une couleur brun-rougeâtre, d'une saveur douceâtre, d'une odeur fade, un peu nauséeuse. La dose de ce suc, indiquée pour les vingt-quatre heures, est de 15 grammes à 60 grammes. « Il procure, dit M. Martin Solon, des selles liquides et faciles, sans vomissement ni fatigue. » On peut recommencer plusieurs fois jusqu'à guérison de l'hydropisie.

La seconde écorce de sureau sèche est bien moins bonne. On pourrait en prescrire 50 grammes et plus, à bouillir dans 500 grammes d'eau jusqu'à réduction de moitié.

L'histoire pharmacologique de ce purgatif laisse beaucoup à désirer et repose sur un nombre encore petit d'observations particulières.

NERPRUN

(de noir prun , prune noire).

Famille des RHAMNÉES ; genre RHAMNUS.

Rhamnus catharticus.

C'est le fruit d'un arbrisseau commun dans les haies , dans les bois. Les feuilles de ce végétal sont opposées, dentées , ovales et aiguës ; les fleurs dioïques , petites, verdâtres et groupées. Les fruits ou baies sont la partie employée.

Ces fruits, d'abord verts , puis pourprés à l'état de maturité, pisiformes, contiennent ordinairement trois petits noyaux ; la pulpe est d'un vert obscur, d'une odeur désagréable, d'une saveur amère, âcre, nauséeuse. Le suc qu'on extrait à l'état frais pour les besoins médicaux a présenté à l'analyse une matière colorante verte (1), des acides, une matière azotée probablement principe actif, mais non encore bien connue, de la rhamnine, substance peu intéressante au point de vue médical.

Les baies de nerprun et le suc sont des cathartiques de la nature de ceux que les anciens appelaient *chauds.* Leur propriété excitante est incontestable : ils provoquent la soif, de la sécheresse à la gorge , des coliques , d'abondantes évacuations avec chaleur au fondement. Le nerprun se rapproche donc beaucoup des drastiques. On l'a proposé comme convenant aux personnes peu impressionnables, particulièrement dans les cas d'hydropisie.

La dose du suc serait environ de 8 à 16 grammes convenablement étendus.

Les paysans, pour se purger, prennent 20 à 50 baies entières et récentes.

Habituellement le nerprun est administré sous forme de sirop : en cet état, il perd beaucoup de ses propriétés irritantes, drastiques. La dose de sirop de nerprun qu'on prescrit seule-

(1) Le vert de vessie , substance si usitée en peinture , est le suc de baies de nerprun mêlé avec de l'eau de chaux et de la gomme arabique.

ment aux adultes, est de 50 grammes à 60 grammes : on le donne seul, ou mieux dans une tasse de décoction de pruneaux.

Plus souvent encore le sirop de nerprun est associé à d'autres purgatifs, comme dans la formule suivante :

Séné............... 8 grammes.

Faites infuser dans

Eau .... 180 grammes.

Dissolvez ensuite :

Sulfate de soude..... 8 grammes.

Ajoutez :

Sirop de nerprun.... 30 grammes.

Les fruits du nerprun-bourdaine *(rhamnus frangula)* peuvent remplacer ceux du *rhamnus catharticus*.

Les euphorbiacées, plantes dont la plupart ont une action énergique sur le corps vivant, renferment de nombreux agents purgatifs, dont quatre ont été conservés dans la matière médicale. De ces quatre, deux sont cathartiques, les deux autres sont de puissants drastiques. Il va être question des premiers, qui sont l'huile de ricin et l'huile d'épurge.

HUILE DE RICIN.

Famille des EUPHORBIACÉES ; genre RICINUS.

Ricinus communis.

I. Cette plante, appelée naguère *grande catapuce*, est d'une haute stature ; herbacée et annuelle dans les lieux tempérés, elle devient un arbre dans les pays et les endroits chauds. La couleur de ce végétal est glauque et un peu rougeâtre ; les feuilles sont amples, dentées et palmées : de là, le nom de *palma-christi* que lui donnent encore quelques personnes. Les fleurs monoïques sont réunies, mâles et femelles, en groupes pyramidaux : les mâles en bas constituant des houpes jaunes ; les femelles en haut, sous forme de pinceaux d'un rouge vif.

Les fruits verdâtres présentent trois coques réunies contenant chacune une semence, ils sont hérissés de tubercules épineux.

Les semences ont la forme d'un petit haricot à robe luisante, grisâtre et chinée. L'amande blanche, huileuse, est enveloppée de deux membranes : l'interne mince et translucide, l'externe sèche, plus épaisse et colorée comme je viens de dire. La saveur de ces semences est douceâtre, avec un arrière-goût légèrement âcre. Cette âcreté est plus prononcée quand le médicament a vieilli.

Pendant long-temps on a recommandé, pour l'extraction de l'huile, le procédé américain qui consiste à torréfier les graines, à les réduire ensuite en pâte, et à faire bouillir dans l'eau pour recueillir l'huile qui surnage. Mais la température nécessaire pour cette opération donne de la rancidité au produit. Les pharmaciens du midi de la France ont été les premiers à broyer les semences sans torréfaction et à presser simplement la pâte à froid. Ce procédé court et facile donne une huile privée d'âcreté ; il est maintenant adopté partout, même en Amérique.

Jadis l'huile qui arrivait de ce pays était rougeâtre, et son emploi donnait quelquefois lieu à des accidents que l'on attribuait moins à la rancidité contractée pendant la préparation et augmentant ensuite par l'effet du temps, qu'au mélange avec le ricin d'autres semences d'euphorbiacées, *jatropha curcas*, *croton-tiglium*. L'huile de ricin maintenant expédiée d'Amérique est presque incolore, limpide, ce qui prouve qu'elle a été préparée à froid. Elle a cependant une odeur plus forte, une saveur plus prononcée, plus d'énergie dans son action, soit parce que le mélange dont je parlais il n'y a qu'un instant se fait toujours, soit parce que, dans ces localités, les semences de ricin sont plus actives que les nôtres.

Une bonne huile de ricin doit être épaisse, très-peu colorée, douce au goût, soluble en toutes proportions dans l'alcool à 95° ; l'alcool à 90° en dissout les trois cinquièmes de son poids.

La solubilité dans l'alcool empêche de confondre l'huile de ricin avec les autres huiles grasses, et paraît un moyen de distinguer les falsifications avec ces dernières. On a proposé de traiter la pâte de ricin avec l'alcool pour obtenir l'huile. Mais ce procédé, bien qu'il donne plus de produit que la simple expression, est trop dispendieux pour être adopté.

L'histoire chimique de l'huile de ricin est très-incomplète et jette peu de lumière sur la thérapeutique. On a trouvé dans ce produit une matière blanche, solide, un peu poisseuse, une espèce de stéarine, un produit oléo-résineux (Soubeiran) analogue à la résine de l'huile d'épurge. Probablement c'est ce dernier principe qui rend la semence de ricin plus purgative que les autres semences huileuses. D'après MM. Bussy et Lecanu, l'huile de ricin fournit à la saponification trois acides différents : les acides ricinique, élaïodique et margaritique. Les deux premiers sont d'une âcreté excessive.

Le principe actif, quel qu'il soit, est relativement plus abondant dans les semences entières que dans l'huile. Il est probable, dit M. Soubeiran, que l'huile qui s'écoule sous la presse n'entraîne qu'une partie de la résine. Il est certain qu'une dose de graines, représentant une faible quantité d'huile, purge assez vivement, après avoir provoqué des effets émétiques. Le ricin entier est donc un éméto-cathartique. Cette propriété a été depuis long-temps mise en évidence par les accidents quelquefois inquiétants survenus à la suite de l'ingestion de ces graines. Il y a donc dans cette semence un principe actif analogue à celui qui existe dans un grand nombre d'euphorbiacées et qui se trouve dans l'huile en proportions moins considérables. Cette circonstance et la sûreté de l'action de l'huile de ricin m'ont décidé à la placer parmi les cathartiques, contrairement à l'usage adopté par les pharmacologistes. Sous ce double rapport, en effet, elle diffère notablement des laxatifs.

II. La purgation par les semences ou par leur émulsion est

énergique et assez prompte ; celle qu'amène l'huile bien préparée est lente, douce, et se prolonge sans fatiguer. Toutefois, ainsi que je le disais tout à l'heure, les effets sont à peu près certains. Ces qualités, et le titre de laxatif que le médicament dont je parle porte dans les livres modernes de matière médicale, lui avaient fait trouver grâce auprès des médecins *physiologistes,* pour lesquels les cathartiques étaient de véritables agents d'inflammation. Ce privilége exceptionnel a donné à l'huile de ricin une vogue qui persiste encore. C'est sans contredit le plus employé des évacuants de l'intestin, quel que soit l'âge, quel que soit le tempérament du sujet. L'huile de ricin est une huile grasse, aiguisée par un stimulus cathartique. Comme les huiles grasses, elle se digère difficilement, pénètre dans tous les recoins du tube, divise le bloc fécal, donne à celui-ci de l'onctuosité et en facilite le glissement.

III. L'huile de ricin, en sa qualité de purgatif doux, convient dans tous les cas où une action modérée suffit ; de plus, ses propriétés onctueuses la font préférer toutes les fois qu'il s'agit d'évacuer des corps étrangers. On s'en sert avec des avantages marqués pour dissiper l'engouement des hernies, pour combattre la constipation.

On lui reconnaît avec raison des vertus anthelminthiques ; aussi est-elle souvent prescrite aux enfants pour prévenir ou dissiper les maladies vermineuses.

IV. Une petite quantité d'huile de ricin amène une purgation ordinaire. Les doses indiquées par les auteurs, 60, 90 grammes, sont certes sans inconvénient grave, mais me paraissent inutilement exagérées : 8 grammes pour les enfants, 50, 45 grammes pour les adultes suffisent le plus souvent.

Ce petit volume n'est pas d'un médiocre avantage, quand il s'agit d'une substance qui, quoique n'ayant pas précisément de mauvais goût, inspire, par sa viscosité et la difficulté de son ingestion, une grande répugnance à presque tous les malades. On divise l'huile par une quantité aussi petite que possible

d'eau sucrée, de bouillon d'herbe. Pour en relever la saveur
fade, on y met un filet de vinaigre, un peu de sirop de limon.
Quelques sujets la prennent volontiers mêlée à un sirop, incor-
porée dans un looch, etc.

La dose se prend ordinairement en une fois. Néanmoins on
peut la fractionner en portions qui sont ingérées à intervalles
rapprochés, ou bien distribuées dans une matinée, dans la
journée. L'effet est peut-être plus lent; mais, d'après mes
observations, il est plus copieux et plus durable.

M. Mialhe (1), s'étayant d'expériences chimiques, affirme
que les huiles grasses doivent devenir solubles pour produire
leur effet médicamenteux. C'est en se saponifiant qu'elles
acquièrent la solubilité. La saponification se fait au moyen des
bases alcalines contenues dans le liquide sécrémentitiel de la
muqueuse intestinale. Or, M. Mialhe regarde l'exécution des
préceptes suivants comme indispensable dans le mode d'administration des huiles :

1° Il ne faut jamais les associer avec des acides, ni même
avec des substances organiques très-aisément acidifiables, telles
que le sucre et l'amidon, parce qu'alors les acides saturent en
pure perte pour l'effet médical une partie des bases alcalines.

2° Il faut tâcher de faire franchir le pylore aux huiles le
plus tôt possible, en ingérant immédiatement après l'ingestion deux ou trois verres d'une infusion théiforme non sucrée,
ou du bouillon gras coupé. La nécessité de ne pas laisser
séjourner l'huile dans l'estomac se tire de ce que toute substance insoluble, digestible ou non, introduite dans la cavité
stomacale, active l'excrétion du fluide gastrique acide.

3° Il faut supprimer toute espèce de boisson pendant plusieurs heures, parce que la saponification a lieu d'autant plus
promptement que l'on opère avec des liqueurs alcalines plus
concentrées.

(1) Traité de l'art de formuler, ou Notions de pharmacologie appliquée à la médecine, p. ccxiv.

L'assertion chimique sur laquelle tout cela repose, manque de preuves quand on l'applique à ce qui se passe dans le système vivant. L'expérience apprend, d'ailleurs, qu'en négligeant les précautions indiquées par M. Mialhe, l'huile de ricin ne perd pas, il s'en faut, son activité. Rien ne démontre que cette huile ait besoin d'être absorbée et de passer à l'état de savon. Tous les jours, ainsi que je l'ai conseillé plus haut, les praticiens ajoutent à l'huile de ricin un peu de vinaigre; ils l'associent avec le sirop de limon, et néanmoins ces substances acides n'empêchent pas l'effet purgatif.

Cependant je crois qu'on purge convenablement aussi en obéissant aux préceptes de M. Mialhe. C'est pour cela que je recommande la potion purgative suivante, proposée par ce confrère, sans attacher, comme lui, de l'importance aux prescriptions énoncées après la formule :

> Huile de ricin.............. 20 grammes.
> Alcoolat de menthe........ 15 —
> Lait de magnésie.......... 10 —

Cette potion doit être prise en une seule fois, et immédiatement après son ingestion il faut boire un ou deux grands verres de bouillon coupé ou de thé non sucré; puis, supprimer toute espèce de liquide jusqu'au moment où la purgation a lieu.

Dans cette potion, la magnésie me semble agir plutôt comme auxiliaire que comme moyen saponifiant.

On recherche fréquemment la vertu anthelminthique de l'huile de ricin; cette huile est alors associée avec d'autres substances vermifuges. Voici une formule fort bonne et qui trouve son indication dans la médecine des enfants; elle est à la fois purgative et vermifuge :

> Huile de ricin.............. 30 grammes.
> Eau de menthe.............. 60 —
> Sirop de limon............. 30 —

Prenez à la fois, et mieux, à cuillerée heure par heure.

Le Dr Duparcque a proposé de substituer l'huile de ricin à l'essence de térébenthine dans le remède de Durande, vanté pour la guérison des coliques produites par des calculs engagés dans les voies biliaires. La préparation est alors composée ainsi qu'il suit :

Ether sulfurique............ 4 grammes.
Huile de ricin.............. 60 —
Sucre.................... 4 —

L'éther masque le goût fade de l'huile, en diminue la viscosité. Le médicament a moins de chances de provoquer le vomissement; il n'est pas aussi excitant et est mieux toléré. De plus, il jouit d'une propriété cathartique qui convient parfaitement dans la maladie en question.

M. Mialhe a fait sur les semences du ricin des expériences dont je crois utile de parler. Une émulsion obtenue avec 10 grammes de ces semences fraîches et dépouillées de leur coque a produit un effet éméto-cathartique très-énergique; 5 gram. également en émulsion déterminèrent 28 vomissements et 18 évacuations alvines ; enfin, une troisième émulsion, contenant seulement un gramme semences de ricin, donna lieu à un effet éméto-cathartique très-marqué ; il en fut de même avec une préparation ne renfermant que 20 centigrammes. « L'émulsion préparée avec 50, 25, 20 centigrammes de semences, dit M. Mialhe, constitue peut-être le purgatif le plus agréable au goût ; mais, par malheur, même à cette faible dose, cette médication , outre son effet purgatif, détermine assez fréquemment les vomissements ; ce qui doit la faire bannir de la pratique médicale toutes les fois que les vomitifs sont contre-indiqués (1). » L'expérience ne s'est pas encore expliquée sur la valeur de cet éméto-cathartique.

HUILE D'ÉPURGE.

Famille des EUPHORBIACÉES; genre EUPHORBIA.
Euphorbia lathyris.

La plante qui donne cette huile, et qui est vulgairement nommée *catapuce, épurge*, croît spontanément dans les parties tempérées de l'Europe, sur le bord des chemins et aux endroits

(1) Mialhe, ouvrage cité, p. ccxxi.

cultivés ; elle est herbacée èt s'élève à la hauteur d'un mètre
environ. La tige, rameuse à son sommet, est couverte de feuilles
allongées, obtuses, sessiles, opposées en croix ; les fleurs sont
d'un vert blanchâtre et en ombelle ; le fruit est une capsule
glabre à trois coques.

Les semences ovoïdes, d'un brun jaunâtre, sillonnées de
rides, ont un parenchyme blanc, d'une saveur faible d'abord,
mais qui ne tarde pas à devenir âcre et brûlante.

L'huile obtenue de ces semences par expression à froid est
jaunâtre, transparente, moins dense que celle de ricin et
très-désagréable au goût. Cette huile, composée chimiquement
comme les autres huiles grasses, présente, de plus, un principe âcre dont il a été question précédemment et qui paraît
être l'élément essentiel de la vertu purgative. M. Soubeiran
croit avoir isolé ce principe sous la forme d'une huile brune.

Par ses propriétés l'huile d'épurge se rapproche des drastiques ; mais, comme à l'aide d'une administration convenable
ce médicament purge sans colique, sans violence, j'ai pu le
ranger parmi les cathartiques. Toutefois, il est prudent de
s'en méfier : c'est pour cela probablement que l'huile d'épurge
est si peu usitée.

La dose est de quelques gouttes, 15 à 20. On les suspend
dans l'eau sucrée, dans l'eau gommeuse, dans une émulsion ;
on les mêle avec de l'huile d'amandes douces.

M. Bally a proposé des pastilles de chocolat contenant chacune trois gouttes d'huile d'épurge. Il en donne une aux petits
enfants, deux ou trois aux adultes, pour obtenir un effet
purgatif.

DRASTIQUES.

Ce sont, comme je l'ai dit, des purgatifs qui agissent avec
intensité et développent sur l'intestin les qualités irritantes
que nous avons vues, à l'état rudimentaire, dans les cathartiques. Cette distinction n'est pas absolue, et repose, pour certaines espèces, sur des nuances difficiles à préciser. D'ailleurs,

selon les doses et la sensibilité individuelle, tel drastique pourra devenir un cathartique, et réciproquement. Cependant il est des substances qui, tout étant égal d'ailleurs, se montrent habituellement avec les qualités indiquées tout à l'heure : ce sont les drastiques.

D'après ce que j'ai dit sur leur mode d'action, on comprend que les drastiques doivent être préférés pour provoquer une révulsion vive du côté du gros intestin, et pour faciliter la résorption des matières mobiles épanchées ou infiltrées dans les tissus ou les cavités closes. Pour ce motif, on les prescrit fréquemment dans les hydropisies ; ils sont en général hydragogues, selon l'expression des anciens. On a également recours à eux pour le traitement des maladies saturnines, pour expulser le tœnia, et dans toutes les circonstances où les cathartiques se montrent impuissants.

Ces qualités deviennent des inconvénients lorsque la sensibilité locale ou générale est exaltée ; et comme le résultat ultime de leur action est un effet asthénique, on ne peut pas les prescrire aux individus affaiblis, délabrés. Les Italiens pourtant n'hésitent pas à utiliser cette propriété affaiblissante, indirecte, contre les maladies inflammatoires ; les drastiques sont d'après eux des contre-stimulants fort utiles. Malgré les faits cités en faveur de cette assertion, la majorité des praticiens trouve cette pratique fort aventureuse et la repousse. Il faut toujours être réservé sur l'emploi de semblables médicaments ; on ne les donne jamais aux enfants, surtout aux plus jeunes. L'apathie du système, soit qu'elle ait sa source dans le tempérament, soit qu'elle provienne de la maladie, autorise seule à provoquer le développement complet de la mutation affective dont je parle.

Les drastiques sont assez nombreux ; quelques-uns me semblent plus utiles à connaître que les autres. Je ne parlerai que de ceux-là : ce sont l'huile de croton-tiglium, l'euphorbe, l'aloès, la scammonée, la gomme gutte, la coloquinte.

HUILE DE CROTON-TIGLIUM.

Croton-tiglium.

I. Le croton-tiglium est un arbrisseau médiocre qui croît dans les Indes orientales, et dont le produit médicinal nous est expédié du Malabar, des Moluques, de Ceylan. Les feuilles sont alternes, pétiolées, dentées, ovales, pointues; les fleurs blanchâtres sont disposées en épi terminal, les mâles en haut, les femelles en bas. Les fruits de la grosseur d'une noisette, marqués de trois côtes, présentent trois loges monospermes.

Les semences (grains de Tigly ou de Tilly, grains des Moluques, petits pignons d'Inde pour les distinguer des gros pignons d'Inde fournis par le médicinier *(jatropha curcas)*, sont grisâtres avec des taches brunes; leur forme est celle d'un ovoïde aplati et anguleux. Ces semences ont environ 11 à 14 millimètres de long (5 à 6 lignes) sur 7 à 9 millimètres de large. La saveur est âcre et brûlante, et provoque la sécrétion d'une grande quantité de salive.

On assure que tout le végétal, y compris même le bois, contient un principe médicamenteux qui permet d'en employer les parties diverses comme purgatif. L'huile extraite des semences est de beaucoup préférée : c'est la seule chose qu'on prescrive en Europe.

Pendant long-temps cette huile nous est parvenue toute préparée des pays où croît le croton-tiglium; maintenant cette opération se fait chez nous. On réduit en pâte les graines fournies par le commerce, on soumet la pâte à la presse entre deux plaques de fer chauffées. Le marc, ensuite traité par l'alcool rectifié, est de nouveau exprimé. L'alcool, retiré par distillation, laisse une nouvelle quantité d'huile qu'on sépare du dépôt et qu'on réunit à la première. L'action de la chaleur, pendant la distillation, développe des vapeurs irritantes qui peuvent être dangereuses lorsqu'on opère sur une masse considérable.

L'huile de croton-tiglium est assez épaisse, d'une couleur jaune-rougeâtre, d'une odeur désagréable, d'une saveur plus prononcée encore que celle des graines.

Elle est en grande partie soluble dans l'alcool, l'éther, tout-à-fait soluble dans les huiles fixes et volatiles, insoluble dans l'eau.

Les chimistes y ont trouvé une matière âcre et vénéneuse, se volatilisant à quelques degrés au-dessus de zéro, et qu'ils ont nommée *acide crotonique*; une résine jouant probablement un rôle dans l'action du médicament; peut-être une huile volatile. Les autres substances (crotonine, matière graisseuse, matière gélatineuse, gomme, albumine végétale, etc.) n'ont qu'une médiocre importance.

Les analyses auxquelles j'ai emprunté ces résultats sont encore imparfaites. Il paraît cependant que l'huile de croton consiste en un mélange d'une huile grasse, fade, et d'une substance très-âcre : c'est cette substance qui est le principe actif. Le lecteur se rappelle que les huiles de ricin, d'épurge, présentent une composition analogue.

II. Donnée à la dose de deux ou trois gouttes et convenablement étendue d'eau, l'huile de croton-tiglium provoque quelquefois des nausées, rarement suivies de vomissement. Au bout d'un temps variable, ordinairement une ou deux heures après, il survient des borborygmes, des coliques suivies presque immédiatement d'évacuations toujours liquides et s'échappant en fusées : leur nombre est d'environ 8, 10, 12. Au-dessus de trois gouttes, l'effet est excessif; cependant, à moins que la quantité ne dépasse de beaucoup la dose que je viens d'indiquer, les accidents ne sont pas sérieux. L'irritation qui peut survenir cède aisément à un traitement approprié; et comme, d'un autre côté, on a remarqué que la purgation par l'huile de croton-tiglium bien ordonnée s'accomplissait sans épreintes, sans ténesme ni chaleur au fondement, on s'est maintenant habitué à ce médicament, que l'on ne redoute pas plus que s'il était un simple cathartique.

Les graines entières passent pour être moins actives que l'huile; cependant un demi-pignon suffit pour déterminer des garde-robes. Quatre pignons agiraient à l'instar d'un poison.

L'huile pure de croton-tiglium est très-irritante au contact; en cet état, il ne faut jamais la mettre en rapport avec une membrane muqueuse. Jusqu'à présent on n'a tiré aucun parti thérapeutique des scènes inflammatoires qui se produiraient alors; il n'en est pas de même de cette huile appliquée sur la peau. Ce mode d'emploi a paru apte à amener certains effets salutaires. Il faut donc parler des phénomènes qui se passent alors.

Au bout de quelques minutes de frictions, on remarque sur le lieu de l'application une rubéfaction, et même une multitude de petites vésicules qui se flétrissent promptement et disparaissent après trois ou quatre jours, avec une légère desquamation. Le tégument est-il fin ou délicat, ou bien insiste-t-on sur les frictions, l'huile étant pure, on obtient des phlyctènes remplies d'un liquide opaque, lesquelles en se desséchant forment des croûtes dont la chute a lieu vers le 6e ou le 8e jour. Cet effet est analogue à celui de la pommade stibiée, plus rapide mais moins énergique.

Dans quelques cas on a observé des évacuations alvines, surtout à la suite d'onctions exécutées à la surface de l'abdomen.

M. E. Boudet assure avoir remarqué que l'éruption provoquée par les frictions avec l'huile de croton-tiglium se répétait sur d'autres parties que l'huile n'a pas touchées. La peau du sacrum présenterait le plus fréquemment cette altération sympathique. Le lecteur doit se rappeler que j'ai signalé un phénomène analogue de sympathie, mais portant du côté des organes génitaux, à propos des effets du tartre stibié employé comme irritant cutané.

III. On utilise en thérapeutique les propriétés purgatives et les propriétés rubéfiantes de l'huile de croton-tiglium.

Cette huile satisfait aux indications générales que réclament les drastiques et que déjà j'ai fait connaître ; elle a de plus, selon quelques praticiens recommandables, des qualités appropriées à quelques cas morbides et dont je dois parler ici.

Les maladies dans lesquelles l'huile de croton développerait une action particulière, sont les névroses et les névralgies. On assure que la purgation par ce médicament est plus efficace contre ces affections que celle qu'on obtient d'une autre manière. M. Tanquerel recommande l'emploi de ce drastique dans le traitement des maladies saturnines ; et cette médication est aujourd'hui généralement adoptée dans beaucoup d'hôpitaux de Paris. On assure que dans l'Inde on prescrit l'huile de croton avec avantage dans les céphalées opiniâtres, l'asthme, la sciatique, le tic douloureux ; on l'a même proposée contre l'angine striduleuse et l'épilepsie. Cette huile pouvant s'administrer sans danger, malgré son énergie, les praticiens feront bien d'en essayer le pouvoir dans les états pathologiques que je viens de citer, afin de vérifier ce genre de vertu, et de déterminer quelle est au juste l'indication que le médicament est apte à satisfaire.

L'effet rubéfiant peut servir dans les circonstances spécifiées au commencement de ce volume (classe des rubéfiants) et à l'article consacré au tartre stibié. Ce genre de mutation affective a paru particulièrement avantageux pour la cure des douleurs névralgiques. Il résulte d'expériences faites par M. le professeur Andral (1), qu'elle a réussi contre des sciatiques, de vieilles douleurs rhumatismales, des angines laryngées, une paralysie du sentiment bornée à la face.

IV. L'huile de croton-tiglium s'administre à la dose d'une goutte, 2, 5 au plus. MM. Trousseau et Pidoux, qui con-

(1) Joret, Dissertation inaugurale sur les effets thérapeutiques de l'huile de croton-tiglium. Paris, 1833.

seillent de formuler à centigrammes, en donnent 5 d'abord, qu'ils réitèrent au bout d'une heure jusqu'à effet purgatif. Le médicament est étendu dans un demi-verre d'eau sucrée, d'eau gommeuse, de tisane, en ayant soin d'agiter au moment de l'ingestion. L'huile d'olive, celle d'amandes douces, sont aussi un bon excipient, puisqu'alors il y a dissolution; mais la purgation est moins énergique. Une goutte de croton-tiglium, dans 50 grammes d'une de ces huiles, équivaut environ à 50 grammes d'huile de ricin : c'est là l'huile de ricin artificielle de Hufeland.

Quand l'estomac est irritable et disposé au vomissement, la forme pilulaire facilite la tolérance. Les pilules se font avec la mie de pain, la poudre de réglisse, la gomme, le sucre, etc. Les doses sont les mêmes.

Le savon d'huile de croton-tiglium, que M. Caventou a fait connaître, se prépare en faisant agir deux parties de cette huile sur une partie de la solution alcaline qu'on appelle *lessive des savonniers*. M. Andral a trouvé cette préparation moins active que les autres ; ce qui ne s'accorde pas avec la théorie de M. Mialhe, exposée plus haut, sur le mode d'action des huiles. La dose du savon de M. Caventou est de 10 à 20 centigrammes associés avec du sucre ou en pilules.

L'huile de croton-tiglium, employée comme rubéfiant, se prescrit ordinairement à la dose de 10 à 20 gouttes dans 4 grammes huile d'amandes douces. La friction doit durer huit, dix minutes, un quart d'heure ; elle se pratique avec un tampon de charpie ; on la répète plusieurs fois par jour jusqu'à production de l'effet. Cette rubéfaction est peu douloureuse, la peau est attaquée seulement à la superficie; mais ces avantages sont compensés par quelques inconvénients, provenant de l'extrême activité développée par la substance sur les membranes muqueuses. Un pharmacien (1) à qui une

(1) Mérat et de Lens, Dict. univ. de matière médicale, art. *Croton-tiglium.*

goutte tomba dans l'œil, eut soin de le laver à grande eau; néanmoins il survint un érysipèle à la face qui ne céda qu'aux anti-phlogistiques les plus puissants. Dans le service de M. Andral, un malade soumis aux frictions dont je parle contracta une ophthalmie violente, et un autre fut saisi d'une inflammation du gland et du scrotum. Un simple attouchement avec le doigt impregné du liniment avait suffi pour amener ces accidents. On voit qu'il ne faut pas négliger les précautions les plus minutieuses. C'est probablement pour cela que l'usage du croton-tiglium à l'extérieur n'est pas très-répandu.

On conçoit qu'en changeant les proportions du mélange que j'ai indiqué pour les frictions, on augmente ou on diminue la force irritante du médicament.

EUPHORBE.

Famille des EUPHORBIACÉES; genre EUPHORBIA.

C'est le suc concrété des *euphorbia antiquorum, E. officinarum* et *E. canariensis,* espèces végétales charnues, épineuses, sans feuilles, ayant le port des cactus et croissant dans les parties chaudes de l'Afrique.

L'euphorbe est en lames irrégulières, en morceaux d'un petit volume, jaunâtres, un peu translucides, percés souvent de trous produits par les épines du végétal autour desquelles le suc s'est desséché. La saveur est brûlante, corrosive; la poudre respirée est un violent sternutatoire.

Une résine très-âcre et de la cire constituent la plus grande partie de ce médicament, lequel mérite par conséquent le nom chimique de *céréo-résine.* L'alcool s'empare du principe actif.

L'euphorbe mis en contact avec nos tissus est très-irritant et même cathérétique. On le donnait jadis comme drastique puissant dans des cas urgents, désespérés, à la dose de 10, 20 centigrammes au plus, étendus dans un excipient liquide ou solide. Il était plus souvent prescrit en lavements pour les apoplexies graves ; alors la quantité était plus considérable, 1 à 2 grammes.

Maintenant on ne provoque plus de purgations aussi dangereuses. L'euphorbe n'est employé que comme agent local en poudre, en teinture, sur les os cariés par exemple, pour déterminer des nécroses salutaires et modifier la vitalité de la partie. On le fait entrer dans quelques emplâtres irritants (emplâtre de Mejean), dans certaines formules de la préparation vésicante connue sous le nom de *mouches de Milan*, etc.

ALOÈS.

Famille des Asphodélées ; genre Aloe.

I. Les aloès sont de belles plantes qui croissent dans les pays chauds. L'*aloë vulgaris*, si commun en Europe, donne une idée de leurs formes et de leur allure. Tous contiennent un suc médicamenteux, mais plus abondant et plus actif selon les climats et les espèces. Ceux qui passent pour fournir le produit dont je vais m'occuper, sont l'*aloë perfoliata* qu'on trouve en Arabie dans son développement complet ; les *aloë spicata* et *linguæformis* qui se plaisent au cap de Bonne-Espérance.

L'aloès est un suc propre contenu dans des vaisseaux voisins de l'épiderme des feuilles. La partie centrale de ces feuilles, mucilagineuse, féculente, est privée de vertus purgatives.

Les procédés d'extraction sont imparfaitement connus et paraissent multiples.

L'aloès exsude spontanément et constitue probablement alors l'aloès appelé *en larmes* ou *lucide* à cause de sa transparence. Ce produit est très-rare dans le commerce.

Les autres sortes exigent des opérations plus ou moins compliquées, mais dont on ne sait pas au juste les résultats. On dit qu'à l'aide d'incisions pratiquées sur les feuilles, on obtient un suc qui, par le repos, se divise en trois couches, dont la supérieure, plus pure, donne après évaporation l'aloès le plus estimé ; l'inférieure, mêlée à des substances étrangères, est l'espèce la moins bonne. D'après certains auteurs, les feuilles, préalablement contuses, seraient soumises à la pression, et le suc se diviserait en couches, comme je viens de le dire. On s'accorde cependant à penser que les aloès tout-à-fait impurs qui se trouvent dans la droguerie sont le produit de fortes décoctions auxquelles on soumet les feuilles ou le marc. On parle encore d'autres procédés d'extraction différant de ceux que je viens d'indiquer ; mais, je le répète, ce point d'histoire naturelle pharmacologique est encore obscur.

On distingue dans le commerce trois sortes d'aloès : le suc-cotrin, l'hépatique, le caballin.

L'aloès succotrin, ainsi nommé parce que celui qui vient de l'île de Soccotora, dans l'Inde, est le plus prisé, nous arrive aussi de Bombay et du cap de Bonne-Espérance. Sans m'em-barrasser des variétés admises, je vais décrire sous ce nom les meilleurs aloès.

Ils forment des masses plus ou moins volumineuses, com-pactes, brunes, verdâtres, jaunâtres, lustrées comme si on les avait vernies, transparentes quand elles sont réduites en lames minces, se ramollissant à la chaleur des doigts, fragiles lors-qu'elles sont très-sèches, d'une odeur forte, particulière et qui n'est pas désagréable, d'une saveur amère et tenace ; la poudre est d'un jaune doré. Les premières qualités se dissolvent en entier dans l'eau chaude et dans l'alcool.

L'aloès hépatique doit son nom à sa couleur brunâtre. Il a une odeur désagréable, est tout-à-fait opaque, terne, se ra-mollit beaucoup plus difficilement par la chaleur et ne se dis-sout qu'en faible partie dans l'eau et l'alcool ; la poudre est d'un jaune sale.

L'aloès caballin, plus lourd que les autres, est décidément brun, présente des taches comme ferrugineuses ; l'odeur est détestable ; il n'est pas fragile et ne se ramollit pas. Ce produit, évidemment impur, contient du sable, du charbon, des fibres ligneuses, et est plus insoluble encore que l'hépatique. Réduit en poudre, la couleur est d'un vert brun.

L'analyse chimique des aloès, quoique encore imparfaite, confirme et éclaire ce que l'expérience nous avait appris relativement au choix qu'il faut faire parmi ces préparations. Un bon aloès contient de notables quantités d'un principe savonneux amer, de l'huile volatile, une résine. Les proportions de celle-ci augmentent aux dépens de celles des autres dans les produits de qualité inférieure. Les aloès de qualité tout-à-fait infime n'offrent aucune trace d'huile volatile, à peine quelque peu de principe amer. Les matières résinoïdes prédominent et se trouvent réunies à beaucoup d'impuretés.

Si, comme tout permet de le croire, le principe amer joue un grand rôle comme cause des effets de mutation affective, on ne sera pas étonné que, ce principe étant soluble dans l'eau, la bonté du médicament se mesure d'après le degré de solubilité dans ce liquide. La résine n'est certainement pas étrangère à la vertu purgative ; mais l'aloès a d'autres propriétés qui s'exercent d'une manière isolée ou concurremment, et qui dépendent probablement de la présence de la matière savonneuse amère et de l'huile volatile. C'est pour cela que les aloès préparés à l'aide d'une forte chaleur sont tous mauvais. L'huile a disparu ; l'extractif amer et la résine ont subi de nouvelles combinaisons. La propriété purgative subsiste seule, et n'offre plus ce caractère spécial qui donne une physionomie propre à l'action pharmacologique de l'aloès.

Il est bon de dire que nous n'avons guère en France que des succotrins de seconde qualité, par conséquent en partie insolubles dans l'eau chaude. Néanmoins ils sont encore assez bons pour provoquer les mutations dynamiques importantes dont je vais parler.

II. A petites doses, et probablement à cause du principe amer et de l'huile volatile, l'aloès accroît le ton de l'estomac et facilite les digestions.

Administré en plus grande quantité, il donne lieu à une purgation qui se réalise ordinairement au bout d'un temps assez long (6 à 8 heures). Cette purgation s'accompagne d'une excitation dont le siége principal est à l'extrémité inférieure du rectum, excitation à symptômes très-prononcés quand la dose est considérable, ou bien lorsque cette partie de l'intestin présente plus de sensibilité qu'à l'ordinaire.

Les garde-robes sont fréquemment bilieuses. Cette circonstance, réunie à la vertu tonique exercée sur les organes de l'épigastre, justifie l'opinion généralement admise d'après laquelle l'aloès porterait spécialement sur l'appareil biliaire et donnerait plus d'activité aux fonctions de cet appareil. Quelques médecins pensent même que l'aloès ne devient purgatif qu'après avoir préalablement provoqué dans le duodénum l'écoulement d'une certaine quantité de bile. Celle-ci serait le véritable stimulus de la fonction péristaltique accrue, de la même manière qu'elle est le purgatif naturel dans l'état hygide. Ces médecins se rendent ainsi compte du temps assez considérable qui s'écoule entre l'ingestion du médicament et son effet.

D'autres auteurs, tout en admettant l'influence spéciale sur la sécrétion hépatique, l'expliquent à l'aide de la surexcitation provoquée par l'aloès sur la partie du tube digestif où se trouvent les racines inférieures de la veine porte, surexcitation qui se transmettrait à l'organe dans lequel le tronc de cette veine distribue ses branches. Quel que soit le degré de vérité de ces explications, je reconnais comme faits pharmacodynamiques démontrés : 1° une excitation à la muqueuse rectale du côté du sphincter; 2° une plus grande activité dans les circulations veineuses abdominales; 5° un accroissement dans la sécrétion et l'excrétion de la bile. J'admets, en outre, que l'excitation rectale peut s'irradier sur les organes voisins, l'utérus par exemple, ce qui donne à l'aloès une vertu emménagogue quelquefois utilisée.

J'ajoute, pour dernier trait, qu'employé par M. Salgues (1) à la dose de 60 centigrammes distribués sur deux vésicatoires, selon le mode endermique, l'aloès a produit quelquefois des effets purgatifs. L'action excitante sur la muqueuse intestinale s'est montrée d'une manière incontestable.

L'aloès est un médicament fréquemment employé. La facilité avec laquelle on modère son activité drastique, les propriétés spéciales que je lui ai reconnues justifient l'importance qu'on lui a accordée dans la pratique médicale.

III. Les prescriptions diffèrent selon le but que l'on veut atteindre, et d'après les données exposées tout à l'heure.

L'aloès à petites doses convient dans les débilités de l'estomac, surtout quand elles s'accompagnent de diminution dans la sécrétion biliaire. C'est en cette qualité qu'il fait partie des pilules *gourmandes*, *antè cibum*, qui passent pour dissiper l'anorexie et les difficultés des fonctions digestives. Plusieurs gastralgies sont liées à un état de torpeur dans la faculté sécrétoire du foie. L'aloès, prescrit de la même façon, est indiqué pour la cure de ces maladies.

Ce médicament, à cause de la lenteur de son action, n'est guère administré dans les maladies aiguës. En revanche, il est fréquemment préféré dans les maladies chroniques, toutes les fois que l'on veut dissiper des constipations, résoudre des engorgements produits ou entretenus par la faiblesse des circulations de la veine porte, par l'atonie du foie. Il y a utilité à prévenir ces vices avant qu'ils parviennent à l'état décidément morbide : de là, les succès obtenus assez fréquemment à l'aide des préparations aloétiques comme moyen prophylactique, et l'explication de la vogue acquise par les *grains de santé*, les *grains de vie* dits du docteur Franck. Ces pilules sont composées d'aloès et d'extrait de réglisse.

L'action de l'aloès sur la partie inférieure du tube digestif le rend utile pour rappeler ou provoquer les menstrues, les

(1) Revue médicale de Dijon.

hémorrhoïdes, et révulser des fluxions dirigées vers les parties supérieures du corps.

Cette substance convient aussi dans les maladies vermineuses. Cela se conçoit très-bien, si l'on songe à ses effets toniques, cholopoïétiques et purgatifs.

IV. Bien que les préparations aqueuses ou alcooliques de l'aloès soient très-actives, on ne s'en sert pas à l'intérieur à cause de leur extrême amertume. Le médicament se donne de préférence en poudre ou sous forme pilulaire.

Comme stomachique, on le prescrit à la dose de 5, 10 centigrammes.

Comme purgatif, cette quantité est de 30, 40, 50 centigrammes; au-dessus, l'effet drastique serait considérable.

Les pilules d'Anderson sont un purgatif fréquemment employé. L'aloès et la gomme gutte en sont la base.

C'est encore à l'aloès et à la gomme gutte que les pilules hydragogues de Bontius doivent leurs vertus purgatives. Les pilules d'Anderson et celles de Bontius pèsent chacune 20 centigrammes. On en prescrit 3 à 6.

L'aloès étant parfaitement toléré par l'estomac et même favorisant les fonctions de cet organe, on peut le prendre pendant le repas, lorsque, les doses étant modérées, on ne veut solliciter qu'un effet médiocre. Souvent le médicament donné dans cette intention est ingéré le soir en se couchant, et la purgation ayant lieu le lendemain matin ne dérange pas le sommeil du sujet. Beaucoup de personnes prennent les pilules d'Anderson de cette manière à la dose de 1, 2.

C'est à l'aloès qu'on s'adresse pour obtenir une action continue sur le rectum, opérer une révulsion permanente et entretenir la liberté du ventre. L'avantage qu'il présente de laisser intactes les fonctions digestives, explique cette préférence; mais le corps vivant devient facilement insensible à son action. Il faut bientôt augmenter les doses; toutefois, comme il s'agit d'un drastique, on procèdera avec prudence et réserve. L'ha-

bitude qu'ont certaines personnes de s'administrer elles-mêmes
les préparations aloétiques, et de ne consulter les médecins ni
sur l'indication ni sur le mode d'administration, est cause d'un
assez grand nombre d'accidents peu sérieux en général: ce sont
des perturbations abdominales, des évacuations fatigantes, des
irritations au rectum. Un peu de diète, des boissons tempérantes et émollientes suffisent pour dissiper ces symptômes.

L'aloès, en sa qualité de stomachique, s'unit très-bien au
quinquina, à la rhubarbe; et comme modificateur du foie et
des circulations abdominales, on l'associe au mercure doux,
au savon médicinal, à la ciguë, etc.

Le vin d'aloès (teinture sacrée), dans lequel entrent aussi
la cannelle ou d'autres aromates, se donne pour les effets toniques à la dose de 4 à 8 grammes.

La teinture (alcoolé) ne s'administre qu'à l'extérieur pour
aviver les ulcères sordides, les trajets fistuleux; on peut la
prescrire toutes les fois qu'il y aura indication d'augmenter la
vitalité d'une partie. A ce titre, l'aloès favorise la production
et l'organisation de la lymphe plastique, et facilite la réunion
des plaies par première intention; il entre dans la composition
du baume du Commandeur de Permes, trop peu usité et qui
est excellent pour ce genre d'effets.

L'aloès sert à composer des suppositoires irritants, dans lesquels il est mêlé avec le beurre de cacao, à la dose de 30 à
60 centigrammes.

Les vétérinaires prescrivent souvent l'aloès, et se contentent
de l'hépatique et du caballin. Le succotrin est seul employé
dans la médecine humaine.

Les noms donnés à certaines préparations aloétiques prouvent
la confiance qu'on leur accordait, et donnent une idée des
propriétés merveilleuses qui leur étaient attribuées. Je citerai
à ce sujet l'*élixir de longue vie*, les *grains de vie* ou *de santé*,
la *teinture sacrée* déjà mentionnés, les *pilules angéliques*, les
pilules bénites, etc.

GOMME GUTTE.

Famille des GUTTIFÈRES.

L'arbre qui fournit la gomme gutte croît dans les Indes orientales, surtout à Siam, à Ceylan, à Camboge. La plupart des guttifères sont imprégnés d'un suc jaune-rougeâtre, ayant des qualités analogues à celles de la gomme gutte. Celle-ci est attribuée au *cambogia gutta,* au *stalagmitis cambogioïdes,* au *garcinia morella.* Ce point de botanique n'est pas encore suffisamment éclairci.

La gomme gutte est un suc qui exsude naturellement ; on l'obtient à l'aide d'incisions pratiquées aux branches et au tronc ; il est d'abord mou, gluant, et se solidifie par la dessiccation. On nous l'envoie sous forme de galettes ou de fragments d'un jaune-orange au-dehors, rougeâtre à l'intérieur, inodores, pesants, à cassure nette et brillante. La gomme gutte est d'abord insipide, puis d'une âcreté prononcée ; elle s'attache aux dents si on la conserve dans la bouche ; la salive devient blanche et jaunit ensuite. La poudre est d'un jaune vif.

L'analyse a trouvé dans le produit que j'examine une résine rouge (peut-être principe essentiellement actif) et une gomme acide. La gomme gutte est donc une gomme résine.

En cette qualité, elle est soluble dans l'alcool par sa partie résineuse, et dans l'eau par sa partie gommeuse ; triturée avec ce dernier liquide, elle forme une émulsion dans laquelle la résine est suspendue à l'aide de la gomme. La couleur de cette émulsion est d'un beau jaune, aussi la gomme gutte sert-elle pour la peinture à l'aquarelle : on l'emploie également pour préparer certains vernis.

Ce médicament se recommande par ses propriétés drastiques ; il irrite le tube intestinal, et cette irritation peut aller jusqu'à l'inflammation.

On le prescrit aux individus qui n'offrent rien à redouter de ce côté pour les hydropisies, pour l'expulsion des vers intestinaux. La dose est de 40 à 60 centigrammes à la fois, mais mieux en prises séparées de 10 centigrammes chacune. C'est la poudre qu'on prescrit le plus souvent; on la mêle avec le sucre, on lui donne la forme pilulaire, on la suspend dans l'eau.

Les médecins anglais, grands partisans d'ailleurs des médications purgatives, font un usage assez considérable de la ·gomme gutte; elle est assez négligée en France, sauf dans quelques préparations où elle s'associe avec l'aloès (pilules d'Anderson, pilules hydragogues de Bontius).

Dans un travail récemment publié (1), M. Sirus-Pirondi vante les purgatifs pour assurer les bons effets des bandelettes agglutinatives (bandage de Baynton) appliquées à la cure des ulcères des jambes. Parmi les purgatifs essayés par lui, celui dont l'efficacité est la plus prompte et la plus sûre, dit-il, est la gomme gutte. Il n'hésite pas à en conseiller chaudement l'emploi. Quand il existe une complication saburrale intestinale, l'utilité des purgatifs s'explique facilement; mais ils ont réussi dans des cas qui, en apparence du moins, n'offraient aucune indication de ce genre. D'ailleurs, comment se rendre compte de la supériorité de la gomme gutte en ces circonstances? Ce fait, s'il est vrai comme nous devons le croire, est donc empirique.

La teinture de gomme gutte est inusitée du moins chez nous. Les doses indiquées sont de 15 à 20 grammes dans un véhicule convenable.

L'Ecole italienne administre la gomme gutte comme contre-stimulant dans les maladies inflammatoires aiguës, et même dans les phlegmasies de l'intestin. Selon la tolérance, la dose est de 15 centigrammes jusqu'à 4 grammes.

(1) De l'utilité de la gomme gutte à l'intérieur dans le traitement des ulcères des jambes, in *Clinique de Marseille*, 15 janvier 1847.

SCAMMONÉE.

Famille des CONVOLVULACÉES ; genre CONVOLVULUS.

Convolvulus scammonia.

I. On connaît dans la droguerie trois produits de ce nom : ce sont autant de sucs végétaux desséchés.

1° La scammonée d'Alep, qui vient des environs de la ville de ce nom et est fournie par un liseron (*convolvulus scammonia*, f. des convolvulacées). Ce végétal croît en Asie, surtout dans la Natolie, en Syrie. Sa tige est grêle, volubile ; ses feuilles triangulaires, pointues ; les fleurs en cloche blanches, jaunes ou pourpres. On pratique des incisions au collet de la racine. Le suc s'écoule et constitue la scammonée de *première goutte*, ou scammonée *en coquille*, qui se voit très-rarement en France. Celle que le commerce nous offre le plus souvent ou de *seconde goutte,* est le produit de l'expression de cette racine préalablement contuse. La scammonée d'Alep est en morceaux légers, poreux, assez friables, d'une couleur gris-cendré terne ; on a comparé son odeur, du reste peu prononcée, à celle du beurre légèrement ranci ; la saveur est âcre. Cette scammonée se dissout assez bien dans l'alcool ; triturée dans l'eau, elle forme une émulsion d'un jaune sale.

2° La scammonée de Smyrne est le produit moins estimé d'une plante de la famille des apocynées (*periploca scammone*) que l'on trouve dans les mêmes lieux que le *convolvulus scammonia.* Elle est brun-noirâtre, plus compacte, moins friable, d'une odeur, d'une saveur plus désagréables ; elle se mêle moins bien avec l'eau et est moins soluble dans l'alcool.

5° La scammonée de Montpellier, fausse scammonée, est le suc de toutes les parties d'une plante également apocynée (*cynanchum Monspeliacum*). Cette scammonée, qu'on n'emploie plus, était fabriquée en Provence ; on la mélangeait avec des sucs provenant d'euphorbes, avec des résines impures, etc. On la trouve encore dans nos vieilles officines, sous forme de grosses plaques noires (scammonée en galettes) très-peu poreuses, presque sans odeur, d'une saveur âcre et amère.

La scammonée d'Alep, la seule que l'on prescrit pour la médecine humaine, est une gomme-résine comme la gomme gutte ; la résine, principe essentiellement actif, s'y trouve en grandes proportions : ces proportions diminuent dans les autres scammonées. Outre la matière gommeuse, on y trouve des parties extractives, de l'amidon, des débris végétaux et terreux.

La résine de scammonée, que l'on décolore maintenant à l'aide du charbon animal, ressemble à celle du jalap et s'obtient comme elle ; elle est inodore et à peu près insipide.

II. La scammonée était le drastique favori des anciens : Mesuë l'appelle solennellement *le purgatif ;* elle passait pour avoir la propriété d'évacuer la bile ténue, citrine, les humeurs pituiteuses, séreuses. Les observations modernes (1) ayant prouvé que les matières évacuées étaient colorées en jaune par la bile, l'épithète de *cholagogue* pourrait être maintenue. M. Rayer ne regarde pas la scammonée comme un purgatif à redouter. Les malades sur lesquels il l'a essayée n'ont accusé que de faibles coliques, comme celles qui se font sentir pendant l'action des cathartiques les plus modérés ; quelques sujets cependant ont éprouvé un peu de ténesme. Le médicament opère assez promptement, dans l'espace de trois ou quatre heures.

III. La scammonée convient dans tous les cas où un purgatif un peu vif est indiqué ; elle a été prescrite avec succès, mais à faible dose, pour des constipations simples, avec l'intention de provoquer seulement un petit nombre d'évacuations.

IV. La scammonée se donne en poudre seule, enveloppée de pain azyme. On peut l'étendre avec une poudre inerte. On la prescrit également en pilules, ou suspendue dans l'eau, dans le lait, à l'aide d'un jaune d'œuf ou de la gomme.

(1) Clinique de M. Rayer à la Charité, *in* Journal des conn. médic. chirurg., décembre 1846, p. 222.

Quand il s'agit seulement de donner de la liberté au ventre , la dose est de 20 centigrammes. On obtient des effets assez puissants avec un gramme, un gramme et demi. La résine se prescrit à moitié de cette quantité. Selon M. Mialhe (1), l'observation a démontré que la dissolution dans l'huile augmente la vertu purgative de cette résine.

M. Rayer recommande de faire prendre la scammonée en une seule fois. Chez deux ou trois individus elle n'a produit aucun résultat; et comme ils avaient bu seuls du bouillon aux herbes, on a pensé que peut-être cet adjuvant populaire avait contrarié l'action du médicament : les observations des autres praticiens ne permettent pas d'admettre une pareille influence.

La scammonée, jadis redoutée, était mitigée à l'aide d'additions et de préparations particulières : on appelait ces compositions *diagrèdes*. La scammonée exposée à la vapeur du soufre en ignition était le *diagrède soufré;* cuite dans un coing, c'était le *diagrède cydonié;* quand on l'étendait avec l'extrait de réglisse, on avait le *diagrède glycyrrhisé*. Ces sortes de neutralisations de vertus drastiques ne sont pas nécessaires aujourd'hui que nous connaissons un grand nombre de purgatifs moyens dont l'action est éprouvée. Les diagrèdes ne sont plus employés.

La teinture de scammonée est également inusitée. Sa dose purgative serait de 12 gouttes à 2 grammes.

La scammonée s'allie très-bien avec les autres purgatifs et surtout avec le jalap; elle entre dans la composition de la fameuse poudre d'Ailhaud, du nom d'un médecin provençal qui l'exploitait commercialement comme panacée. J'ai déjà dit qu'elle se trouve dans le purgatif Leroy; elle fait également partie de la poudre *de tribus* ou cornachine, des pilules de Belloste, préparations qui réunissent la qualité purgative à d'autres vertus.

On ne prescrit plus les électuaires caryocostin, diaphœnix ,

(1) Traité de l'art de formuler, etc., p. CCLXXXVIII.

bénédicte laxative, la confection Hamec, purgatifs plus ou moins énergiques dans lesquels entrait le diagrède.

ELATERIUM.

Famille des CUCURBITACÉES; genre MOMORDICA.

Momordica elaterium.

Cette plante est très-commune dans nos pays, où on la désigne sous le nom de *concombre sauvage*, *concombre d'âne*. On la trouve dans les lieux pierreux et incultes.

Le fruit, qui, lorsqu'il est mûr, a la propriété de se détacher subitement du pédoncule au moindre contact et de lancer alors ses graines au loin, fournit avant sa dessiccation un suc d'une saveur très-désagréable. Ce suc, incontestablement drastique, était jadis employé comme tel à l'état sec, constituant alors l'*elaterium*.

L'*elaterium* se présente sous deux formes : l'une est blanchâtre, terreuse, fragile, friable, en morceaux planes d'environ deux lignes d'épaisseur : c'est le produit qu'on obtient en rapprochant le suc et faisant sécher. Cette sorte est plus énergique que la suivante : celle-ci est noire, verdâtre, en morceaux inégaux, et s'obtient à l'aide de la décoction des fruits, comme se préparent les extraits.

L'*elaterium* est inodore, d'une saveur amère, âcre, plus forte dans la première sorte.

Ces préparations sont mauvaises, de vertus fort inégales, tantôt très-actives, tantôt médiocres ou nulles.

Les chimistes ont parlé d'un principe immédiat, *élatérine, élatine,* qu'on peut isoler, et dont les effets éméto-cathartiques seraient très-puissants. Nous n'avons encore rien de positif sur ce point.

L'*elaterium* que l'on conseillait pour l'ascite et les autres hydropisies, chez les individus d'un tempérament mou et peu impressionnable, était prescrit à la dose de 25 milligrammes (demi-grain), à répéter d'heure en heure jusqu'à effet purgatif. On le faisait prendre en pilules ou suspendu dans de l'eau gommeuse. On recommandait de ne jamais dépasser la quantité de 50 centigrammes.

On pense maintenant que le sédiment obtenu par le repos du suc fournirait un produit plus égal, plus sûr, et en même temps très-actif : le procédé n'est pas nouveau. Ce dépôt était quelquefois prescrit anciennement sous le nom de *fécule d'elaterium*.

M. Bouchardat propose d'ajouter au suc assez d'éther pour que ce suc soit surnagé par une couche légère : de cette façon, on le conserve pendant long-temps sans qu'il s'altère. Au bout de plusieurs jours, les parties insolubles sont entièrement déposées au fond du vase ; alors on enlève les portions liquides et on dessèche rapidement le précipité. M. Bouchardat affirme que le produit ainsi obtenu est un *elaterium* préférable aux autres. Il serait à désirer que l'on pût régulariser l'emploi du *momordica elaterium,* plante extrêmement répandue en France et qui exerce sur l'économie une influence incontestable.

COLOQUINTE.

Famille des CUCURBITACÉES ; genre CUCUMIS.

Cucumis colocynthis.

Le *cucumis* est une plante originaire du Levant, des îles de la Grèce, et que l'on cultive avec facilité dans nos jardins.

Les tiges sont grêles, rampantes, velues ; les feuilles pétiolées, divisées en lanières ; les fleurs petites, axillaires, d'un jaune pâle, sont campaniformes.

Le fruit, qui est la coloquinte, est d'abord verdâtre, puis jaunâtre ; il nous est envoyé des îles de l'archipel grec, d'Alep, de Smyrne ; il a le volume d'une petite orange ; il est blanc dans nos officines, parce qu'on l'a dépouillé de son écorce avant de le faire sécher pour le livrer au commerce. Ce fruit est léger, composé d'une pulpe spongieuse contenant six loges polyspermes ; il est inodore et d'une amertume extrême. On l'a long-temps appelé *chicotin ;* de là le proverbe si connu :

Amer comme le chicotin. Les semences sont huileuses et complètement fades, quand on les a exactement privées de la poussière qui les recouvre.

Les chimistes ont signalé, dans la coloquinte, une matière très-amère appelée *colocynthine,* une résine, une matière extractive, de la gomme, une huile grasse, des sels, etc.

La colocynthine paraît être le principe particulièrement actif ; elle est très-soluble dans l'alcool, soluble aussi dans l'eau, quoique à un moindre degré. D'après cela, les préparations aqueuses et alcooliques doivent être douées d'une grande énergie ; elles ne sont pas employées, soit à cause de cette énergie, soit parce que leur saveur est détestable.

II. La coloquinte est un drastique dont l'administration doit être surveillée ; elle peut provoquer de violentes coliques, des déjections abondantes, séreuses, mêlées de sang. Son action irritante sur le gros intestin se révèle par des symptômes bien marqués. La poudre de coloquinte mêlée à l'axonge et employée ainsi en frictions suffisamment répétées sur l'abdomen, la poudre seule, les extraits, surtout l'alcoolique, placés sur le derme dénudé, provoquent fréquemment des coliques, des évacuations alvines, une diurèse abondante.

Il est remarquable que la coloquinte et l'aloès, seuls drastiques dont le principe actif soit soluble dans l'eau, sont aussi ceux à qui on peut s'adresser avec quelque confiance pour purger à l'aide de l'iatralepsie. Il est très-probable qu'ils doivent ce privilége à la facilité plus grande avec laquelle leur principe actif est saisi par nos liquides et est absorbé.

III. Les vertus thérapeutiques les plus connues de la coloquinte sont dues à sa propriété drastique : celle-ci peut être mise à contribution toutes les fois qu'on désire une forte purgation, qu'on veut perturber, exercer vers les voies inférieures une impulsion fortement révulsive.

Le docteur Chrestien, de Montpellier, attribuait à la colo-

quinte une efficacité particulière contre la manie ; il a cité des
faits à l'appui de cette opinion dans son livre sur la méthode
iatraleptique. La coloquinte était administrée en frictions, de
la façon que j'exposerai tout à l'heure. Après les symptômes
abdominaux provoqués par le drastique, on observait le calme,
le sommeil, la diminution, enfin la suppression de la manie.
M. Chrestien, professeur-agrégé de notre Faculté, a repris en
sous-œuvre le travail de son parent, et en a appuyé les idées
fondamentales sur de nouvelles observations. Le mémoire de
M. Chrestien neveu a été publié dans le Journal de médecine
de Lyon (mars 1846, p. 214), sous le titre suivant : *De l'emploi de la coloquinte dans le traitement de l'aliénation mentale.*
De quelle façon la coloquinte a-t-elle agi ? Est-ce comme attractif, perturbateur, ainsi que pourraient le faire croire les
coliques, les évacuations alvines, les urines abondantes ? Est-ce
comme moyen évacuant ? Est-ce comme moyen altérant ?.......
Il est encore impossible de se faire une opinion sur cette
question de pharmacologie thérapeutique.

Van-Swieten a obtenu de la coloquinte des effets emménagogues. Cela se conçoit : l'action de ce drastique doit s'irradier
vers l'utérus et le réveiller de sa torpeur, lorsque celle-ci est
due à l'atonie.

IV. La coloquinte est pour l'ordinaire prescrite en poudre,
qu'on mêle prudemment avec une autre substance jouant le
rôle de correctif, et appelée à masquer une partie de la saveur
de ce médicament : amidon, sucre, gomme, magnésie, etc.,
ou bien, ce qui est mieux, on lui donne la forme pilulaire. La
dose est de 20 à 60 centigrammes.

L'extrait aqueux, administré aux mêmes doses, purgerait
avec plus d'énergie ; il n'est pas usité. L'extrait alcoolique
serait trop violent et doit être proscrit.

Le vin de coloquinte se fait avec le vin blanc. Les gens de la
campagne le prennent quelquefois comme purgatif, à la dose
de 15 à 50 grammes.

'La teinture n'est employée que dans les localités du nord, où les tempéraments sont plus apathiques qu'en France. La dose purgative est de 1 gramme à 4 dans un véhicule approprié.

Voici le mode d'administration indiqué par M. Chrestien neveu, lorsque la coloquinte est donnée pour un cas d'aliénation mentale. On fait une pommade avec 1 gramme de poudre sur 3, 4, 8 grammes d'axonge; on l'emploie en frictions sur le ventre. Cette dose, si les effets de la purgation sont nuls ou modérés, peut être répétée deux ou trois fois par jour. La quantité nécessaire pour un traitement entier varie selon l'opiniâtreté du mal; elle s'élève souvent à 40 grammes et même davantage.

Van-Swieten obtenait des effets emménagogues en faisant prendre, toutes les trois ou quatre heures, la poudre de coloquinte à la dose d'un huitième de grain. Les lavements avec une infusion de ce médicament (1 gramme à 4 pour un litre d'eau) pourraient peut-être servir dans cette intention. Ces prescriptions ne sont possibles, on le comprend, que lorsqu'il n'y a pas d'irritation à redouter.

L'agaric blanc, le colchique d'automne, la vératrine et ses sels, l'ellébore noir, etc., sont de puissants drastiques, mais comme tels fréquemment infidèles. On ne s'en sert plus; quelques-uns sont restés dans la pratique, pour d'autres vertus dont il sera question ailleurs.

Purgatifs minéraux.

Nous avons vu que les émétiques végétaux étaient moins actifs que les minéraux. Ceci n'a pas lieu en ce qui concerne les purgatifs; le règne végétal fournit les plus énergiques. Ceux dont je vais parler purgent moyennement; on les a rangés parmi les cathartiques.

Ce sont des sels; on les appelle généralement *sels neutres*, parce qu'ils ont les qualités chimiques que cette dénomination comporte; tous sont blancs, cristallisables, d'une saveur saline plus ou moins amère, solubles dans l'eau.

Leur action purgative est assez sûre; mais ses effets sont peu durables et s'accomplissent, autant qu'on peut en juger, à la surface de l'intestin : de là, des conséquences pratiques bonnes à retenir.

Assez souvent la purgation s'arrête brusquement au moment où elle est parvenue à son apogée. Le ventre même se resserre, et une constipation plus ou moins opiniâtre succède aux premières évacuations.

On peut, dans la plupart des cas, répéter la prescription des purgatifs salins à peu de jours d'intervalle, et cela sans craindre de graves accidents.

L'action de ces cathartiques est, ai-je dit, superficielle; elle semble, en effet, s'exercer principalement sur les organes de la perspiration intestinale, et les garde-robes présentent de notables proportions de liquides séreux. Pour ce motif, plusieurs médecins de nos jours recommandent de préférence les sels neutres dans les maladies où les follicules sous-muqueux sont lésés, dans ce qu'on appelle maintenant *dothinenterie*.

Ces sels sont facilement absorbés à cause de leur solubilité; leur introduction dans les secondes voies, surtout quand on les donne à petites doses, peut provoquer une mutation tempérante et diurétique. Administrés, du reste, comme purgatifs, ils se montrent doués de cette dernière qualité, plus encore que les substances dont il a été question jusqu'à présent.

En outre de leurs vertus évacuantes, ils en ont une altérante difficile à démontrer directement, mais que les effets thérapeutiques rendent incontestable. Il est certain que ces sels facilitent la résolution des parties engorgées, siége de fluxions passées à l'état chronique. Les praticiens s'accordent également à penser qu'ils conviennent dans les états morbides qui présentent l'indication de modifier la constitution des solides et des liquides. A ces divers titres, ils passaient aux yeux des anciens pour être *incisifs, apéritifs, fondants, désobstruants.*

Les sels neutres existent dans beaucoup d'eaux minérales purgatives, naturelles ou artificielles. Les plus usitées, celles d'Epsom, de Sedlitz, doivent leurs vertus à la présence d'un de ces sels, ainsi que nous le verrons bientôt.

Les praticiens utilisent les purgatifs dont je parle actuellement comme évacuants simples, mais plus particulièrement pour produire une révulsion modérée jugée suffisante dans les cas de fluxions errantes, de fluxion commençante, se portant vers les parties supérieures. Dans les paralysies, suite d'apoplexie, il y a souvent indication de détourner les mouvements vicieusement portés vers la tête, et de favoriser la résorption de matières épanchées ou infiltrées dans le cerveau. Les purgatifs salins, fréquemment répétés, doivent être essayés alors ; on a obtenu par leur secours des succès incontestables. Comme purgatifs et modificateurs dynamiques de la surface intestinale, ils conviennent dans les fièvres typhoïdes avec élément saburral prédominant. Ils sont également parfaitement indiqués dans les engorgements viscéraux du bas-ventre, les affections constitutionnelles psoriques, dartreuses, scrofuleuses, etc. Dans ces dernières circonstances, ce sont d'excellents auxiliaires. A ce titre, ils font partie de plusieurs tisanes, de plusieurs apozèmes donnés en qualité de dépuratifs.

Fréquemment on les associe à d'autres substances purgatives ou laxatives pour aiguiser l'activité de celles-ci. Ils entrent dans la composition de beaucoup de formules cathartiques avec le séné, la rhubarbe, etc.

Ils neutralisent, en partie du moins, la propriété émétique du tartre stibié, et dirigent l'activité de ce dernier du côté des voies inférieures. Lors donc qu'il y a indication de provoquer

des évacuations des deux sortes et d'obtenir de cette façon une
secousse qui doit être favorable au sujet, ce qui se présente
dans beaucoup de maladies gastriques ou catarrhales gastriques, on unit le sel antimonial à un sel neutre ; ceci constitue une préparation fréquemment prescrite sous le nom
d'*éméto-cathartique*.

Les sels neutres servent souvent aussi à composer des lavements purgatifs. On pourrait employer ces lavements selon la
méthode de Kœmpf, pour résoudre des congestions abdominales. On sait qu'alors le séjour et l'absorption de la matière
médicamenteuse sont désirés. Pour cela, l'excipient liquide est
prescrit à moitié dose (120 grammes environ), et le médicament
injecté immédiatement après que le sujet a été à la garde-robe,
soit naturellement, soit au moyen d'un lavement simple.

Il y a contre-indication des sels purgatifs toutes les fois
qu'une maladie inflammatoire exquise est décidément établie,
ou bien lorsqu'un état d'éréthisme nerveux fait redouter toute
agression un peu vive. Si j'ajoute les cas où une cachexie
prononcée a affaibli profondément le sujet et notablement
altéré la crâse des liquides et des solides, j'aurai fait connaître
les principales circonstances dans lesquelles les sels neutres
pourraient être nuisibles.

Les cathartiques salins dont je donnerai l'histoire sont le sulfate de magnésie, le sulfate de soude, le sulfate de potasse, le
tartrate de potasse, le tartrate de potasse et de soude : ce sont
là les véritables sels neutres. Je placerai à leur côté le sous-
phosphate de soude, dont les vertus pharmacologiques sont
analogues.

SULFATE DE MAGNÉSIE (sel d'epsom, sel d'egra, sel de sedlitz, sel d'angleterre, sel cathartique amer).

On le retire par l'évaporation des eaux minérales qui en
contiennent (Epsom, Egra, Sedlitz, etc.), surtout de celles
d'Epsom ; on l'obtient également en traitant le sous-carbonate

de magnésie par l'acide sulfurique étendu. Un procédé usité en Italie consiste à lessiver des schistes magnésiens mêlés de sulfate de fer qu'on a préalablement grillés et exposés ensuite à l'air, en ayant soin d'arroser de temps en temps.

Pour l'usage médicinal, il est bon de purifier le sulfate de magnésie du commerce presque toujours mélangé. On le dissout dans l'eau pure, en ajoutant un peu d'hydrate de magnésie; on fait bouillir, on filtre, on concentre la liqueur, et on l'abandonne au repos pour la cristallisation; il se forme alors des cristaux en gros prismes à quatre pans. Mais ordinairement les pharmaciens tiennent à conserver au sulfate de magnésie la forme fine et aiguillée qu'il a dans le commerce : dans cette intention, ils troublent la cristallisation en agitant légèrement avec une spatule.

Quelle que soit sa forme cristalline, le sulfate doit être très-blanc, inaltérable à l'air, ou du moins très-légèrement efflorescent, d'une saveur très-amère.

Le sulfate de magnésie est le principal élément minéralisateur des eaux salines amères. L'eau de la mer lui doit une bonne partie de ses propriétés.

Il est assez souvent mêlé dans nos officines avec le sulfate de soude. Comme ces deux sels ont une histoire pharmacologique semblable, je renvoie à l'article suivant ce qui me reste à dire relativement au sulfate de magnésie.

SULFATE DE SOUDE (SEL ADMIRABLE, SEL DE GLAUBER, du nom du chimiste qui l'a fait connaître).

Il existe dans la plupart des eaux minérales, dans l'eau de la mer; on le retire des sources salées de la Lorraine et de la Franche-Comté, d'où lui vient la dénomination assez bizarre de *sel d'Epsom de Lorraine*. Maintenant la plus grande partie du sulfate de soude du commerce s'obtient à la suite d'opérations chimiques faites en grand et qui ont pour objet principal un autre résultat, notamment la décomposition du sel marin par l'acide sulfurique pour avoir l'acide chlorhydrique. Les travaux de M. Balard ont appris à transformer le sulfate de magnésie de l'eau de la mer en sulfate de soude, lequel est destiné à la fabrication de la soude artificielle.

Le sulfate de soude du commerce doit être purifié ; on le dissout dans l'eau, on filtre bouillant, et on partage la liqueur dans des assiettes où on laisse cristalliser.

La cristallisation de ce sel, lorsqu'elle n'est pas entravée, présente de beaux prismes à six pans cannelés ; mais le plus souvent on trouble l'opération pour avoir des masses amorphes, grenues, pulvérulentes, rappelant quant à l'aspect le sulfate de magnésie du commerce.

Le sulfate de soude perd facilement son eau de cristallisation. Pour l'empêcher de s'effleurir, il faut l'enfermer dans des flacons bien bouchés. Sa saveur est d'abord fraiche, puis elle est amère, moins prononcée pourtant que dans le sulfate de magnésie. Un degré moindre d'amertume, la facilité avec laquelle le sulfate de soude s'effleurit, tels sont les moyens physiques de distinguer les deux sels. S'il était nécessaire pour cela d'une investigation chimique, on traiterait la dissolution par un alcali ou son carbonate. Le sulfate de magnésie, dont la base est insoluble, donne un précipité blanc et abondant.

Ces deux sels présentent, de la manière la plus complète, les vertus attribuées plus haut aux purgatifs minéraux : ce sont les sels neutres cathartiques par excellence. On peut les prescrire indifféremment l'un ou l'autre. On se souviendra seulement que le sulfate de soude effleuri est plus énergique que lorsqu'il est transparent et cristallisé : or, il s'effleurit aisément ; il faut donc tenir compte de cette particularité dans la pratique.

Le *sel de Guindre*, exploité industriellement de nos jours pour ses vertus purgatives, est un mélange de nitrate de potasse 60 centigrammes, de tartre stibié 25 milligrammes, et de sulfate de soude effleuri 24 grammes.

Le *sel de Cheltenham*, si fréquemment employé en Angleterre, se compose de sulfate de soude, de sulfate de magnésie et de chlorure de sodium.

Les sulfates de soude et de magnésie sont suivis de mutations dynamiques semblables à celles qui ont été décrites dans les généralités déjà exposées.

Ils s'administrent ordinairement dissous dans l'eau, dans la tisane ordinaire, dans le bouillon d'herbe, l'eau de veau, le petit-lait. Ainsi préparés, ces médicaments se prennent en une fois, ou par tasses si la quantité du véhicule est considérable, ce qui est l'ordinaire.

La dose purgative est de 50 à 60 grammes pour 500, 1000 grammes d'excipient.

La dose tempérante et diurétique est de 1 gramme jusqu'à 4 et même 8, pour 1000 grammes d'excipient.

12 grammes séné, 16 grammes sulfate de soude ou de magnésie, pour 1000 grammes d'eau bouillante, constituent un lavement purgatif assez énergique.

L'éméto-cathartique le plus usité se compose : de sulfate de soude ou de magnésie 15 à 30 grammes, de tartre stibié 5 centigrammes, dissous dans 500 grammes d'eau, à prendre par verres.

L'eau de Sedlitz artificielle, qui se prescrit aujourd'hui très-fréquemment en qualité d'agent purgatif, n'est pas une imitation exacte de l'eau naturelle : c'est tout simplement une manière particulière d'administrer le sulfate de magnésie, manière dont plusieurs personnes se trouvent bien. On introduit dans une bouteille d'une contenance de 625 grammes, un soluté concentré de 8, 16, 50 ou 45 grammes de sulfate de magnésie, et on la remplit avec de l'eau chargée de trois volumes d'acide carbonique. Cette boisson se boit par verres, dans l'espace de quelques heures.

SULFATE DE POTASSE (TARTRE VITRIOLÉ, SEL DE DUOBUS, ARCANUM DUPLICATUM, SEL POLYCHRESTE DE GLASER).

Le sulfate de potasse se trouve dans les cendres des végétaux, dans beaucoup de parties animales, dans quelques eaux minérales ; il existe dans les eaux de la mer. M. Balard a donné les moyens de faire servir ce dernier à la préparation de la potasse.

Jadis le sulfate de potasse se préparait par des procédés différents qui donnaient des produits désignés par l'un ou l'autre des noms placés à la synonymie. Ces procédés ne fournissant qu'un sel impur ont été avec raison abandonnés.

On s'est assuré à Bordeaux que le sulfate de potasse de plusieurs officines était très-inégal dans sa composition, et conséquemment dans son action. La chose n'a pas paru surprenante, lorsqu'on a su qu'il provenait d'eaux-mères, résidus de fabrications différentes. Les chimistes ont trouvé dans le sulfate de potasse des sels de cuivre, de fer, de mercure et surtout de zinc. Le sel ainsi impur est à l'état pulvérulent. S'il est bien blanc, il est certain qu'il n'y a ni cuivre ni fer ; mais, en cet état, il peut renfermer du mercure ou du zinc. Pour éviter toute erreur de ce genre, il est indispensable de n'employer que du sulfate de potasse cristallisé, et cristallisé par les soins du pharmacien qui le livre (1).

Voici comment doit se faire la préparation de ce sulfate : on traite le carbonate de potasse par l'acide sulfurique étendu, ou bien on sature par le même carbonate le sulfate acide de potasse, résidu de la fabrication de l'acide nitrique ; on filtre et on fait cristalliser.

Ce sel est en prismes hexaèdres terminés par des pyramides à six faces, inaltérable à l'air, d'une saveur légèrement amère, soluble dans l'eau, mais moins que les autres sels purgatifs.

(1) Notice sur les travaux de la Société de médecine de Bordeaux, par le docteur Burguet, secrétaire-général. 1843, p. 52.

On a reproché au médicament donné sous le nom de sulfate de potasse l'inégalité de son action : tantôt il agit, dit-on, avec une violence extrême ; tantôt il se montre à peine laxatif. Ces accusations étaient jadis méritées ; aussi l'emploi du sulfate de potasse est-il maintenant fort restreint. Mais j'ai prouvé plus haut que la cause de ces infidélités était dans les procédés de fabrication : le sulfate de potasse bien préparé, bien pur, est un agent sur lequel on peut compter.

Il faut se souvenir pourtant que son action est un peu plus vive que celle des autres sels purgatifs ; il est plus susceptible que ces derniers de provoquer des vomissements et des irritations abdominales ; aussi son administration exige-t-elle une surveillance plus minutieuse.

Le sulfate de potasse passe pour avoir des vertus spéciales qui le font choisir par quelques praticiens comme purgatif destiné à arrêter la sécrétion du lait ou à guérir les maladies laiteuses. Dans ce dernier cas, il peut agir comme évacuant ou comme altérant.

La dose évacuante est la même que celle des sulfates de soude et de magnésie.

La dose altérante est de 50 centigrammes, à 1, 2 grammes dissous dans l'eau ou sous forme sèche et associés à d'autres substances toniques, diurétiques, purgatives, selon l'indication.

Le sulfate de potasse fait partie de la poudre tempérante de Stahl.

Introduit dans un flacon, et arrosé ensuite avec de l'acide acétique dans lequel il ne se dissout pas, c'est le *sel de vinaigre*, dont l'odeur pénétrante est si souvent mise à profit par les dames vaporeuses.

TARTRATE DE POTASSE (SEL VÉGÉTAL, TARTRE SOLUBLE).

Il est toujours le produit de l'art. On le prépare en saturant le bi-tartrate de potasse (crème de tartre) avec le carbonate de potasse pur.

Ce sel cristallise en prismes rectangulaires à quatre pans terminés par des sommets dièdres ; sa saveur est fraîche et amère ; il est légèrement déliquescent et se dissout dans l'eau.

Beaucoup moins employé que le sulfate de magnésie, que le sulfate de soude, il s'administre de la même manière et peut remplir les mêmes indications.

TARTRATE DE POTASSE ET DE SOUDE (SEL DE SEIGNETTE, SEL DE LA ROCHELLE).

Il est encore le produit de l'art. On le prépare comme le précédent, en remplaçant le carbonate de potasse par le carbonate de soude.

Ce sont des prismes octaédriques, très-blancs, d'une belle transparence, s'effleurissant à l'air, d'une saveur légèrement amère, solubles dans l'eau.

Ce purgatif, moins désagréable à prendre que les précédents, a joui, lors de sa découverte, d'une grande vogue qu'il a maintenant tout-à-fait perdue. Les doses sont un peu plus fortes que celles des autres sels neutres.

Boërhaave et son école l'ont vanté comme étant particulièrement apte à résoudre les engorgements des viscères abdominaux : dans cette intention, il était dissous à dose altérante dans le jus d'herbe, le petit-lait, etc. On l'associe avec la rhubarbe : dans ce cas, c'est la *poudre de Fordyce* qui a acquis quelque célébrité pour le traitement du carreau.

PHOSPHATE DE SOUDE (SOUS-PHOSPHATE DE SOUDE, SEL NATIF DE L'URINE, SEL ADMIRABLE PERLÉ).

On l'a observé pour la première fois dans l'urine ; puis on l'a retrouvé dans le sérum du sang, dans la plupart des liqueurs animales. Celui qu'on emploie en médecine est toujours le produit de l'art.

On décompose le bi-phosphate de chaux par le carbonate de soude. En faisant cristalliser avec précaution, on a de beaux cristaux en rhombe, transparents, s'effleurissant à l'air, d'une saveur faiblement salée, très-peu désagréable, solubles dans l'eau. Le phosphate de soude verdit le sirop de violette et ne mérite pas par conséquent d'être appelé sel neutre. L'action du feu le change en un verre opaque, d'où le nom de sel perlé qu'on lui donnait jadis.

Ce sel est le moins énergique de tous ceux dont je viens de parler ; il purge convenablement à la dose de 40 à 60 gram. ; il n'est pas désagréable à prendre, il n'irrite pas, il ne provoque pas de coliques. Pour ces motifs, il ne mérite pas l'oubli dans lequel il est tombé.

Laxatifs ou minoratifs.

Le lecteur connaît déjà la différence qui existe entre les laxatifs et les purgatifs proprement dits. Le stimulus de ces derniers a quelque chose d'irritant, bien qu'on parvienne aisément, à l'aide des modes d'administration, à fermer la porte aux accidents.

Les purgatifs à haute dose ou donnés trop souvent donnent de la soif, provoquent des irritations gastro-intestinales ; à la longue ils amaigrissent et dessèchent le corps.

Les laxatifs ne se comportent pas ainsi ; ils exercent sur le corps vivant une influence sédative, émolliente. La cause qui, en eux, fait accélérer les mouvements péristaltiques, n'a donc aucune qualité irritante. Les laxatifs provoquent peu la sécrétion des liquides intestinaux ; quelques-uns paraissent purger à la suite d'une espèce d'indigestion intestinale ; d'autres, en favorisant par leurs qualités onctueuses le glissement des matières sur la surface du tube digestif.

Du reste, la purgation est faible, lente, et manque assez souvent ; elle évacue l'intestin sans le fluxionner ; les matières excrétées sont très-peu mêlées avec les humeurs séreuses, biliaires, dont les vrais purgatifs provoquent la sortie.

Des conséquences pratiques nombreuses découlent de ce qui précède.

On peut sans inconvénient augmenter les doses des laxatifs sans craindre de violentes perturbations; leur abus n'expose le plus souvent qu'à des flatuosités, à des asthénies gastriques ou intestinales.

Les laxatifs doivent à l'absence de toute propriété irritante la préférence qu'on leur accorde pour les individus très-impressionnables. Ils sont seuls possibles chez les enfants en très-bas âge ; ils conviennent dans les circonstances où quelques garde-robes doivent suffire, lorsqu'on a des raisons pour redouter l'accroissement d'une irritation quelconque, surtout gastro-intestinale, quand on a lieu de croire qu'une fluxion artificiellement portée sur le gros intestin serait susceptible de déranger vicieusement l'ordre régulier des mouvements morbides. Ainsi, tandis que les purgatifs sont en général contre-indiqués au commencement des maladies aiguës, les laxatifs peuvent être prescrits alors avec avantage. Les laxatifs sont par conséquent incapables d'amener des mutations révulsives ou dérivatives un peu prononcées. Ils sont contre-indiqués dans les débilités, les embarras gastriques ; leur contact relâchant aggrave ces états morbides, s'oppose au retour de l'appétit et au rétablissement des fonctions digestives. Plusieurs purgatifs, au contraire, rhubarbe, aloès, sont toniques, stomachiques. Les autres (sels neutres), à petites doses, exercent une action altérante locale qui favorise les effets évacuants des émétiques.

Les laxatifs, au point de vue pharmacodynamique, ont de nombreux points de contact avec les médicaments composant les deux premières classes des asthéniques (voir ma classification, page 2). Il y a donc des laxatifs *émollients*, des laxatifs *tempérants* ou *acidules;* j'ajoute un troisième groupe naturel que j'appelle *alcalins* ou *magnésiens*. On le voit, ces agents sont assez différents les uns des autres sous le rapport de leur mode d'activité : ce qui les réunit, c'est la propriété de faciliter les garde-robes sans irritation ni excitation.

Les laxatifs émollients sont des huiles grasses, des sub-

stances dans lesquelles abondent les principes mucoso-sucrés ;
ils ont une saveur fade, douce, quelquefois agréable.

Les matières acides dominent dans les laxatifs tempérants et
leur communiquent un goût aigrelet.

Les laxatifs alcalins ou magnésiens sont insipides. Ceux-ci
ressemblent le plus aux cathartiques. Nous verrons qu'ils
s'éloignent en effet, sous quelques rapports, des caractères indiqués tout à l'heure. Toutefois la douceur de leur action,
quand ils sont convenablement administrés, m'autorise à les
laisser à la place que je leur ai donnée.

Pourquoi la magnésie est-elle laxative? Ce ne peut être à
cause de ses propriétés alcalines, puisque les autres alcalis n'ont
pas cette vertu. D'une autre part, les éléments mucoso-sucrés,
les acides n'ont pas par eux-mêmes la qualité purgative. Cette
qualité provient donc, dans les laxatifs reconnus par l'expérience, soit de causes que nous ne connaissons pas, soit d'une
certaine association de leurs principes composants, que la
chimie constate, mais dont rien n'explique la valeur pharmacodynamique.

Nous avons reconnu dans les vrais purgatifs l'existence d'un
principe particulier auquel il est permis de rapporter une
bonne partie au moins de leurs vertus. Cette notion nous
manque pour les laxatifs.

Il n'y a, dans ces derniers, aucun principe ayant quelque
valeur thérapeutique, qui soit soluble dans l'alcool non
bouillant; par conséquent, l'alcool n'est pas un excipient convenable des laxatifs. Ils se donnent seuls, ordinairement en
grande quantité, associés entre eux, dissous ou suspendus
dans l'eau. Assez souvent on les unit à un médicament aromatique, excitant, afin de corriger ce qu'il y a de trop relâchant
dans leur mode d'action.

Ils entrent dans beaucoup de formules purgatives où ils remplissent le rôle de correctif ou d'auxiliaire.

Premier groupe des laxatifs. — Laxatifs émollients.

Je range dans ce groupe la manne, les huiles grasses et quelques autres médicaments de moindre importance, qu'il faut connaître cependant parce qu'ils ne sont pas dénués, il s'en faut, de toute vertu laxative, et que leur emploi s'est conservé dans la pratique ordinaire.

MANNE.

Famille des JASMINÉES; genre FRAXINUS.

Il y a plusieurs espèces de manne produites par des végétaux fort différents, mais celle qui est employée en médecine est donnée par des frênes. Le *fraxinus excelsior* (frêne commun), le *fraxinus floribunda* (frêne à fleurs), et surtout le *fraxinus rotundifolia,* fournissent la plus abondante et en même temps celle qui est de meilleure qualité. Un climat chaud, une culture appropriée favorisent la formation de la manne. C'est en Calabre, en Sicile surtout, que cette industrie a jusqu'à présent le mieux prospéré.

On fait des entailles à l'arbre ; il en découle une matière gluante, blanchâtre, qui peut s'échapper spontanément pendant les fortes chaleurs. Si le temps est sec, le suc se concrète aisément sur l'arbre et conserve sa couleur blanchâtre. Cette dessiccation est-elle contrariée par des circonstances atmosphériques, le suc reste visqueux, coule jusqu'à terre, s'y salit et présente toujours un peu de mollesse après sa concrétion.

La manne la plus blanche, composée de morceaux allongés, d'une saveur sucrée agréable, s'appelle dans le commerce *manne en larmes.*

La *manne en sorte* présente des morceaux de forme irrégulière, jaunâtres, isolés ou agglutinés de manière à adhérer en masses plus ou moins volumineuses, mêlées de quelques débris végétaux. Elle a une saveur sucrée moins agréable que la précédente.

La *manne grasse* est d'un jaune brun ou même noirâtre, molle, gluante, remplie d'impuretés, d'une odeur et d'une saveur décidément mauvaises.

La manne la plus blanche jaunit avec le temps ; la manne en sorte noircit ; la manne grasse prend un aspect repoussant : toutes subissent en vieillissant une espèce de fermentation, à la suite de laquelle s'opèrent les changements que je viens de mentionner.

La manne est entièrement soluble dans l'eau bouillante quand elle est pure : c'est même là un moyen de la séparer des substances qui s'y trouvent mêlées.

La rancidité, dans les mannes les plus détériorées, disparait par l'action de l'eau aiguisée d'acide sulfurique. L'eau de chaux sert ensuite à enlever les dernières traces de l'acide ; en s'aidant, s'il y a lieu, de la propriété décolorante du charbon animal, on parvient à transformer les plus mauvais produits en une manne blanche et pure.

Celle-ci, naturelle ou préparée, offre à l'analyse de la mannite, du sucre, une matière gommeuse, des matières azotées, etc.

La mannite constitue presque entièrement la manne en larmes ; on l'a rencontrée dans plusieurs substances végétales sucrées : ognon, carotte, betterave, melon. Elle est blanche, inodore, d'une saveur douceâtre, inaltérable à l'air, d'une odeur de caramel quand on la brûle. On peut la faire cristalliser sous forme d'aiguilles demi-transparentes, mais on la voit plus souvent en petits grains. La mannite, très-soluble dans l'eau, l'est aussi dans l'alcool bouillant ; mais, comme elle en précipite par le refroidissement, on a ainsi un moyen bien simple et bien facile pour l'obtenir : il suffit de traiter la manne par ce liquide et de laisser refroidir. La mannite se précipite en petits granules. Un procédé récemment proposé par M. Ruspini consiste à purifier la manne en sorte avec l'eau albumineuse et à décolorer le produit par le charbon animal. M. Ruspini a obtenu des cristaux volumineux de mannite qui

17

sont des prismes quadrangulaires tronqués, d'une blancheur et d'une transparence parfaites (Soubeiran).

La gomme, les matières azotées, le sucre, souillés par les impuretés et les produits de la fermentation, dominent dans la manne en sorte et surtout dans la manne grasse.

II. La manne récente n'est presque pas laxative ; elle a simplement alors des propriétés alimentaires et émollientes. En Calabre, en Sicile, elle sert à remplacer le sucre dans l'usage culinaire et médical. L'effet émollient se fait sentir aux parties irritées, enflammées, et notamment sur l'appareil respiratoire.

A mesure que la manne vieillit, elle acquiert la vertu évacuante ; celle-ci moins prononcée dans la manne en larmes l'est davantage dans la manne en sorte, et plus encore dans la manne grasse. Toutefois la première est préférée ; son activité, quoique faible, suffit pour remplir les indications ordinaires des laxatifs.

La purgation est lente, rarement copieuse, assez souvent nulle, surtout chez les adultes, lorsque la puissance digestive est intacte. Il n'est pas très-rare qu'elle s'accompagne de flatuosités, indice de la débilité provoquée par le médicament dans les facultés vitales de l'intestin.

La manne est donc un laxatif relâchant, et de plus un émollient béchique.

III. On l'administre communément lorsqu'il y a indication d'ouvrir le ventre dans les maladies aiguës, marquées par un éréthisme nerveux ou inflammatoire. On la donne pour combattre la constipation des femmes enceintes, pour obtenir l'évacuation du méconium chez les enfants de naissance.

La manne convient parfaitement dans les irritations catarrhales ou autres de la poitrine ; ses vertus béchiques et laxatives sont alors bien utilisées. On sait que les enfants en bas âge avalent leurs crachats ; lorsque ceux-ci sont abondants, il est prudent d'en faciliter l'expulsion. La manne rend ce genre de service, et n'expose pas, comme pourrait le faire un purgatif, au dérangement des mouvements constitutifs ou critiques du catarrhe ou de l'inflammation. Une purgation vive, je l'ai dit plus haut, diminue la transpiration cutanée, et ne convient nullement dans les maladies dont les crises se font en tout ou en partie du côté du tégument. On n'a rien de ce genre à redouter avec les laxatifs convenablement employés.

IV. La manne, comme auxiliaire et correctif, fait partie de beaucoup de potions purgatives, à la dose de 60 grammes ordinairement.

Donnée seule, 50 grammes suffisent pour un enfant en bas âge. Chez les sujets moins jeunes et chez les adultes, la quantité doit s'élever (60, 90 grammes); elle a été portée jusqu'à 120 grammes.

S'il y a irritation, on administre la manne dans une infusion émolliente, dans le lait, le petit-lait; on en fait des loochs pectoraux laxatifs, en l'associant dans un véhicule aqueux avec la gomme arabique et l'huile d'amandes douces. La marmelade de Tronchin, préparation jadis fort usitée pour les irritations pulmonaires, offre la réunion de cette huile, de la pulpe de casse et de la manne.

Voici un électuaire de manne que l'on prescrit avec avantage aux très-jeunes enfants :

        Manne en larmes............. 12 grammes.
        Huile d'amandes douces....... 4 grammes.
    Broyez ensemble exactement, et ajoutez petit à petit :
        Sirop de gomme.............. 4 à 16 grammes.

Lorsqu'il n'y a aucune irritation à combattre et qu'on veut seulement évacuer l'intestin, on corrige habituellement la propriété relâchante de la manne, en lui donnant pour véhicule une infusion aromatique, celle de feuilles d'oranger, par exemple.

La manne se dissout aisément dans les excipients aqueux à l'aide d'un peu de chaleur; l'ébullition n'est nullement nécessaire.

Les pastilles de manne dites *de Manfredi, de Calabre* (manne,

racine de guimauve, sucre, aromates, etc.) sont données à titre
de béchique : 8, 12 dans les 24 heures. Pour les confectionner,
on emploie la manne en larmes et mieux la mannite. Quelques
pharmaciens y ajoutent un peu d'opium.

On connaît un sirop de mannite. Ce sirop est très-peu laxatif ; tout au plus pourrait-il agir comme tel chez les enfants en
très-bas âge. La mannite, du reste, devant être considérée
comme de la manne en larmes purifiée, s'administre comme
elle et en a les propriétés.

LAXATIFS HUILEUX.

On prescrit en cette qualité l'huile d'olive et l'huile d'amandes
douces, à la dose de 50, 60 grammes et davantage, pures ou
mêlées avec un sirop. J'ai remarqué que, données en petites
quantités et répétées, l'effet était plus prononcé.

L'huile pénètre les matières, facilite leur glissement et subit
difficilement la digestion stomaco-intestinale ; elle convient
pour faciliter l'expulsion des corps étrangers. On la prescrit
pour les hernies engouées, dans les cas d'empoisonnement,
dans les constipations.

Quelques personnes se purgent à peu près sûrement, en
prenant un potage aux herbes dans lequel la dose habituelle de
l'huile d'olive a été à dessein exagérée.

Les lavements d'huile pure sont une préparation calmante
et évacuante à la fois, qu'on donne avec beaucoup de succès
aux enfants atteints de constipation, de coliques, de vers,
d'irritations intestinales.

J'aurai plus tard à parler des huiles grasses, quand il sera
question des médicaments émollients.

ROSE PALE.

Famille des ROSACÉES ; genre ROSA.

On désigne sous ce nom les pétales des roses si communes
dans nos jardins, *rosa semperflorens*, *rosa centifolia*. On les
appelle *pâles* pour les distinguer de la rose *rouge*, *rosa gallica*.

Ces roses servent à plusieurs usages médicinaux.

L'eau distillée, seule ou associée, est employée en collyres à vertu excitante et résolutive; elle contribue aussi à former le véhicule de quelques potions.

La pommade à la rose s'obtient en lavant de l'axonge avec cette eau distillée. On ajoute quelques gouttes d'essence de rose. Cette pommade n'est employée que comme cosmétique.

L'onguent rosat se fait en pétrissant à deux reprises les fleurs contuses avec de l'axonge déjà lavée avec l'eau distillée. On passe chaque fois, après avoir fait liquéfier à l'aide d'une douce chaleur. On fond une troisième fois pour colorer en rouge avec l'orcanette. Les médecins prescrivent l'onguent rosat pour les gerçures du nez, des lèvres, du mamelon.

Les pétales de roses (deux à quatre pincées), en infusion dans l'eau ou soumis à une légère ébullition, lâchent doucement le ventre. On emploie plus souvent, dans cette intention, le sirop de rose pâle. Il y a deux sirops ainsi nommés : le *simple* et le *composé*.

Le premier se fait avec une forte infusion. On le donne aux petits enfants, à la dose de 30, 45 grammes. Il entre comme moyen édulcorant ou auxiliaire dans les potions laxatives ou purgatives.

Le sirop de rose pâle composé est un véritable purgatif qui contient, en outre de l'infusion susdite, le séné, l'agaric, le tartre soluble ; il est maintenant inusité. Jadis il faisait partie de beaucoup de formules purgatives comme auxiliaire, à la dose de 15 grammes.

FLEURS DE PÊCHER.

Famille des ROSACÉES; section des AMYGDALÉES ; genre PERSICA.

Persica vulgaris.

Quelques médecins ajoutent une pincée de ces fleurs aux médicaments servant à composer une potion purgative. Le sirop de fleurs de pêcher se donne seul aux enfants, à la dose de 50 à 60 grammes. Ce sirop sert quelquefois comme moyen auxiliaire et comme édulcorant.

MERCURIALE.

Famille des EUPHORBIACÉES ; genre MERCURIALIS.

Mercurialis annua.

Cette plante est commune dans nos champs, sur les tertres qui bordent nos chemins ; elle a une odeur désagréable et comme vireuse. Les tiges sont dressées, rameuses, à feuilles opposées, ovales, lancéolées, dentées en scie. Les fleurs mâles forment des épis allongés, pédonculés, grêles et axillaires. Les femelles, au nombre de deux ou trois, sont placées à l'aisselle des feuilles supérieures. Le fruit est une capsule, hérissée, comprimée, à deux coques monospermes.

Cette plante, qui, du moins d'une manière sensible, ne contient aucune trace du suc âcre si commun dans les euphorbiacées, est émolliente et laxative   L'odeur vireuse dépend d'un principe volatil qui disparaît entièrement à la moindre chaleur.

La mercuriale s'emploie dans ses parties herbacées, à la dose d'une poignée en décoction dans un demi-litre d'eau. « Depuis des siècles, dit le professeur Gouan (1), on donne ici (à Montpellier) aux enfants attaqués de vers une soupe avec la mercuriale, ce qui leur procure quelques évacuations alvines. » Cet usage a perdu parmi nous son caractère de popularité.

Le suc de mercuriale, à la dose de 120 grammes, est un laxatif encore plus sûr.

On appelle *miel mercurial* (mellite de mercuriale simple) une préparation dans laquelle ce suc et le miel entrent chacun pour moitié ; on l'administre très-fréquemment en lavements, à la dose de 60 à 120 grammes étendus dans un excipient aqueux.

Le miel de mercuriale composé (suc de mercuriale, suc de

(1, Traité de botanique et de matière médicale. Montpellier, 1804. __

bourrache et de buglosse, gentiane, iris, vin blanc) est maintenant tout-à-fait abandonné.

Ne confondez pas le miel mercurial avec le miel mercuriel ; celui-ci contient de l'oxyde rouge de mercure et est une préparation entièrement différente.

La mercuriale peut servir à composer des cataplasmes émollients, des fomentations de même nature.

POIRÉE ou BETTE.

Famille des ATRIPLICÉES; genre BETA.

Variété du beta vulgaris.

Tout le monde connaît cette plante à feuilles larges et étendues, dont l'emploi alimentaire est très-fréquent.

Une forte décoction de poirée est un bon laxatif. La poirée est la base principale du bouillon aux herbes, lequel, ai-je dit, est l'auxiliaire habituel des purgatifs.

Voici une formule souvent prescrite à Montpellier dans les cas où les laxatifs sont indiqués :

Suc de poirée non filtré.. ⎫
Huile d'amandes douces.. ⎬ ãã 60 grammes.
Sirop d'althæa. .... ⎭
Mêlez : à prendre en une fois ou par portions.

Un mélange à parties égales (50 grammes de chaque) d'huile de ricin et de suc de poirée, purge à peu près sûrement.

Personne n'ignore qu'on se sert des feuilles de poirée pour panser les vésicatoires, pour détacher les croûtes teigneuses ou autres, etc., etc.

On peut en faire des décoctions émollientes, des fomentations, des lavements, des cataplasmes.

POLYPODE DE CHÊNE.

Famille des FOUGÈRES; genre POLYPODIUM.

Polypodium vulgare.

On appelle *polypode de chêne* la tige radiciforme ou souche de la plante que je viens de nommer. Cette plante, à

feuilles très-pinnatifides, lancéolées, d'un vert grisâtre, recouvertes au-dessous de fructifications arrondies disposées sur
deux lignes, se trouve sur les vieux arbres, les murs ruinés,
les rochers, dans toutes les fentes où peut s'accumuler un
humus formé de débris de végétaux.

Le polypode de chêne récent est couvert d'écailles jaunâtres
dont quelques-unes adhèrent après la dessiccation. Il est noirâtre, et chaque morceau présente deux côtés : l'un tubercu-
leux qui donnait naissance aux feuilles, l'autre garni de quelques saillies qui étaient le commencement des radicules. Ce
médicament a une saveur douceâtre; on y a trouvé un principe sucré analogue à celui de la réglisse.

Jadis, et plusieurs praticiens conservent encore cette habitude, le polypode entrait, à la dose de 8 à 50 grammes, dans
la plupart des potions purgatives.

On l'a considéré long-temps comme exerçant une action
altérante sur le foie, lorsqu'on en usait habituellement. Quelques médecins, en petit nombre à la vérité, persistent à le regarder comme ayant des vertus particulières pour guérir l'ictère.

Venel attribue le discrédit dans lequel ce médicament est
tombé, à la mauvaise qualité de celui qui se trouve dans les
officines. D'après ce professeur, le polypode de chêne, pour
être actif, doit être frais, de couleur grise et récolté en hiver.

Le miel offre un exemple d'un laxatif fourni par le règne
animal; mais son action comme tel est très-faible. Je parlerai
du miel à propos des émollients.

Deuxième groupe des laxatifs. — Laxatifs tempérants ou acidules.

Parmi ces laxatifs, les plus usités sont le tamarin, la casse,
les pruneaux noirs et un sel extrait de substances végétales
(crême de tartre).

Le tamarin et la casse sont fournis par la famille des légumineuses.

TAMARIN.

Famille des Légumineuses ; genre Tamarindus.

Tamarindus indica.

I. Le tamarinier est un grand arbre originaire de l'Egypte, de l'Arabie, de la Perse, des Indes occidentales, maintenant transplanté dans les îles et le continent de l'Amérique méridionale, où il prospère très-bien.

Les feuilles de cet arbre sont pinnées sans impaires, composées de 10 ou 15 folioles ; les fleurs sont d'un jaune verdâtre, en grappes pendantes et terminales.

Le fruit est une gousse couleur terre d'Egypte, comme poudreuse, longue environ de $0^m,108$ à $0^m,162$ (4 à 5 pouces) sur $0^m,027$ (1 pouce) de large, un peu aplati et recourbé en forme de sabre, avec quelques étranglements circulaires. A l'intérieur, il n'y a qu'une seule loge remplie d'une pulpe noirâtre abondante, traversée par trois forts filaments qui se réunissent à la base de la gousse, et contenant trois ou quatre semences rouges, aplaties, irrégulièrement quadrangulaires.

Le fruit entier n'est pas habituellement envoyé en Europe, où il est fort rare ; on en retire sur les lieux la pulpe avec les graines, et l'on fait évaporer l'humidité excédante à l'aide de la chaleur. Il est probable qu'on ajoute du sucre pour favoriser la conservation du produit.

Cette préparation se fait quelquefois dans des bassines de cuivre. Le tamarin du commerce présente du moins assez souvent des traces de ce dernier métal, ce dont on s'assure en y tenant quelque temps une lame de fer brillante, laquelle rougit alors sensiblement. Ce tamarin ne doit pas avoir accès dans nos officines.

La pulpe de tamarin, telle qu'elle nous est envoyée, est noire, d'une saveur acide et légèrement sucrée ; son odeur est vineuse. Plusieurs graines y sont mêlées ; on y trouve aussi quelques filaments.

Le tamarin bien préparé se dessèche avec le temps ; l'autre fermente et moisit.

Dans les pharmacies, on enlève les graines et les filaments. Si l'on ajoute du sucre, c'est la conserve de tamarin.

L'analyse chimique a fourni des acides tartrique, citrique, malique, du tartrate acide de potasse, etc., et une grande quantité de sucre.

Les parties médicamenteuses sont solubles dans l'eau.

II. Le tamarin est un laxatif faible, mais rafraîchissant. Cette dernière qualité est très-prononcée dans le fruit récent. Sur les lieux où il se récolte, c'est un aliment analogue à ce que sont chez nous les cerises, les framboises, les groseilles et autres fruits aigrelets. On en fait d'excellentes confitures d'une digestion très-facile.

III. Le tamarin se prescrit avec avantage dans les pyrexies inflammatoires, bilieuses ; il passe avec raison pour prévenir l'ataxie, l'adynamie, la putridité qui font trop souvent dégénérer les fièvres dans lesquelles l'élément bilieux est prédominant ; aussi le prescrit-on souvent pour les maladies de l'été et des pays chauds.

IV. Comme rafraîchissant, on fait légèrement bouillir le tamarin dans l'eau à la dose de 30 grammes, ou bien on se contente de le délayer. On passe ensuite, et on édulcore avec le sucre ou un sirop approprié. On peut se servir également de l'eau de veau, du petit-lait, ou de toute autre boisson tempérante.

Petit-lait tamarindiné : Tamarin, 30 grammes,
Petit-lait, 500 grammes,
à prendre par verrées.

La dose laxative est de 60 à 90 grammes. Le tamarin se donne seul, ou bien on l'associe avec un autre laxatif, la manne par exemple, de la façon suivante :

Tamarin. 60 grammes.
Eau..... 300 grammes.
Faites une légère décoction ; passez et ajoutez :
Manne... 60 grammes,
à consommer en deux ou trois fois à des intervalles rapprochés.

Le tamarin entre comme auxiliaire, à la dose de 50 , 60 grammes, dans la formule de beaucoup de potions purgatives.

Souvenez-vous qu'à cause des acides qu'il contient , il est susceptible de décomposer les sels à base de potasse , le tartre stibié , les carbonates alcalins; avant de le mettre en rapport avec ces substances on se rappellera cette réaction.

CASSE.

Famille des Légumineuses ; genre Cathartocarpus.

Cathartocarpus fistula.

I. Le caneficier a été importé dans l'Amérique méridionale comme le tamarinier.

Cet arbre, à feuilles composées, à fleurs grandes, jaunes , axillaires en grappes pendantes , ressemble , dit-on, pour le port à notre noyer.

Le fruit est une gousse pouvant atteindre la longueur de 0^m650 et même 0^m975 (2 à 5 pieds). Il est gros comme le pouce d'un adulte et souvent davantage; il est formé de deux valves ligneuses, noires, rugueuses extérieurement, réunies par deux sutures longitudinales. L'intérieur est partagé en plusieurs loges par des diaphragmes membraneux. Dans chacune de ces loges se trouve une pulpe noire , d'une saveur douceâtre , et au milieu de cette pulpe une semence ovoïde , aplatie, rougeâtre, lisse et très-dure.

Ces gousses, très-communes en Europe , doivent êtrelourdes, pleines, et ne pas sonner quand on les agite.

La casse contenue dans son enveloppe ligneuse est dite *casse en bâtons ;* la pulpe extraite avec les semences est la *casse en noyaux.* Passée à travers un tamis, c'est la *casse mondée;* délayée dans l'eau pour séparer les fibres et autres impuretés et évaporée , c'est l'*extrait de casse.*

La *conserve de casse, électuaire de casse ,* est un mélange de pulpe de casse et de sirop de violette évaporé au bain-marie jusqu'à consistance de miel épais.

Cette conserve, quand elle est bien cuite, peut se garder assez long-temps sans altération, et constitue la préparation qu'il faut préférer.

La casse, toutefois, se maintient bonne dans le fruit entier. La pulpe exposée à l'air fermente, aigrit, contracte une odeur et une saveur désagréables.

La chimie a trouvé dans la pulpe de casse les principes qui existent dans nos fruits indigènes : gélatine végétale, extractif, sucre, gomme, gluten, parenchyme, etc.

Le principe ou les principes médicamenteux, quels qu'ils soient, sont solubles dans l'eau.

II. La casse est un laxatif comme la manne et le tamarin ; elle est tempérante, mais moins que le tamarin ; elle provoque des garde-robes noirâtres, couleur qui provient de la casse elle-même indigérée. Cette purgation s'accompagne assez fréquemment de coliques et de flatuosités. Quand le médicament subit l'action des forces digestives, il ne donne lieu à aucun effet purgatif.

III. La casse est indiquée dans les mêmes circonstances que le tamarin. Celui-ci lui est ordinairement préféré à cause de ses vertus tempérantes plus prononcées; on la conseille aux vieillards constipés, d'un tempérament sec et irritable. L'addition d'une substance aromatique est bonne pour prévenir les flatuosités.

IV. Les doses sont les mêmes que celles des laxatifs précédents ; et comme son action est encore plus lente, la casse se prend habituellement le soir au moment de se coucher.

L'eau de casse est une dissolution de ce médicament dans l'eau tiède : 60 grammes sur 1000, elle constitue une tisane tempérante et minorative. La solution de casse peut servir de véhicule à d'autres laxatifs ou aux purgatifs.

L'extrait, la conserve de casse se prescrivent à la dose de 15 à 60 grammes dans un verre d'eau ou de tisane.

Quelques praticiens font dissoudre 5 centigrammes de tartre

stibié dans une dissolution de casse. Le sel d'antimoine chimiquement altéré, surtout si la préparation n'est pas ingérée de
suite, perd, disent-ils, la plus grande partie de ses propriétés
émétiques ; il agit par en bas, et l'on obtient un effet purgatif
assez marqué.

PRUNEAUX NOIRS dits a médecine.

Famille des Rosacées ; genre Prunus.

Prunus domestica.

Le *prunus domestica* présente un grand nombre de variétés. Le fruit dont il s'agit est connu sous le nom vulgaire
de *petit damas noir*. La récolte s'en fait surtout dans les environs de Bordeaux, de Tours ; on le cueille un peu avant sa
maturité, et on le fait sécher.

Ces pruneaux sont un peu aigres; bouillis dans l'eau et
additionnés de sucre, de miel, ils donnent le *jus de pruneaux*,
laxatif peu sûr à la vérité, mais doué d'une vertu nourrissante
et rafraîchissante.

Le jus de pruneaux est souvent, à Montpellier, l'excipient du
jalap, du séné. La poudre de jalap s'y suspend; le séné lui
cède facilement, à l'aide de l'infusion, son principe cathartique.

La pulpe, légèrement laxative, constitue en même temps
une nourriture douce et facile à digérer. C'est l'aliment favori
des convalescents ; mais alors on donne la préférence aux pruneaux de meilleure qualité, au point de vue culinaire.

Les pruneaux noirs sont l'équivalent indigène de la casse et
surtout du tamarin.

Le sel laxatif tempérant dont j'ai promis l'histoire est la
crême de tartre.

CRÈME DE TARTRE (tartrate acide ou acidule de potasse, bi-tartrate de potasse).

J'ai mentionné la présence de ce sel dans le tamarin ; il se
trouve dans d'autres produits végétaux, notamment dans le vin.

Le *tartre brut* est la couche concrète, rouge ou blanche selon la couleur du vin, qui se dépose à la surface intérieure des tonneaux; il y a beaucoup de bi-tartrate de potasse, mais aussi du tartrate de chaux et de la matière colorante. La crême de tartre se trouve dans la lie, d'où on l'extrait également.

On peut décolorer le tartre brut avec l'albumine, le charbon animal. Dans le midi de la France, où se fabrique la plus grande partie de la crême de tartre du commerce, on se sert pour cela d'une terre argileuse, dite de *Murviel,* nom d'un village près de Montpellier, où cette terre existe en grande quantité. La crême de tartre est ensuite soumise à plusieurs dissolutions successives, pendant lesquelles le tartrate de chaux qui est insoluble se précipite. On fait cristalliser après chaque dissolution. Le produit devient de plus en plus beau et plus pur; il contient toujours cependant un peu de tartrate de chaux.

Pour l'usage médical, il faut choisir la crême de tartre bien cristallisée; elle présente des prismes tétraèdres courts, coupés en biais à leurs deux extrémités, peu transparents, inaltérables à l'air sec, d'une saveur acide, peu solubles dans l'eau froide, solubles dans quinze parties d'eau bouillante.

La crême de tartre est dite *soluble,* et se dissout mieux effectivement lorsqu'elle est associée avec le borate de soude (*borax*) ou avec l'acide borique. Le borate de soude, bien que ce soit lui qu'on emploie ordinairement, a l'inconvénient d'enlever presque entièrement l'acidité du sel, qui n'est plus alors aussi rafraîchissant. Il vaut mieux employer l'acide borique dans les proportions d'une partie d'acide 1 sur 4 de crême de tartre. On fait bouillir long-temps dans suffisante quantité d'eau et on évapore. L'acide borique est alors combiné avec une portion de l'acide tartrique. Ce produit est donc un tartrate boro-potassique. La crême de tartre au borax que l'on fournit dans les officines présente des degrés de solubilité souvent insuffisants. Celle qui est préparée par le procédé que je viens d'indiquer se dissout toujours très-bien. Le tartrate boro-potassique est blanc, d'une saveur très-acide, et ne cristallise pas.

II. La crême de tartre purge à la manière des laxatifs; elle est, de plus, rafraîchissante et diurétique. Il paraît également qu'employée assidûment, elle a dans quelques cas favorisé l'absorption des matières morbidement épanchées ou infiltrées : de là vient sa réputation de *fondant*.

III. Elle convient dans les mêmes circonstances que le tamarin ; on peut l'essayer dans les hydropisies, dans les engorgements viscéraux.

IV. La dose laxative est de 50 grammes en nature ou mieux à l'état de tartrate boro-potassique. On la prend dans l'eau, l'eau de veau, le bouillon d'herbes, ou dans une légère décoction de tamarin. 1 gramme ou 2 de crême de tartre triturés, avec 1 gramme et demi de poudre de jalap, facilitent la suspension de celle-ci dans un liquide, et forment un purgatif sûr et agréable.

Corvisart prescrivait de temps en temps à Napoléon une boisson purgative avec 52 grammes crême de tartre soluble, 25 milligrammes (demi-grain) tartre stibié et 64 grammes de sucre, le tout dissous-dans 1000 grammes d'eau.

La crême de tartre, administrée comme tempérant, se donne à moindre dose : 4, 8 grammes en solution édulcorée avec le sirop de limon, de framboise, de groseille. On peut y ajouter du sel de nitre, du tamarin.

Pour exciter les urines, la crême de tartre est associée ordinairement avec d'autres diurétiques, le sel de nitre notamment, en prises contenant chacune 10, 15 centigrammes de ces substances et qu'on répète dans la journée.

Donnée le matin à jeun quotidiennement à la dose de 4, 8 grammes dissous dans un peu d'eau, elle tient le ventre libre et accélère l'action des reins. Ainsi administrée, elle a été quelquefois avantageuse dans le traitement de l'hydropisie.

Comme fondant, la crême de tartre peut être prescrite

de la même façon, ou bien dissoute dans une décoction de chicorée, de pissenlit, dans le jus d'herbe. Cette médicamentation sera continuée pendant long-temps.

On mêle le sel dont je parle avec les toniques, quina colombo, fer, etc., afin de prévenir l'effet constipant que ces derniers médicaments entraînent fréquemment après eux.

Les doses de la crème de tartre et du tartrate boro-potassique sont les mêmes. On donne la préférence à ce dernier, toutes les fois que le médicament doit être pris en certaine quantité et sous forme liquide.

La crême de tartre fait partie de beaucoup de poudres dentifrices; elle sert en pharmacie pour obtenir plusieurs produits parmi lesquels je citerai le tartre stibié.

Troisième groupe des laxatifs. — Laxatifs alcalins ou magnésiens.

Ils comprennent la magnésie, l'hydrocarbonate et le citrate de magnésie.

MAGNÉSIE (MAGNÉSIE PURE, CALCINÉE, DÉCARBONATÉE, OXYDE DE MAGNÉSIUM).

I. On l'obtient en calcinant fortement la magnésie du commerce que nous verrons bientôt être un hydrocarbonate. L'eau et l'acide carbonique disparaissent pendant cette opération. Il y a trois variétés de magnésie, qui s'obtiennent à l'aide de modifications dans le *modus faciendi* et que certaines propriétés spéciales permettent de distinguer. J'emprunte ce que je vais dire sur ce sujet à M. Mialhe (1), qui me paraît avoir bien résumé et éclairé l'histoire physique et chimique de ce médicament.

Magnésie calcinée officinale, magnésie caustique. — Elle est préparée en France d'après la prescription du Codex. Le procédé consiste dans une calcination ménagée et qu'on arrête au moment où l'acide carbonique et l'eau ont disparu. Cette

(1) *Loc. cit.*, pag. c. et suivantes.

magnésie est très-blanche, très-légère, très-soluble dans les acides et surtout dans les acides concentrés qui la dissolvent en donnant lieu à un très-grand développement de chaleur. Récemment calcinée, c'est-à-dire tant qu'elle est anhydre, elle possède la propriété de rester liquide quand on la met avec une certaine quantité d'eau, et de devenir ensuite, après 24 heures de contact, solide en s'hydratant.

Magnésie hydratée ou éteinte, hydrate de magnésie. — Elle est très-blanche, très-légère, très-soluble dans les acides, et ne contient que peu ou point d'acide carbonique. Elle renferme toujours une quantité d'eau assez grande, mais qui varie, pour la proportion, entre 12 et 20 pour 100. Broyée avec quatre ou cinq fois son poids d'eau, elle donne lieu à une sorte de lait magnésien, qui se conserve liquide contrairement à ce qui arrive avec la magnésie calcinée de notre Codex.

Cette magnésie a été, après la calcination, exposée à l'air humide pendant un temps plus ou moins long. Il y aurait, d'après M. Mialhe, entre la magnésie dont je parle et le véritable hydrate de magnésie, la même différence qui existe entre la chaux spontanément délitée à l'air et la chaux brusquement éteinte par une suffisante quantité d'eau. La magnésie hydratée contient moins d'eau que l'hydrate. Elle présente peu ou point d'acide carbonique parce que la magnésie en est très-peu avide ; M. Mialhe s'en est assuré par des expériences faites exprès. L'opinion généralement admise touchant la facilité de l'absorption de ce gaz par la magnésie doit donc être abandonnée.

Magnésie calcinée de Henry, oxyde pyro-magnésique. — C'est un produit anglais dont depuis le chimiste qui lui a donné son nom on fait le monopole. Cette magnésie est plus matte et en grains plus séparés que les deux autres variétés d'oxyde de magnésium. Elle est aussi beaucoup plus lourde ; mais son trait le plus caractéristique, c'est que, mise en contact avec l'eau en proportion quelconque, le mélange reste constamment liquide ; il n'y a pas d'eau solidifiée, elle ne s'hydrate pas en un mot.

La magnésie lourde est à peine soluble dans les acides faibles. Les acides puissants eux-mêmes la dissolvent plus difficilement que les autres magnésies, et sans donner lieu à un dégagement de chaleur à beaucoup près aussi marqué. Le procédé qui sert à la fabrication de ce produit n'est pas connu. M. Durand a obtenu de la magnésie pareille à celle de Henry, en employant celui qui suit : On prépare le carbonate de magnésie avec du sulfate, très-pur, et du carbonate de soude. Avant qu'il soit tout-à-fait sec, on le tasse fortement dans un moule de manière à lui donner de la compacité. On chauffe ensuite à la chaleur blanche, au moins pendant six à huit heures. Est-ce là le procédé anglais ? M. Mialhe n'ose pas l'affirmer ; mais il donne pour certain que, en soumettant l'hydro-carbonate de magnésie à une calcination *outrée*, on obtient une magnésie lourde, non caustique, c'est-à-dire non susceptible de s'hydrater dans l'eau à la suite d'un séjour prolongé.

II. La magnésie se recommande aux praticiens par ses effets laxatifs et par ses propriétés alcalines.

Action laxative. — Elle est quelquefois prompte, d'autres fois tardive, et ne s'accompagne ordinairement ni de coliques ni de flatuosités. La douceur est donc le caractère de cette purgation ; néanmoins celle-ci peut exceptionnellement être très-prononcée et provoquer des évacuations considérables ; alors la magnésie se comporte comme un purgatif. Un autre trait de ressemblance de la magnésie avec les purgatifs : c'est que, dans quelques circonstances, elle développe des propriétés sensiblement irritantes. D'après MM. Trousseau et Pidoux (1), 4 grammes administrés chaque jour finissent par purger fortement avec des symptômes d'inflammation dans le tube digestif ; tandis qu'au contraire, l'énergie d'un véritable purgatif pris ainsi quotidiennement aux mêmes doses, le sulfate de soude par exemple, va progressivement en décroissant.

(1) Traité de thérap. et de mat. méd., tom. II, 2e part., 1re édit., p. 67.

Les évacuations déterminées par la magnésie sont plus copieuses que pressées ; elles ont un aspect spécial, sont féculentes, c'est-à-dire blanchâtres et de consistance de purée liquide. Elles continuent, sans fatiguer pourtant le sujet, plus long-temps que ne le font celles qui sont le produit d'agents estimés plus énergiques.

La magnésie de Henry, comme laxatif, est généralement préférée à celle du Codex. Celle-ci, plus légère, est embarrassante par son volume. De plus, selon M. Mialhe, elle donne lieu chez certaines personnes à de la soif, à des douleurs épigastriques qui ne les encouragent pas à en prendre une seconde fois.

L'attention des chimistes et des médecins étant actuellement portée du côté de la magnésie, je crois devoir consigner et examiner ici quelques opinions avancées par M. Mialhe.

« La magnésie n'est laxative que parce qu'elle devient soluble dans le tube digestif; elle acquiert cette solubilité en se combinant avec les acides du suc gastrique et avec l'acide lactique, produit de la décomposition du sucre qu'on associe habituellement à cette substance médicamenteuse. » Il ne me paraît pas démontré que cette transformation ait lieu ; elle est possible voilà tout. De plus, je ne vois pas la nécessité pour concevoir l'effet évacuant, de recourir à l'absorption de la magnésie.

« Une proportion très-marquée de magnésie échappe à l'action chimique des liquides de l'estomac et est rejetée en nature. Or, c'est à la présence de cette magnésie inattaquée qu'il faut rapporter la différence de coloration que les évacuations présentent. Ce qui démontre qu'il en est réellement ainsi, c'est que plus est grande la proportion de magnésie ingérée, plus le ton des matières fécales approche du blanc, et que moins la dose est forte et plus la quantité de sucre auquel on l'associe est considérable, plus les matières excrétées approchent de l'état séreux. » Sauf les réserves faites plus haut et celle que j'établis au sujet de l'influence du sucre dont il vient d'être question, influence sur laquelle je ne puis me prononcer faute d'observations assez significatives, je crois très-plausible l'explication de la couleur des garde-robes donnée par M. Mialhe.

« La magnésie administrée sans addition de sucre provoque des effets très-tardifs; mais quand on la donne à l'état de médecine magnésienne (1), il est rare que l'action purgative se fasse attendre au-delà de cinq ou six heures, et bien plus rare encore de la voir ne se manifester qu'après douze ou quinze heures d'ingestion. » C'est encore un point de pharmacologie sur lequel l'expérience clinique a besoin de se prononcer.

« La magnésie caustique ou française ne doit pas être donnée à haute dose, surtout quand elle a été récemment calcinée. Elle est moins promptement soluble dans les acides de l'estomac que la magnésie hydratée. Comme elle a la propriété de se combiner avec l'eau, de pouvoir en solidifier un poids plus de dix fois plus grand que le sien, il en résulte que lorsqu'on en introduit dans l'estomac une forte dose, 8 à 16 grammes par exemple, cet oxyde s'approprie les liquides contenus dans cet organe, les rend solides, en dessèche la muqueuse, laquelle se trouve en quelque sorte mastiquée par l'hydrate magnésique qui se produit en cette circonstance. De là, l'explication de la soif plus ou moins vive qui accompagne toujours l'administration d'une forte dose de magnésie caustique; de là aussi l'explication de ce pincement, de cette espèce de ténesme gastrique que les malades ne manquent pas d'éprouver quand ils négligent de boire à longs traits après son ingestion. » Le tableau exposé ici par M. Mialhe me paraît chargé, et les explications proposées par ce confrère reposent sur des phénomènes impossibles à vérifier. Je répète que la soif et le pincement d'estomac sont des symptômes rares, même avec la magnésie française. Il est vrai que la magnésie de nos offi-

(1) Voir plus bas la formule de M. Mialhe, pag. 280.

cines n'est pas toujours, il s'en faut, récemment calcinée. Elle a toujours absorbé plus ou moins d'eau ; elle est donc notablement éteinte, pour me servir de l'expression de M. Mialhe. Peut-être que si on expérimentait avec un produit tout-à-fait anhydre, l'intolérance dont parle notre confrère s'observerait plus souvent.

Il est bon, du reste, de faire remarquer que les doses indiquées par M. Mialhe (8 à 16 grammes), pour que la magnésie du Codex incommode le sujet sont plus fortes que celles qui sont généralement prescrites. Je crois qu'une magnésie quelconque, prise en cette quantité, risquerait quelquefois de soulever de semblables accidents.

« La magnésie hydratée ou éteinte doit être préférée à la magnésie caustique. » Je crois aux bonnes qualités de ce produit; mais je persiste à considérer la magnésie française de nos officines, administrée ainsi que cela se pratique habituellement, comme étant le plus souvent exempte des défauts que M. Mialhe lui reproche dans son travail.

« La magnésie française est plus purgative que la magnésie de Henry. » M. Mialhe s'en est convaincu par l'observation. « Toutefois la magnésie de Henry a l'avantage d'être mieux supportée par l'estomac, et de n'en pas *happer* la muqueuse. » Sur ce point, je me contente de répéter ce que j'ai dit plus haut, à savoir: que la magnésie de Henry est préférée par quelques personnes à cause de son moindre volume pour un même poids.

En résumé, la magnésie combinée avec l'eau (magnésie hydratée, hydrate de magnésie) me paraît être la préparation la plus convenable. Celle du Codex passe plus ou moins à cet état pendant son séjour dans les officines et peut en tenir lieu. Il serait mieux pourtant que les pharmaciens adoptassent un procédé régulier de fabrication de la magnésie hydratée, procédé moyennant lequel ce médicament fût toujours identique. Sous ce rapport, l'impulsion donnée par M. Mialhe me paraît avantageuse.

Propriétés alcalines. — En sa qualité d'alcali, la magnésie neutralise les acides qui, par suite d'un état morbide, se forment spontanément dans l'estomac ou peuvent y avoir été introduits.

La magnésie est adoptée, en Angleterre, comme un moyen excellent pour alcaliniser les liquides de l'économie et donner de la solubilité à l'acide urique dont l'excès se présente dans beaucoup de gravelles. Voici, selon M. Mialhe, comment agirait le médicament :

« La magnésie pénètre dans la grande circulation par deux moyens différents : une partie est absorbée à l'état naturel, cet oxyde étant sensiblement soluble dans l'eau ; mais la plus grande partie est d'abord transformée en sels solubles, et les sels magnésiens produits sont absorbés. Ces sels, une fois arrivés dans le sang, éprouvent une double décomposition de la part du carbonate de soude que cette humeur renferme ; il se produit du carbonate de magnésie et des sels de soude nouveaux. De là, alcalinisation de tous les liquides de l'économie, par le fait de la présence de la magnésie et de son carbonate ; de là encore impossibilité, de la part de l'acide urique, de se trouver dans nos humeurs autrement qu'à l'état salin et par conséquent à l'état de dissolution. »

Cette explication est passible de l'objection que l'on peut adresser à la plupart de celles que fournit la chimie quand elle veut faire seule de la physiologie. C'est toujours un oubli complet de l'élément vital et des différences que l'intervention de cet élément doit apporter dans l'exercice des affinités brutes ; ce sont des suppositions gratuites fondées sur des analogies éloignées. D'ailleurs, la magnésie a été amplement essayée en France, elle a échoué fréquemment dans les gravelles par acide urique ; elle a réussi quelquefois, au contraire, lorsque la diathèse lithique produisait des principes terreux autres que cet acide. Que devient alors cette théorie de laboratoire ? Je n'en dis pas davantage sur ce sujet ; j'aurai occasion de l'examiner de plus près en parlant des diurétiques.

III. La magnésie doit à son insipidité, fort désagréable pourtant, la préférence que beaucoup de personnes lui accordent ; elle satisfait aux indications des laxatifs sur lesquels elle a aussi l'avantage de provoquer des effets plus certains. On la prescrit toutes les fois que, des évacuations par le bas étant jugées nécessaires, on a lieu de redouter l'action excitante, la perturbation déterminée par les véritables purgatifs. C'est l'agent de prédilection des individus sédentaires , des gens de lettres si souvent sujets à la constipation.

En sa qualité d'absorbant des acides, mais aussi par d'autres qualités inconnues, la magnésie convient dans les cas d'aigreurs, de pyrosis, dans certaines gastralgies, et dans les dérangements de l'estomac qui se présentent si souvent chez les goutteux. On la conseille aussi pour les coliques flatulentes des jeunes enfants. La magnésie est un bon contre-poison, surtout dans le principe, lorsque l'empoisonnement est dû à des acides. Ici, l'action neutralisante chimique ne peut pas être révoquée en doute.

D'après des essais chimiques faits par M. Bussy, directeur de l'école de pharmacie de Paris, et confirmés par des expériences sur les animaux, la magnésie pure mais faiblement calcinée est un bon contre-poison de l'arsenic. Elle fait avec ce dernier un composé insoluble, même dans l'eau bouillante. La magnésie décomposant le tartre stibié , le sublimé corrosif, les sels de cuivre, on peut espérer les mêmes succès dans les empoisonnements par ces substances.

La magnésie est un lithontriptique susceptible dans quelques cas de prévenir et de dissiper les effets de la diathèse lithique , mais peu efficace pour guérir la diathèse elle-même. Les gravelles par acide urique cèdent moins difficilement à l'influence de ce médicament.

IV. La magnésie , à cause de sa légèreté, ne peut pas se donner en grande quantité. La dose laxative est de 6 à 10 grammes, 2 à 4 grammes pour un enfant, suspendus dans de l'eau sucrée, dans du café de pois chiches ou dans un sirop. On trouve dans les officines des pastilles de chocolat contenant chacune 6 grammes environ de magnésie. Une de ces pastilles purge convenablement un adulte.

Voici la formule conseillée par M. Mialhe comme préférable à toutes les autres :

MÉDECINE DE MAGNÉSIE *(médecine blanche)*.

Magnésie calcinée officinale....   8 grammes.
Eau simple................... 40   —
Sucre grossièrement pulvérisé.. 50   —
Eau de fleur d'oranger........ 20   —

Broyez exactement dans un mortier de porcelaine la magnésie calcinée avec l'eau ordinaire, introduisez ensuite ce lait magnésien dans un petit poêlon d'argent et chauffez-le jusqu'à ébullition complète, en agitant sans cesse avec une spatule d'argent afin d'éviter que l'oxyde magnésique ne se précipite en s'hydratant. Cela fait, retirez le poêlon du feu, ajoutez le sucre et continuez d'agiter jusqu'à ce que ce dernier soit entièrement dissous; puis enfin ajoutez l'eau de fleur d'oranger et passez au travers d'une étamine à looch. Cette préparation est blanche, très-homogène, d'une consistance de sirop clair, et se conserve indéfiniment liquide (1).

M. Mialhe recommande de prendre cette médecine le matin à jeun, et, immédiatement après son administration, il faut boire un demi-verre d'eau fraiche, mais pas davantage. L'expérience lui a appris que l'ingestion d'une trop grande quantité de liquide affaiblit notablement l'action purgative; ce qui provient, ajoute-t-il, de ce qu'alors une partie de la magnésie franchit le pylore et par conséquent échappe à l'action dissolvante des acides du suc gastrique et de l'acide lactique, produit de la digestion stomacale du sucre.

Comme l'action de la médecine blanche (c'est encore M. Mialhe qui parle) est lente à apparaître, il est bon de faire ob-

(1) M. Mialhe fait préparer à part le lait de magnésie, qu'il conseille d'administrer comme absorbant et comme anti-acide.

Magnésie officinale calcinée 100 grammes.
Eau pure 800   —
Eau de fleur d'oranger. . . 100   —

Opérez comme il vient d'être dit. Ce lait magnésien contient 2 grammes d'oxyde par chaque cuillerée à bouche. La dose est d'une cuillerée à café le matin à jeun ; dans le diabétès elle est d'une grande cuillerée.

server ici que rien n'oblige à attendre que ses effets aient été produits pour prendre des aliments ; on peut en prendre sans inconvénient trois heures après son administration, et, au besoin, même avant que ce temps soit écoulé.

La magnésie donnée assidûment à petites doses, 20 à 50 centigrammes par jour, finit tôt ou tard par tenir le ventre libre. Employée ainsi, elle n'est pas seulement laxative, elle exerce certainement une action altérante sur les organes de la digestion. Le foie ne serait pas étranger à cette influence. On prescrit souvent cet alcali avec succès aux personnes chez qui l'on soupçonne un vice dans la sécrétion biliaire. Dans ce cas, la quantité de magnésie que je viens d'indiquer est suspendue par quelques praticiens dans une tasse de café de pois chiches.

Pour les gastralgies, la dose est analogue. On donne ce médicament seul, ou bien, selon l'indication, on l'associe avec d'autres substances, colombo, quina, cannelle, s'il y a débilité ; avec le nitrate de bismuth, si le mal a un caractère plus particulièrement névrosique.

Unie au cachou ou à un astringent approprié, la magnésie se montre souvent utile pour les diarrhées atoniques des enfants.

Dans les empoisonnements, la magnésie se délaie dans l'eau à la dose de 8 à 10 grammes : cette boisson se prend à doses pressées.

Comme absorbant des acides formés spontanément dans l'estomac, la magnésie se donne à la dose de 10 centigrammes à 1 gramme, en prises distribuées dans la journée. On la mêle à la poudre de cannelle, au sucre ; on en fait des pastilles.

Dans le traitement de la gravelle, la magnésie s'administre pendant long-temps à la dose de 1/2 gramme, 1 gramme chaque jour.

Quelquefois employée comme intermède pour aider à la suspension du camphre, de l'opium, des résines, elle sert maintenant à solidifier le baume de copahu, lequel perd alors une bonne partie de son odeur et de sa saveur. La magnésie anhydre peut seule servir à obtenir cette dernière préparation d'une manière convenable (Mialhe).

CARBONATE DE MAGNÉSIE

(SOUS-CARBONATE DE MAGNÉSIE, HYDROCARBONATE DE MAGNÉSIE,
MAGNÉSIE CARBONATÉE, MAGNÉSIE DU COMMERCE).

Ce sel existe en petites quantités dans la nature et n'est pas encore utilisé en cet état.

Le carbonate de magnésie employé nous vient de l'Angleterre. On l'obtient en précipitant une dissolution de sulfate de magnésie par un carbonate alcalin. Cette préparation exige des soins particuliers, dont les fabricants d'outre-Manche ont seuls connaissance : leur produit est préféré.

On fait maintenant en France des essais pour se délivrer de ce tribut. La Société de médecine de Bordeaux vient de couronner deux mémoires : l'un de M. Casanova, pharmacien à Perpignan, l'autre de M. Cenedelli, médecin à Lonato, mémoires qui ont pour objet le perfectionnement des moyens propres à obtenir l'hydrocarbonate de magnésie. M. Casanova propose de transformer en carbonate le chlorure de magnésium qui se perd dans la fabrication du sel marin, et indique le procédé nécessaire. M. Cenedelli retire la magnésie du carbonate naturel connu sous le nom de magnésite. L'avenir nous apprendra la valeur de ces opinions.

Le carbonate de magnésie est dans le commerce sous forme de pains cubiques, blancs, légers, insipides, inaltérables à l'air, insolubles dans l'eau, faisant effervescence avec les acides.

Ce sel est laxatif à la façon de la magnésie, mais moins que cette dernière qui, sous ce rapport, mérite la préférence. La magnésie est aussi meilleure pour les effets absorbants et comme contre-poison.

Les qualités lithontriptiques paraissent exister à un égal degré dans l'un et l'autre de ces médicaments.

Les doses et les modes d'administration sont les mêmes.

L'eau chargée d'acide carbonique dissout une certaine quantité de carbonate de magnésie, lequel passe alors à l'état de bi-carbonate. On connaît en France deux solutions de ce genre dites *eaux magnésiennes*. L'une contient pour un litre d'eau, carbonate de magnésie 6 grammes, gaz acide carbonique 6 litres. Sous le nom d'*eau magnésienne saturée,* on prépare de cette manière une eau qui contient le double de carbonate de magnésie.

Ces préparations, qu'on a beaucoup vantées, ont été imaginées dans le but d'éviter le goût terreux que présentent la magnésie et son carbonate ; mais le bi-carbonate de magnésie a une saveur salino-amère fort désagréable : les malades n'ont donc rien gagné au change. L'usage des eaux magnésiennes est fort restreint.

Une autre préparation a été proposée récemment par MM. Barruel sous le nom de *magnésie liquide.* C'est de la magnésie liquéfiée par des quantités énormes de gaz acide carbonique combinées à l'aide d'une forte pression. Ce produit est donc un véritable sur-carbonate de magnésie. La magnésie liquide est presque transparente comme l'eau et peut se doser comme cette dernière. 2 à 5 cuillerées à soupe répétées 2 ou trois fois par jour et étendues dans un demi-verre d'eau sucrée, donnent lieu à des effets tempérants et diurétiques. Si on élève la dose, on obtient quelques évacuations alvines. Ce médicament a les inconvénients des solutions magnésiennes dont je parlais tout à l'heure.

Le problème de dissiper l'insipidité rebutante de la magnésie, tout en lui conservant ses propriétés purgatives, paraît devoir être résolu à l'aide du citrate dont je vais parler.

CITRATE DE MAGNÉSIE.

Il est depuis peu question de ce sel que M. Rogé-Delabarre, pharmacien à Annecy-le-Château (Aisne), présente comme un purgatif sûr et accepté sans répugnance par les malades. L'emploi de ce médicament a été approuvé par MM. Renauldin et Soubeiran, chargés par l'Académie de médecine de Paris d'examiner la proposition de M. Rogé.

Voici quelques détails que j'ai jugés dignes d'intéresser le lecteur et qui sont extraits des comptes-rendus des journaux (1) :

Le citrate de magnésie peut être obtenu de deux manières, soit en décomposant le sulfate de magnésie par le citrate de soude, soit en saturant une solution d'acide citrique par la magnésie ou l'hydrocarbonate de cette base.

Ce sel est blanc, pulvérulent, insipide, doux au toucher, plus pesant que la magnésie, soluble dans l'eau à l'aide d'un léger excès d'acide. Cette dissolution a une légère saveur aigre, qui n'a rien de désagréable.

M. Rogé a fait connaître les formules suivantes :

Formule n° 1 à 40 grammes.

Citrate de magnésie   40 grammes.
Acide citrique.....   2 grammes.
Sirop de sucre.....   125 grammes.
Alcoolat d'oranges, s. q. pour aromatiser.
Eau chargée d'acide carbonique, s. q. pour une bouteille de 750 gr.

Formule n° 2 à 50 grammes.

Citrate de magnésie   50 grammes.
Acide citrique......   2 grammes 1/2.
Sirop de sucre.....   150 grammes.
Alcoolat d'oranges, *ut suprà.*
Eau gazeuse, *ut suprà.*

Le citrate de magnésie est moins actif que le sulfate de même base. 50 grammes de citrate sont nécessaires pour produire des effets comparables à ceux que procurent 50 ou 55 grammes de sulfate. D'après les observations faites par MM. Soubeiran et Renauldin, la vraie dose de citrate pour purger serait de 45 grammes pour les hommes et de 40 pour les femmes. La limonade au citrate a une saveur agréable, n'occasionne ni soif ni épreintes, et donne à peine lieu à quelques coliques légères.

(1) Voir entre autres *Abeille médicale*, juin 1847, p. 168 ; *Journal des connaissances médico-chirurgicales*, septembre 1847, p. 132.

L'effet purgatif doit être favorisé par l'usage du bouillon aux herbes.

M. Mialhe, de son côté, s'occupait du citrate de magnésie. L'idée d'employer ce médicament lui avait été suggérée par le docteur Delmas, qui, depuis long-temps, masque la saveur terreuse de la magnésie en suspendant celle-ci dans du suc d'orange sucré. La formule de M. Mialhe et son travail sur le citrate de magnésie ont été publiés dans le numéro de juillet 1847 du *Journal de pharmacie*. Voici la formule :

LIMONADE MAGNÉSIENNE.

Magnésie calcinée ...	8 grammes.
Acide citrique........	2 grammes.
Eau.................	300 grammes.
Sirop de limon.......	70 grammes.

Placez dans un poêlon d'argent la magnésie, l'acide et l'eau ; opérez la dissolution à l'aide de la chaleur, en agitant sans cesse ; filtrez le liquide bouillant, et recevez-le dans la bouteille même qui devra contenir la limonade et dans laquelle vous aurez mis préalablement les 70 grammes de sirop de limon ; bouchez et agitez.

Il serait bien facile d'augmenter la liste des laxatifs ; un grand nombre d'autres substances présentent des propriétés analogues. On l'a vu, la vertu laxative n'existe jamais à l'état d'isolement ; elle s'identifie toujours avec d'autres qualités dont il faut tenir compte pour l'emploi médical. Chacun des agents dont je viens de parler pourrait figurer dans d'autres classes. Quand il s'agit de provoquer un effet de médiocre intensité, une cause quelconque suffit, pour peu qu'elle soit favorable, surtout si elle est secondée par les prédispositions de l'économie. Aussi rien n'est plus commun que de voir des évacuations alvines survenir après l'emploi de médicaments qui ne passent pas pour laxatifs.

J'indiquerai, quand l'occasion s'en présentera, ceux avec lesquels ce genre de résultat est particulièrement possible. Nous en trouverons parmi les émollients huileux, sucrés, parmi les tempérants. La classe des diurétiques nous en présentera également.

Des mutations dynamiques différentes dans leur origine sont pourtant susceptibles de se terminer de la même façon, et de rendre par conséquent des services en définitive semblables. Cela dépend de la nature de l'obstacle qui s'oppose au résultat désiré. Ainsi, le défaut d'évacuations alvines provient-il d'un état de spasme, les anti-spasmodiques, l'opium lui-même, tout constipant qu'il est dans les circonstances ordinaires, deviennent de bons laxatifs; la saignée rend le même service lorsqu'un orgasme sanguin enchaîne la liberté du ventre. Tout ce qui peut rétablir les fonctions digestives, un émétique par exemple, est également susceptible de rétablir la défécation enrayée.

Il résulte de là que des actions pharmacodynamiques diverses sont, selon les besoins actuels de l'économie, capables d'aboutir au même but. C'est un principe que j'ai déjà établi, qui s'applique parfaitement à la médication laxative, et sur lequel j'aurai fréquemment occasion de revenir.

SIXIÈME CLASSE. — Diurétiques.

GÉNÉRALITÉS. — MUTATION AFFECTIVE.

Les diurétiques sont des médicaments qui donnent plus d'activité aux fonctions sécrétoires des reins.

Les reins sont des instruments vivants servant à l'élimination d'une partie de l'eau contenue dans l'économie; de plus, ils séparent certaines substances salines, certaines substances animales, plus aptes à s'échapper par cet organe que par un autre. La vessie, au moyen du canal de l'urètre, expulse ces matières excrémentitielles.

En général, les reins, dans l'état normal, augmentent d'action lorsque les liquides aqueux abondent dans les secondes voies, soit parce que ce liquide a été ingéré ou absorbé en trop grande quantité, soit parce que la peau et le gros intestin n'en excrètent pas suffisamment.

Cette activité s'accroît aussi quand on introduit dans le corps

des substances qui fournissent en totalité, ou dans leurs éléments constituants, des matériaux que le rein a la propriété
de soustraire à nos humeurs.

L'eau introduite dans l'économie est en grande partie éliminée par cet organe. La proportion de l'élément aqueux dans
l'urine augmente avec celle du liquide ingéré. On avait pensé
que le travail du rein se bornait alors à produire ce surcroît
d'élimination, et que la somme des matériaux solides de
l'urine restait la même, quelle que fût l'abondance du véhicule.
M. Becquerel a combattu cette assertion par des expériences. Il a vu la somme des matières autres que l'eau s'élever,
après l'ingestion d'un litre de ce liquide, de 53 grammes
855 milligrammes à 57 grammes 209 milligrammes ; un litre
et demi a fait monter le chiffre à 42 grammes 688 milligram. ;
deux litres l'ont porté à 43 grammes 876 milligrammes. D'après
cela, l'influence incitatrice de l'eau s'exerce sur la totalité de
la fonction et non sur une seule partie ; les reins ne se bornent
pas à éliminer un excédant aqueux, ils sont également sollicités à sécréter les autres matériaux susceptibles de s'échapper
par cette voie. L'eau a donc une vertu diurétique plus étendue
qu'on ne le supposait.

En se rappelant ce que je viens d'exposer, le lecteur comprendra pourquoi le froid et tout ce qui diminue la perspiration
cutanée augmentent l'action des reins. Il concevra aussi sans
peine les propriétés diurétiques des bains, des boissons abondantes, des sels neutres, des alcalis, toutes substances que le
rein sépare du sang et qu'on a trouvées dans l'urine.

Les praticiens ont remarqué que la cessation d'un état d'éréthisme nerveux ou sanguin augmente la quantité de cette sécrétion. La fin d'un spasme général ou abdominal coïncide souvent avec une diurèse, qui remplit alors un rôle de crise. En
général, les agents capables de calmer, d'affaiblir l'action
exaltée des nerfs et l'effervescence de l'appareil vasculaire,
sont d'excellents diurétiques.

Nous avons également noté des effets de ce genre parmi les phénomènes des mutations affectives émétique ou purgative.

Il existe des substances pharmacologiques qui exercent une action spéciale sur les organes urinaires ; elles sont certainement diurétiques aussi. Mais, comme elles se recommandent par des vertus plus importantes, j'ai cru devoir les ranger dans d'autres classes de médicaments : ce sont la cantharide, le copahu, la térébenthine, le cubèbe, etc.

Les diurétiques, et ceci peut s'appliquer à la plupart des évacuants dont il me reste à parler, ont une action moins certaine que celle des émétiques et des purgatifs. Cela vient, en partie probablement, de ce que les organes à influencer sont atteints par le médicament d'une façon médiate et après absorption.

La provocation a donc une influence très-variable. Une foule d'évènements possibles, succédant à l'administration de la substance, peuvent se mettre à la traverse et en faire dévier les conséquences ordinaires.

La mutation affective diurétique régulière, habituelle, se compose d'un seul phénomène sensible : c'est le besoin plus fréquent d'uriner, suivi d'évacuations relativement plus considérables. D'autres phénomènes plus intimes précèdent ce résultat ; ils sont plus ou moins appréciables. Je m'efforcerai d'en faire le diagnostic dans les généralités que le lecteur trouvera en tête des groupes de diurétiques dont l'admission me semble avantageuse.

Evidemment un diurétique suppose une action excitatrice des reins ; cependant un diurétique n'est pas un excitant dans le sens pharmacodynamique de ce dernier mot. Quelle que soit la cause de l'activité rénale, il suffit pourtant qu'elle s'exerce long-temps et énergiquement pour qu'elle porte ses conséquences jusqu'à l'irritation et même jusqu'à l'inflammation de l'organe. De semblables évènements ne sont possibles qu'avec des diurétiques puissants, ils sont très-rares ; le praticien les évite avec facilité.

Les diurétiques sont pour l'ordinaire bien tolérés et peuvent, en général, être pris habituellement à des doses médicinales. Quelques-uns pourtant donnent lieu à des effets spéciaux, qui exigent certaines précautions dont je parlerai à propos de chacune de ces substances.

EFFETS THÉRAPEUTIQUES.

L'indication des diurétiques actifs, administrés comme simple stimulus des reins, se présente rarement dans le cours des maladies aiguës. La crise entière de ces maladies se fait peu souvent par les urines, et, dans les cas où ce genre de jugement est observé, il s'établit ordinairement d'une manière spontanée ou bien par le secours de médicaments à action générale, lesquels sont dans cette circonstance les meilleurs diurétiques.

Des substances diurétiques faibles ou à petites doses sont néanmoins prescrites sous forme de tisanes, pour entretenir sans violence la liberté des émonctoires naturels, pour produire des effets émollients ou tempérants, augmenter la quantité de l'élément aqueux diminué dans les urines, et empêcher les effets de la prépondérance des sels et des autres matières solides.

Ces indications existent dans les pyrexies, les affections inflammatoires, surtout dans celles qui portent sur les organes sécréteurs ou excréteurs de l'urine. Des boissons légèrement diurétiques font presque toujours partie du régime prescrit.

Les diurétiques conviennent pour débarrasser l'économie d'une substance toxique passée dans les secondes voies, quand il est démontré que cette substance a la propriété de passer avec les urines. On a bien fait, par conséquent, d'en conseiller l'emploi pour les empoisonnements par l'acide arsénieux, par les préparations antimoniales, par l'opium (Orfila).

A l'égard des maladies chroniques, il y a fréquemment indication d'augmenter la sécrétion urinaire : tantôt alors les reins sont dans un état de torpeur et fonctionnent médiocrement ; tantôt on désire agrandir cette voie d'excrétion pour amener des dépurations, délivrer l'économie de substances étrangères qui la saturent, et faciliter ainsi la restauration de la trame organique et des humeurs ; tantôt il s'agit de faire évacuer des matériaux liquides infiltrés ou épanchés. Les diurétiques sont aisément tolérés avec le secours des précautions les plus simples, qualité qui n'a pas peu contribué à les établir dans le traitement des affections herpétiques, laiteuses, etc., et surtout dans celui des hydropisies symptomatiques ou idiopathiques.

Quelques diurétiques fournissent aussi les moyens de porter du côté des reins des substances qui, tout en provoquant l'augmentation de la quantité de l'urine, ont pour effet d'en modifier avantageusement la composition : de là, leur utilité dans la gravelle, et l'épithète de *lithontriptiques* que certains ont méritée.

Tout étant égal d'ailleurs, les diurétiques conviennent mieux aux adultes, et surtout aux vieillards, qu'aux jeunes sujets. Chez ces derniers, les crises par la peau, par les évacuations alvines, sont plus naturelles et plus faciles à obtenir. L'intestin et le tégument externe perdent avec l'âge beaucoup de leur activité : cette circonstance oblige souvent de s'adresser à un autre organe de dépuration.

Les diurétiques s'administrent froids. Aidés par cette basse température, leur action a plus de chances pour se développer. En général, on les associe avec l'eau, qui est le meilleur et le plus banal des agents incitateurs des reins. Les diurétiques énergiques peuvent seuls se passer de ce puissant auxiliaire.

Les médicaments de la classe dont je parle sont souvent sans effets thérapeutiques, lors même qu'ils paraissent le mieux indiqués ; mais, en tant que diurétiques, ils sont, je le répète, rarement dangereux. Les plus actifs le seraient certainement, lorsque les reins sont irrités ou enflammés. Les diurétiques sont contre-indiqués aussi quand l'urine est sécrétée trop abondamment (diabète), lorsque son excrétion est empêchée (rétention d'urine). Certains, pourtant, à raison d'autres propriétés il est vrai, ont été conseillés contre la glucosurie.

Beaucoup de substances salines, acides, aqueuses, et d'autres provoquant des mutations dynamiques capables, selon la
circonstance, de rendre aux reins leurs fonctions enrayées,
pourraient rigoureusement être inscrites parmi les diurétiques.
Je parlerai seulement ici de celles qu'un long usage ou des
vertus plus sûres recommandent particulièrement à l'attention
des élèves.

Je les divise de la façon suivante : dans une première série,
je range les diurétiques faibles, lesquels, dans un traitement,
jouent tout au plus le rôle d'auxiliaires ; la seconde série comprend les diurétiques plus actifs.

Ceux-ci, à leur tour, sont subdivisés en trois groupes : le
premier renferme un diurétique simple, c'est-à-dire dépourvu
de toute autre vertu ; dans le second, je range les diurétiques
doués de vertus spéciales contre la gravelle (lithontriptiques);
j'étudierai enfin, dans le troisième, les diurétiques dont les
effets paraissent, au moins en partie, dépendre d'une action
calmante spéciale sur les facultés sensitives et contractiles des
organes du corps vivant (diurétiques sédatifs).

PREMIÈRE SÉRIE.— DIURÉTIQUES FAIBLES OU AUXILIAIRES.

Ce sont tous des produits végétaux. Donnés seuls, ils seraient
sans vertu ; ils ont besoin d'être associés avec l'eau. Ils s'administrent donc en préparations aqueuses, dont on peut prescrire de grandes quantités. Comme tisane, ils occupent une
place secondaire, mais utile, surtout dans le traitement des
maladies aiguës des voies urinaires. Ils peuvent être administrés dans les autres maladies par irritation ou inflammation.
Ils figurent en seconde ligne, mais d'une manière presque
obligée, dans les médications diurétiques instituées pour des
affections chroniques.

Les médicaments de ce genre sont nombreux. Je parlerai
seulement de l'asperge, du chiendent, de la pariétaire, de la
busserolle.

ASPERGE.

Famille des ASPARAGINÉES ; genre ASPARAGUS.

Asparagus officinalis.

Cette plante vivace, dont les jeunes pousses ou turions font partie du régime alimentaire, est commune dans les bois, dans les haies. On la cultive dans nos jardins. Les tiges rameuses portent des feuilles capillaires ; les fleurs sont petites, d'un jaune verdâtre, unisexuées ; le fruit est une baie rougeâtre, pisiforme, à trois loges.

La racine est composée d'une souche centrale garnie d'écailles, et d'où partent en faisceau un grand nombre de radicules, grosses environ comme une plume à écrire, d'une saveur nulle d'abord, et puis faiblement amère.

On emploie en médecine la racine et les turions.

- La racine se donne à la dose de 15 à 30 grammes en décoction dans un litre d'eau ; elle est une des cinq racines dites *apéritives.* Les quatre autres sont les racines de petit houx, d'ache, de fenouil et de persil, que l'on peut prescrire aux mêmes doses, de la même façon et dans les mêmes circonstances que la racine d'asperge.

On fait avec ces racines un sirop appelé *sirop des cinq racines apéritives,* et qu'on ajoute assez souvent aux tisanes, aux apozèmes, aux potions administrées dans le traitement des hydropisies, des engorgements viscéraux.

Les turions donnent une odeur fétide à l'urine, indice certain d'une action quelconque portée du côté des reins. Sans nier cette particularité incontestable, je crois qu'on en a beaucoup exagéré la valeur. Quant à la vertu sédative du cœur que l'on a récemment attribuée à cette substance, elle est, selon moi, un roman pharmacologique. Les turions sont un bon aliment qui convient aux convalescents ; voilà tout le parti qu'en peut tirer la thérapeutique.

Le suc de ces turions a offert aux chimistes, parmi des substances fort peu dignes d'attention, la mannite, l'asparagine, des sels de potasse parmi lesquels se trouve l'acétate.

L'asparagine n'intéresse nullement la pharmacologie. L'acétate de potasse est un diurétique, mais ses proportions sont trop minimes pour provoquer de grands effets. Le suc des turions excite faiblement les urines, quand il n'y a pas d'obstacles; c'est tout ce qu'on en peut dire. Il sert à préparer le sirop de pointes d'asperge, vanté mal-à-propos et avec tant de fracas comme succédané de la digitale, et qui peut être prescrit sans inconvénient, comme aussi sans avantages, à doses illimitées.

L'extrait de pointes d'asperge est aussi recommandé par quelques praticiens; son innocuité constante est la seule chose certaine.

CHIENDENT. — Famille des GRAMINÉES.

Le nom de *chiendent* a été donné à la racine traçante de plusieurs graminées. Celui dont on se sert à Paris est fourni par le *triticum repens,* dont les fleurs sont en épi allongé. Le chiendent employé à Montpellier est le *panicum dactylum* de Linné, *cynodum dactylum* de Richard; *dactylum,* parce que ses épis sont digités. Cette espèce qui abonde dans nos champs, dans nos vignes, est nommée vulgairement dans le nord de la France *gros chiendent, chiendent pied de poule.* Les rhizômes sont effectivement plus gros.

La composition chimique de ces racines (sucre, fécule, mucilage) décèle une substance émolliente; néanmoins elle est considérée comme diurétique par la majorité des praticiens. C'est la base d'une des tisanes le plus souvent prescrites.

15 à 50 grammes pour un litre d'eau, en décoction.

PARIÉTAIRE.

Famille des URTICÉES; genre PARIETARIA.

Parietaria officinalis.

Cette plante, qui croît abondamment sur les vieux murs,

dans les lieux incultes, a été appelée *casse-pierre, perce-muraille*.
Son nom vulgaire à Montpellier est : *herbe de Notre-Dame*.
Elle est vivace, herbacée, velue et comme visqueuse au toucher ; les tiges jeunes sont rougeâtres et verdissent avec le
temps ; les feuilles sont ovales, alternes ; les fleurs petites,
verdâtres, ramassées par groupes à l'aisselle des feuilles. Le
fruit est un petit akène ovoïde.

La pariétaire s'emploie dans toutes ses parties, la racine
exceptée ; elle contient du mucilage et du nitrate de potasse.
C'est donc un émollient diurétique.

On la fait légèrement bouillir dans l'eau, une poignée par
litre. Cette tisane est ordonnée dans les maladies inflammatoires des organes urinaires, surtout dans les blennorrhagies.
L'infusion de pariétaire est souvent choisie comme excipient
de diurétiques plus actifs. On utilise aussi la pariétaire pour faire
des cataplasmes émollients, des fomentations de même nature.

Il faut préférer la plante fraîche à celle qui est desséchée.
Cette plante est commune dans toutes les saisons, au voisinage de nos habitations ; on s'en procure tant qu'on en veut.

BUSSEROLLE ou RAISIN D'OURS.

Famille des ERICINÉES ; genre ARBUTUS.

C'est un petit arbuste très-commun dans nos montagnes, à
tige couchée, à fleurs en capitule, à baies rouges et aigrelettes.

Les feuilles, seule partie employée, sont ovales, épaisses,
luisantes, et ressemblent beaucoup à celles du buis, dont elles
diffèrent en ce qu'elles n'ont pas de nervures transversales, et
qu'elles sont chagrinées sur les deux faces. Réunies en certain
nombre, elles ont une odeur assez prononcée ; leur saveur est
astringente.

Les feuilles de busserolle, comme toute la plante, du reste,
contiennent du tannin et de l'acide gallique ; elles pourraient
donc être placées parmi les astringents, néanmoins elles sont
plutôt prescrites comme diurétiques.

Naguère elles avaient une grande réputation pour calmer les douleurs rénales, faciliter la fonte et la sortie des graviers. On les emploie encore en vue de ce résultat, mais seulement à titre d'agent auxiliaire. On en fait une tisane qui figure souvent dans le traitement des coliques néphrétiques, à prendre dans l'intervalle des attaques, ou lorsque la période d'irritation est tombée. Sous ce rapport, la busserole diffère des diurétiques précédents et de plusieurs de ceux dont je parlerai, lesquels conviennent, au contraire, pour abattre les symptômes d'excitation. La particularité dont je parle et qui caractérise la busserole parmi les agents de la présente classe, est due aux principes tannants que j'ai signalés tout à l'heure, et à l'aide desquels ce médicament devient un diurétique astringent. Il se donne de 8 à 16 grammes pour 1000 grammes d'eau en infusion théiforme ou en légère décoction.

La turquette (*herniaria glabra*, amarantacées), dont on employait toute la plante; la racine de *pareira-brava* (*cissampelos pareira*, ménispermées); le bois néphrétique, dont l'origine botanique n'est pas fixée, étaient anciennement des diurétiques estimés qu'on administrait dans les mêmes circonstances que la busserole.

Les fruits de l'alkekenge ou coqueret (*physalis alkekengi*, solanées) étaient employés comme diurétiques tempérants; ils n'ont pas d'autres vertus que nos fruits acides.

Toutes ces substances sont à peu près abandonnées.

Nous trouverons ailleurs le cerfeuil, la bourrache, la buglosse, le genièvre, jadis très-renommés et maintenant encore employés comme diurétiques.

DEUXIÈME SÉRIE. — DIURÉTIQUES ACTIFS.

Premier groupe. — *Diurétiques simples.*

URÉE.

L'eau et l'urée, principe immédiat et constant de l'urine,

sont sans contredit les diurétiques les plus naturels ; ils agissent en fournissant aux reins des matériaux que ces organes sont habitués à éliminer. L'eau a certainement d'autres propriétés susceptibles d'amener des effets thérapeutiques. Il ne paraît pas que l'urée soit autre chose qu'un diurétique.

On obtient l'urée en concentrant l'urine à l'aide de la chaleur, jusqu'à consistance sirupeuse, et la traitant par l'acide nitrique; il se forme alors un nitrate d'urée. Celui-ci, recueilli et dissous dans l'eau, est ensuite décomposé par du carbonate de plomb. On évapore presque jusqu'à siccité le liquide filtré, et on fait agir de l'alcool à 40° sur le résidu. L'alcool dissout l'urée et laisse le nitrate de plomb. On concentre ce soluté alcoolique, et on fait cristalliser.

L'urée est sous forme de prismes longs et minces, sans couleur, inaltérables à l'air, excepté à l'air chaud et humide; alors l'urée est déliquescente. La saveur est fraîche, piquante. L'urée est soluble dans l'eau et l'alcool; elle contient beaucoup d'azote, et fournit par l'action du feu des produits ammoniacaux très-abondants.

L'urée introduite dans l'économie est, en très-grande partie, éliminée par les reins; elle augmente donc le travail de ces organes. Mais il ne paraît pas que ce genre d'influence puisse être suivi d'effets thérapeutiques notables, car ce diurétique quoique moderne est déjà abandonné.

Si l'on était tenté de reprendre ces expériences, on pourrait prescrire l'urée à la dose de 50 centigrammes jusqu'à 8 grammes par jour, en bols, en pilules, ou mieux dissous dans de l'eau sucrée.

On a cru pendant quelque temps que cette substance pourrait se montrer avantageuse dans le diabète, dans la maladie de Brigth, affections que l'on supposait, à tort, caractérisées par la diminution de la quantité normale de l'urée. Ces espérances sans fondement réel ont été trompées.

Deuxième groupe. — *Diurétiques lithontriptiques.*

GÉNÉRALITÉS.

Parmi les lithontriptiques jadis si multipliés, les seuls qui sont restés dans la pratique comme agents de quelque valeur sont les alcalis. Tous les alcalis n'ont pas de propriétés diurétiques. Nous avons déjà vu que la magnésie et son carbonate, qui sont des laxatifs, pouvaient servir au traitement de l'affection lithique; cependant, comme la plupart des lithontriptiques ont évidemment parmi leurs vertus celle de provoquer la formation d'une urine plus abondante qu'à l'état normal, et cette circonstance de la mutation affective n'étant pas certainement étrangère aux bons résultats obtenus, j'ai cru devoir parler des alcalis à propos des diurétiques. Ceux-ci vont être maintenant considérés d'un point de vue particulier; ils constitueront, si l'on veut, la médicamentation diurétique alcaline, laquelle a des propriétés et une utilité spéciales qu'il est fort utile de caractériser.

J'ai déjà traité des alcalis caustiques. Ce n'est pas à cet état de simplicité ou de concentration qu'ils peuvent servir à l'effet lithontriptique. Il faut que ces alcalis soient étendus d'eau ou combinés de manière à ce que leur contact sur la muqueuse digestive ne soit pas hostile, et qu'ils puissent pénétrer long-temps et sans inconvénient dans les secondes voies. Les agents alcalins que l'on emploie pour cela sont les carbonates de potasse, de soude, et le savon.

Je vais exposer les propriétés communes à ces substances.

Dissoutes ou mêlées avec l'axonge, elles stimulent légèrement les parties et sont employées en lotions, en topiques, pour favoriser la résolution des tumeurs atoniques, la cicatrisation des vieux ulcères, la guérison de plusieurs maladies cutanées chroniques.

M. Devergie, médecin à l'hôpital Saint-Louis, recommande l'emploi extérieur des alcalis dans les dermatoses chroniques à

forme squameuse, et surtout dans les papuleuses. Parmi ces
dernières, le lichen est la maladie contre laquelle il a obtenu
le plus de succès. M. Trousseau s'en est également bien trouvé
pour le lichen, le pityriasis, et, ajoute-t-il, pour les formes
sèches de l'eczéma. Les alcalis modèrent le prurit, ramollis-
sent les croûtes et nettoient merveilleusement la peau. Depuis
long-temps les mêmes observations ont été faites à Montpellier, et, pour mon compte, j'ai l'habitude d'essayer les bains
alcalins, les lotions de même nature, dans toutes les maladies
chroniques de la peau, sèches ou humides, pour peu que la
sensibilité locale en permette l'emploi. J'en ai fréquemment
retiré des avantages.

La lessive de cendres de sarment, qui est une dissolution
alcaline, a été, à toutes les époques, conseillée pour les ulcérations scrofuleuses situées à l'extérieur. On la prescrit sous forme
de lotions, de bains, de pédiluves, de manuluves. La solution des alcalis nommés plus haut peut lui être substituée
avec avantage. Ces solutions, suffisamment concentrées, ont
une action épispastique que l'on met fréquemment à profit.

Les liqueurs alcalines enlèvent à la peau les matières
grasses et font disparaître les particules épidermiques excé-
dantes. Les individus disposés aux maladies dartreuses présentent fréquemment une exubérance très-prononcée de ce genre
de sécrétion cutanée. Leur peau est farineuse, comme dit le
vulgaire. Les lotions alcalines, les bains de même nature,
conviennent très-bien à ces sujets comme moyens de propreté
et comme agents de thérapeutique prophylactique.

A l'intérieur, les alcalis donnés à petites doses à un individu
bien portant sont simplement diurétiques. Leur abus, quand
il ne provoque pas des irritations locales, cas dans lequel on
serait forcé d'en cesser l'usage, donne lieu à des dérangements
des fonctions digestives, attribués par M. Trousseau (1) à la

(1) Journal de médecine, mars 1846, pag. 65.

diminution de la qualité acide des sucs de l'estomac, acides qui sont nécessaires surtout à l'assimilation des aliments féculents pour la transformation de la fécule en glucose. Les alcalis pris pendant long-temps introduisent dans l'économie une disposition aux maladies adynamiques avec cachexie, fluidification plus grande des humeurs et altération du sang semblable à celle qu'on observe dans le scorbut constitutionnel. Les alcalis sont donc contre-indiqués chez les personnes disposées à ce genre d'affection, et surtout chez celles qui en sont actuellement atteintes. Les anciens les redoutaient dans les pyrexies bilieuses, et les considéraient comme susceptibles d'augmenter l'âcrimonie de la bile. Quelle que soit la valeur de l'explication, il est certain que l'usage un peu soutenu des alcalis augmente la propension qu'ont ces fièvres à revêtir un mauvais caractère.

Les alcalis ont sur l'estomac malade une action qui n'est pas encore bien définie. On dit qu'ils agissent comme absorbants des acides qu'un état morbide peut développer à l'excès dans cet organe. Est-ce seulement comme neutralisants chimiques qu'ils restaurent alors les forces digestives ? Je ne le pense pas. Le fait de la cessation provisoire des rapports acides est certes incontestable, et s'explique très-bien par le jeu des affinités; mais cette acescence est un résultat de la maladie : tant que la cause de celle-ci subsiste, les humeurs aigres se reproduisent. Or, lorsque la cure est radicale et non symptomatique, il faut bien admettre une vertu altérante dynamique. L'appréciation de cette vertu est impossible dans l'état actuel de la science, et son explication au-dessus des efforts de la chimie. Celle-ci est particulièrement impuissante quand la maladie ne s'accompagne d'aucune dégénérescence acide appréciable, et qu'il y a seulement perte de l'appétit, impuissance digestive, douleurs épigastriques. L'empirisme a prouvé que dans ces circonstances on peut quelquefois rétablir la santé à l'aide des alcalis.

Enfin, la pénétration assidue et réglée de substances alcalines

dans les secondes voies modifie les nutritions par un procédé
inconnu, et donne lieu à des résultats thérapeutiques fort re-
marquables. Dans cet état de saturation modérée, qu'à cause
de son innocuité complète on ne peut guère appeler intoxication, le seul phénomène appréciable de mutation affective est
l'apparition de propriétés alcalines dans les produits d'excrétion
et surtout dans les urines, dont la quantité, ainsi que je l'ai
déjà dit, est sensiblement accrue. De plus, les dépôts terreux
qui peuvent se former à la suite de certains états morbides,
sont quelquefois modifiés, diminués ou annulés.

Cette saturation par les alcalis, facile à constater par les
réactifs appliqués aux humeurs échappées du corps, coïncide
avec des effets thérapeutiques divers. Les uns se comprennent
à l'aide d'une augmentation dans les absorptions interstitielles :
je les rattache aux effets fondants des alcalis; les autres s'ob-
servent dans la gravelle et supposent une action lithontriptique.
D'autres effets thérapeutiques ne peuvent se rapporter à un
type unique d'influence pharmacologique. Je parlerai d'abord
de ces derniers.

Quelques-uns des effets auxquels je fais actuellement allusion s'accompagnent, d'une façon plus ou moins apparente,
d'un perfectionnement introduit dans les fonctions digestives
et nutritives. Il est donc probable qu'ils sont précédés par une
mutation affective portant particulièrement de ce côté. Mais on
ne connaît pas le mode selon lequel cette amélioration s'opère.
Tous les praticiens admettent une liaison étiologique entre
l'altération des digestions, la mauvaise qualité de leurs produits et certaines maladies cutanées; il est très-possible,
dans ces cas, que l'utilité des alcalis pris à l'intérieur dépende
d'une restauration préalable des assimilations. Les médecins
qui se rappelleront le rôle important rempli par le régime
dans le traitement des maladies dartreuses, seront de mon
avis. Peut-être est-ce en régularisant la sécrétion de la bile,
en donnant à ce liquide de meilleures qualités, que l'alcalini-

sation a pu se montrer avantageuse dans les affections du foie, de l'estomac, de la peau.

Il est plus difficile d'expliquer pourquoi les alcalis peuvent être utiles aux individus disposés aux fluxions, aux congestions sanguines se dirigeant principalement vers la tête. Quelques praticiens cependant assurent avoir constaté ce genre d'effets thérapeutiques après une longue médicamentation. Serait-il permis d'invoquer alors une influence modératrice de l'irritabilité de l'appareil vasculaire? Ce que j'ai dit plus haut des conséquences de l'abus des alcalis justifierait peut-être cette pensée. Mais avant de songer à l'explication d'un fait quelconque, il faut qu'il soit constaté, et celui dont je parle actuellement n'est pas encore suffisamment démontré.

Les services rendus par les alcalis dans les cas de catarrhes chroniques de la vessie sont mieux prouvés. De quelle façon ces médicaments agissent-ils alors? Est-ce comme diurétiques? Imprègnent-ils l'urine de principes médicamenteux, dont l'influence locale se fait sentir au viscère malade? Modifient-ils l'ensemble de l'économie, et secondairement les organes urinaires? Il y a probablement tout cela. Mais, je le reconnais, cette question pharmacodynamique n'est pas près d'être jugée en dernier ressort.

Effets fondants des alcalis. — Les alcalis sont de bons résolutifs ; en leur qualité de diurétiques, ils peuvent certainement, comme tous les évacuants assidûment prescrits, augmenter les absorptions interstitielles et diminuer ainsi le volume des engorgements, des tumeurs. Toutefois l'opinion des anciens à leur sujet mérite d'être conservée. Les alcalis, ainsi qu'ils le pensaient, sont des *atténuants,* en d'autres termes ils fluidifient et mobilisent les matériaux que les fluxions apportent et abandonnent dans les tissus de nos parties, et en facilitent ainsi le retour dans les courants circulatoires. Rien n'empêche, en effet, de croire que quelque chose d'analogue a lieu lorsque l'économie est modérément alcalinisée, sans qu'il soit nécessaire de pousser cet état jusqu'à l'intoxication scorbutiforme. Je crois donc que la vertu fondante des alcalis est due en même temps à une action évacuante et à une action altérante. Il est toujours certain, d'après l'expérience, que les alcalis sont avantageux pour faire disparaître les engorgements chroniques, les empâtements viscéraux qui ont survécu à la guérison des affections qui leur ont donné naissance.

Un médecin allemand, M. Albert, s'est assuré, dit-il, de l'efficacité des bains alcalins répétés plusieurs fois pour diminuer la graisse abdominale chez les personnes obèses. Déjà M. Ch. Petit avait fait connaître des résultats de ce genre obtenus par les eaux de Vichy administrées *intùs* et *extrà*.

Effets lithontriptiques des alcalis. — De tout temps les alcalis ont été préconisés pour le traitement de la gravelle. Les coquilles d'œuf, de limaçon, d'huître, eurent au dernier siècle une grande réputation maintenant déchue : l'on sait que ces coquilles sont la base du fameux remède Stephens. La forme empirique des médicamentations de ce genre et d'assez nombreux insuccès nuisirent à la méthode alcaline, et elle était naguère à peu près oubliée. Il lui manquait les avantages d'une administration plus régulière, la sanction des théories et des expériences modernes. Cet attrait, cette approbation ne lui font plus défaut ; on peut même dire que, le génie de l'industrialisme aidant, le dédain pour les alcalis a fait place à un enthousiasme exagéré. Les agents vantés aujourd'hui ne sont pas tout-à-fait les mêmes, et cela donne un air de nouveauté à la réaction dont nous sommes témoins.

Mais voici une partie vraiment neuve dans les idées actuelles touchant les alcalis lithontriptiques ; il me la faut examiner, parce que c'est de là qu'on tire des préceptes médico-pratiques qui tendent tous les jours à obtenir de plus en plus faveur.

La chimie s'est occupée avec succès de l'étude des graviers et des calculs. Elle nous a appris sur ce sujet des particularités fort importantes, et, pour compléter son œuvre, elle a indiqué les réactifs qui, dans les laboratoires, rendent ces matières solubles dans l'eau. Beaucoup de médecins, dociles à cette impulsion et pensant que les choses doivent se passer pareillement dans l'économie vivante, ont adopté cette théorie chimique et se sont comportés en conséquence.

Maintenant, avant de traiter une gravelle, on fait l'analyse du sable ou des calculs rendus par le sujet. On demande ensuite aux chimistes la substance la plus propre à les décomposer, à les dissoudre ; et si cette substance peut, sans danger, être administrée pendant long-temps, on en sature le malade.

Les expériences de ce genre ont été multipliées, et il a été reconnu, ce qui était su déjà, que les carbonates alcalins pouvaient être avantageux dans la gravelle. Toutefois, le perfectionnement du diagnostic de cette maladie et celui des agents pharmaceutiques qu'on lui opposait, sont des résultats récents et d'un grand prix. Les raisonnements physiologiques invoqués ne méritent pas autant nos éloges.

L'acide urique, disent les chimistes, rencontrant les carbonates dans les couloirs urinaires, s'empare de leur base alcaline et devient un urate soluble. Les concrétions d'urate d'ammoniaque acquièrent la même solubilité en prenant la base que le carbonate leur présente, et l'ammoniaque se dégage. Les carbonates alcalins dissolvent aussi les calculs de phosphate ammoniaco-magnésien ; il se forme alors un phosphate soluble, l'ammoniaque devient libre et la magnésie se précipite.

Deux choses ici sont bonnes à distinguer : le fait thérapeutique, et son explication. Le premier est possible, bien qu'il manque très-souvent, quoi qu'on en ait dit. Les explications sont contestables pour une foule de raisons.

Les expériences que MM. C. Petit et Chevalier ont faites pour prouver le pouvoir dissolvant des eaux de Vichy sur les calculs long-temps exposés (30 ou 40 jours) à l'action de ces eaux, ne sont ni probantes ni encourageantes, et même elles n'ont pas réussi entre les mains d'autres expérimentateurs. Peut-on croire d'ailleurs que, dans le corps vivant, le jeu des affinités exclusivement chimiques s'exerce avec des conditions aussi favorables que dans des essais faits *in vitro* ? Cela est impossible à admettre.

S'il est vrai que l'alcalinisation des urines concourt chimiquement à la dissolution de l'acide urique, n'est-il pas également prouvé qu'elle facilite la précipitation du phosphate de chaux et du phosphate de magnésie qui sont dissous à la faveur de l'état acide normal de l'urine? Ainsi, d'après la rigueur chimique, les carbonates alcalins devraient changer la gravelle par acide urique en une autre gravelle, ce qui n'est pas fort rassurant. Quelques chimistes professent cette opinion, et les médecins ont compté déjà bon nombre d'observations constatant que des calculs de nature diverse, et même des calculs d'acide urique, se sont formés sous l'influence d'un traitement alcalin.

Enfin, la gravelle par acide urique est, dans quelques cas, soulagée et même guérie par une médicamentation chimiquement opposée à la médicamentation alcaline, c'est-à-dire par les acides. Ce fait incontestable, quoique exceptionnel, échappe tout-à-fait à la théorie actuellement en vogue.

On voit que cette théorie, maintenue sur le terrain de la chimie pure où cependant elle a pris naissance, est sujette à de graves objections. Que sera-ce si, au lieu de la transformer mal-à-propos en une question de laboratoire, on en fait, ce qu'elle est en réalité, une question de physiologie?

Avant la réaction chimique qui s'exerce au moment de la précipitation des matières salines, un changement quelconque s'est opéré dans le milieu vital. Sans cela, les particules terreuses conserveraient les mêmes proportions qu'auparavant, resteraient dissoutes et s'élimineraient sans obstacle comme par le passé. En quoi consiste cette modification dynamique? Peut-être y a-t-il affaiblissement des facultés ; mais certainement il y a lésion de ces facultés. Cette cause, quelle qu'elle soit, est dynamique, constitutionnelle, permanente : on l'appelle *diathèse lithique.*

Les alcalis, aidés d'un régime approprié, prémunissent les malades contre les effets de cette diathèse, et, dans quelques cas, font disparaître ces effets une fois accomplis. Ces résultats sont particulièrement probables pour la gravelle à acide urique. Voilà les seules choses que je crois hors de contestation.

De quelle façon cela arrive-t-il? Il me paraît probable que les alcalis changent la composition des humeurs, la sensibilité des solides, le jeu des fonctions, qu'ils améliorent surtout les assimilations et les désassimilations organiques. La partie chimique du phénomène est inconnue, et appartient à cette chimie vivante si mystérieuse encore malgré tant d'investigations.

L'excipient aqueux dans lequel on place les alcalis doit contribuer à diminuer l'indissolubilité des matières précipitées, et à les entraîner mécaniquement.

Il ne m'appartient pas d'exposer ici le traitement des maladies calculeuses ; je dois me borner à dire un mot des indications des alcalis. Ces indications sont difficiles à déterminer *à priori*, dans l'état actuel de la science; c'est par essais et tâtonnements qu'on est presque toujours obligé de procéder. Cependant on a un espoir fondé sinon de guérir, du moins de soulager les individus atteints de gravelle à acide urique, lorsque cet acide se présente dans les urines sous forme de dépôt pulvérulent. Si le sujet rend des calculs, si la gravelle est d'une autre nature, l'effet thérapeutique devient douteux. Pourtant, à défaut de moyens plus efficaces, il est permis de tenter les alcalis. Dans tous ces cas, il est indispensable de prescrire au malade un régime différent de celui sous l'influence duquel la gravelle s'est produite. Les graveleux abusent pour la plupart des viandes, du vin, des liqueurs; le plus souvent donc, c'est une alimentation inverse qu'il faut ordonner. La partie hygiénique du traitement est, à mon sens, la plus importante.

20

La mutation affective alcaline peut aussi améliorer l'état des goutteux. On sait les analogies qui existent, eu égard aux causes, entre la gravelle et la goutte ; on sait que la goutte ancienne et irrégulière donne lieu à des exsudations terreuses autour des petites articulations, exsudations dans lesquelles les chimistes ont signalé l'acide urique. Il n'est donc pas surprenant que les mêmes agents pharmacologiques, secondés par une hygiène convenable, puissent se montrer utiles dans l'une et l'autre de ces affections morbides, lesquelles ont encore ceci de commun, que l'on parvient plus souvent à les rendre tolérables qu'à les guérir.

M. Mialhe, dans un travail publié aux comptes-rendus de l'Académie des sciences (t. xviii, 1844), a cherché à établir la théorie suivante du diabète : « Le glucose, produit de la digestion des aliments amyloïdes et sucrés, n'est pas assimilé, faute d'une alcalinisation suffisante du sang, et passe dans l'urine. » En conséquence, il conseille l'usage habituel des eaux de Vichy, du bi-carbonate de soude, de l'eau de chaux, du lait de magnésie. Cette vue chimique n'est pas encore suffisamment appuyée sur les faits médicaux ; elle est d'ailleurs contredite par M. Bouchardat, d'après lequel le sang des diabétiques ne laisserait rien à désirer sous le rapport des qualités alcalines. Pour moi, en attendant que cette question de chimie pathologique soit vidée, je ne répugne pas à admettre l'utilité possible des alcalis dans le diabétès sucré. Les alcalis modifient profondément les digestions, les sécrétions, les assimilations. Or, ce sont principalement ces fonctions qui sont altérées chez les diabétiques : c'est donc une médicamentation qu'on peut rationnellement essayer.

Les carbonates alcalins, dans les maladies assez nombreuses dont je viens de parler, doivent être donnés dissous dans l'eau ; l'eau est surtout nécessaire pour les effets lithontriptiques. En outre de son action propre, elle favorise l'absorption de l'alcali et neutralise son influence irritante locale. Les eaux alcalines sont simples ou composées : celles-ci sont naturelles ou artificielles. Parmi les naturelles, les eaux de Vichy ont, sans contredit, la plus grande réputation et la méritent à tous égards.

Il faut, ai-je dit, que les préparations alcalines soient administrées de manière à ce que les humeurs du corps en soient modifiées. Cela exige un emploi assidu et même habituel ; il est donc important de ne pas dépasser le degré de la tolérance. On y parvient à l'aide d'une appropriation convenable des doses et de repos ménagés de temps en temps. L'alcalinisation des urines est l'indice de la saturation. En général, la présence d'un médicament dans ce liquide annonce que la dose est suffisante ; aller au-delà des quantités qui ont amené ce résultat, serait chose nuisible ou tout au moins inutile. L'abus des alcalis amène des dérangements gastriques, l'aggravation de la maladie calculeuse, des irritations et des phlegmasies dans les voies urinaires, enfin la faiblesse et la cachexie dont j'ai parlé au commencement de cet article. Depuis que les alcalis sont devenus un objet de vogue, les preuves des dangers dont je parle ne sont pas difficiles à trouver.

Je passe actuellement à l'étude de chacun des médicaments que j'ai admis dans la série des diurétiques lithontriptiques.

CARBONATE DE POTASSE (sous-carbonate de potasse).

Ce nom a été donné à plusieurs produits semblables au fond, mais plus ou moins impurs, différents par l'aspect et la forme, et produits de procédés particuliers de préparation.

Le carbonate de potasse existe en quantité dans les cendres des végétaux, surtout ligneux. La lixiviation de ces cendres le fournit, mélangé avec d'autres sels ; il constitue alors les nombreuses variétés de potasses du commerce, désignées d'après le lieu de la fabrication.

Il prenait jadis le nom des plantes que l'on incinérait pour l'obtenir : c'était alors le *sel d'absinthe*, le *sel de genest*, le *sel de centaurée*, etc., substances auxquelles on attribuait des vertus spéciales.

Obtenu par la détonation, à l'aide d'une température élevée, de la poudre de charbon et du nitrate de potasse réunis dans un creuset, c'était le *nitre fixé par les charbons*.

Les procédés les meilleurs consistent à traiter par la calcination du bi - tartrate de potasse purifié, ou bien à faire brûler un mélange de bi-tartrate de potasse et de nitrate de potasse. Dans ces opérations, les éléments de l'acide tartrique sont dissociés ; une partie de son oxygène, une autre de son carbone forment de l'acide carbonique qui se combine avec la potasse. On lessive, on filtre le produit, le sel résidu de l'évaporation est du carbonate de potasse. Obtenu à l'aide du tartre brut, c'est l'ancien *sel de tartre*. Quand on s'est servi du bi-tartrate et du nitrate de potasse, on a ce qu'on appelait jadis *nitre fixé par le tartre*. Le carbonate de potasse est aussi préparé en traitant par l'eau la potasse du commerce, filtrant et évaporant le soluté.

Ce sel est blanc, difficile à obtenir cristallisé, d'une saveur âcre, très-déliquescent et très-soluble dans l'eau ; il verdit le sirop de violettes.

Exposé à l'air humide, il se liquéfie ; les anciens l'appelaient alors *huile de tartre par défaillance*. Maintenant, pour obtenir ce produit on fait dissoudre tout simplement le carbonate de potasse dans parties égales d'eau distillée.

Ce sel possède les qualités que j'ai attribuées aux carbonates alcalins.

A petites doses (trois ou quatre gouttes de la solution saturée étendues dans un excipient aqueux), c'est un absorbant anti-acide. Certains praticiens conseillent d'en mettre quelque peu dans le lait pour faciliter la digestion de ce dernier.

Comme diurétique, fondant et lithontriptique, on peut en prescrire depuis 50 centigrammes jusqu'à 8 grammes dans un litre d'une boisson mucilagineuse, à consommer par petites portions dans les 24 heures. Mascagni , atteint de la gravelle, a éprouvé sur lui-même les bons effets de cette médicamentation.

Le carbonate de potasse passe auprès de beaucoup de praticiens pour donner plus de force aux vertus fébrifuges du quinquina : c'est le sel d'absinthe qu'ils préfèrent alors. A Montpellier, on introduit ce sel à la dose de 2 grammes dans les potions où entre la résine de quina. On prescrit souvent ici le sel d'absinthe comme diurétique et fondant pour aider à dissiper les engorgements viscéraux qui accompagnent et suivent les vieilles fièvres intermittentes.

Le carbonate de potasse est, de tous les alcalis diurétiques, celui dont le contact avec nos tissus est le plus agressif. Pour cette raison, on lui préfère généralement les autres sels dont je parlerai tout à l'heure.

Mais cette propriété irritante locale que l'on mitige, du reste, à volonté au moyen de correctifs appropriés, est recherchée lorsqu'il y a indication d'exciter une partie, de provoquer un effet épispastique. C'est le sel que l'on choisit pour les pédiluves alcalins, lesquels agissent de la même façon, mais moins énergiquement que les pédiluves sinapisés. 180 à 240 grammes de carbonate de potasse, dans suffisante quantité d'eau , donnent un bain de pied irritant , assez souvent prescrit.

On se sert aussi du carbonate de potasse en applications locales pour les maladies cutanées à caractère atonique; en lotions, 12 grammes jusqu'à 20 pour 500 grammes d'eau. On en fait des pommades dont l'activité est réglée selon l'effet que l'on veut produire. Dans les cas où l'on peut agir énergiquement (la teigne par exemple, et les pseudo-teignes), la dose doit être de 2 à 4 grammes pour 50 d'axonge. D'après M. Devergie , les dermatoses squameuses (psoriasis, lèpre , ichthyose, etc.) réclament une proportion de 1 à 2 grammes. Enfin, 50 centigrammes à 1 gramme suffisent pour le lichen et ses formes composées. On comprend qu'il faut toujours accommoder la quantité du médicament au degré de sensibilité de la partie malade. Souvenez-vous que, tout égal d'ailleurs, le cuir chevelu est plus tolérant que la peau du reste du corps.

Le carbonate de potasse, dans certaines pommades, est associé avec la chaux pour produire des effets dépilatoires, avec l'opium pour dissiper les démangeaisons d'un lichen, d'un prurigo. Le même sel entre dans la composition de plusieurs pommades anti-psoriques renommées, notamment dans la pommade sulfo-alcaline, dite d'Helmerich. (Voir les *Anti-psoriques*.)

On prescrit aussi des bains alcalins entiers, dans lesquels le carbonate de potasse entre à la dose de 60 à 120 grammes et au-dessus. Ces bains sont utiles dans les dermatoses chroniques répandues sur une large surface de la peau. Pour mon compte, j'emploie plus volontiers le carbonate de soude, qui me paraît aussi efficace et moins excitant.

Le carbonate de potasse est un des carbonates alcalins dont on se sert pour les potions effervescentes à l'instar de celles de Rivière, de De Haen; mais alors le sel est décomposé; c'est l'acide carbonique dégagé qui agit comme médicament.

CARBONATE DE SOUDE

(CARBONATE NEUTRE, SOUS-CARBONATE DE SOUDE, CARBONATE SODIQUE).

Ce sel a été long-temps retiré et se retire encore des cendres de végétaux qui croissent sur le bord de la mer, surtout de ceux des genres *salsola*, *salicornia*, etc., famille des chénopodées. Le carbonate de soude du commerce est purifié à l'aide de dissolutions et de cristallisations répétées.

On pourrait également obtenir le sel dont je parle, et on l'obtient en effet sur le littoral de la Méditerranée, en utilisant les nouvelles idées de M. Balard sur le parti que l'on peut tirer des eaux mères dans les salines. J'ai indiqué ces idées à l'article du sulfate de soude.

Le *natrum* que l'on trouve dans quelques lacs d'Egypte et ailleurs, et qui est connu de toute antiquité, est un sesqui-carbonate de soude ; il n'est pas usité en médecine.

Le carbonate de soude est blanc ; il cristallise en prismes transparents, rhomboïdaux, ou en prismes tronqués par les deux bouts. Sa saveur est âcre, alcaline ; il est soluble dans l'eau, plus aisément dans l'eau chaude. Au lieu d'être déliquescent comme le carbonate de potasse, il s'effleurit à l'air.

Son histoire pharmacodynamique est la même que celle du carbonate de potasse ; il est pourtant moins irritant au contact, et pour ce motif on le préfère assez généralement.

60 à 500 grammes dans l'eau d'une baignoire constituent un bain qui, administré de deux jours l'un dans les cas de dermatose indiqués dans mes généralités, peut rendre des services signalés. M. Devergie a porté la dose jusqu'à 500 grammes. Cela se peut, si l'on consulte la sensibilité du sujet et si on augmente progressivement. J'ai obtenu d'excellents résultats, sans avoir recours à d'aussi grandes quantités.

Le même auteur conseille d'associer la gélatine au carbonate de soude. Cette substance, destinée à donner au bain de l'onctuosité et à jouer le rôle de correctif, est prescrite par M. Devergie à la dose de 250 grammes ; le plus souvent j'en fais mettre 500.

J'ai essayé, d'après l'avis de ce confrère, la réunion du sel marin (500 à 1000 grammes) et du carbonate de soude ; le bain est alors plus excitant. Dans quelques cas d'atonie locale et générale, cette formule m'a paru utile.

Les lotions alcalines sur la partie malade, prescrites seules ou concurremment avec les bains, réussissent assez souvent. La proportion du carbonate de soude doit varier selon les cas : 12 grammes pour 500 grammes d'eau suffisent dans les circonstances ordinaires. On élève la dose, on ajoute du sel marin, si l'on veut un médicament plus actif.

Les pommades au carbonate de soude se formulent de la même manière que celles de carbonate de potasse. Je rappelle que leur contact est plus aisément toléré; aussi la proportion du carbonate de soude peut être souvent portée jusqu'à 8 grammes sur 52 grammes d'axonge.

A l'intérieur, la solution de carbonate de soude contient 1 gramme jusqu'à 2 dans 500 grammes d'eau. Pour ce genre d'administration, le bi-carbonate de soude est de tous les alcalis celui que l'on prescrit le plus ordinairement.

BI-CARBONATE DE POTASSE (BI-CARBONATE POTASSIQUE).

On l'obtient en faisant passer un courant de gaz acide carbonique dans un soluté de carbonate pur et concentré. Le bi-carbonate formé, étant moins soluble que le carbonate, se précipite dans l'appareil.

Ce sel cristallise en prismes rhomboïdaux; il a une saveur alcaline sans âcreté; il est soluble dans l'eau et verdit le sirop de violettes.

Le bi-carbonate de potasse a été proposé pour remplacer le carbonate; il offre l'avantage d'être moins irritant, d'un emploi plus commode, et de constituer un médicament pur et toujours identique. On lui préfère le bi-carbonate de soude, avec lequel il n'y a aucun inconvénient à le confondre au point de vue pharmacologique.

BI-CARBONATE DE SOUDE.

Il existe en grande quantité dans les eaux minérales alcalines acidules, notamment dans celles de Vichy; mais il est très-difficile de l'en extraire, parce que par l'évaporation il perd une partie de son acide, et passe alors à l'état de sesqui-carbonate. Il faut donc le préparer artificiellement.

Le procédé est analogue à celui dont j'ai parlé à propos du bi-carbonate de potasse; seulement on profite de la propriété dont jouit le carbonate de soude en cristaux d'absorber l'acide carbonique, pour opérer sur de grandes quantités, ce qui fait qu'on l'obtient d'une manière plus économique. Après cette saturation acide, les cristaux ne paraissent pas altérés dans leur forme ; ils sont cependant opaques. La perte de transparence indique que l'opération est terminée.

Le bi-carbonate de soude est dans les pharmacies en masses agglomérées d'un blanc mat, inaltérables à l'air ; sa saveur est faiblement alcaline ; il est soluble seulement dans treize parties d'eau froide. L'eau bouillante le décompose en acide carbonique qui se dégage, et en sesqui-carbonate qui reste en dissolution. On doit donc toujours l'employer à froid. Il peut cristalliser en prismes rectangulaires.

Le sel dont je parle est presque toujours prescrit pour les médicamentations alcalines qui doivent durer un peu long-temps. La dose ordinaire à l'intérieur est de 60 centigrammes à 4 grammes dans 500 à 1000 grammes d'eau à consommer dans la journée. Règle générale, la proportion du véhicule aqueux doit augmenter avec la quantité du sel alcalin.

Le bi-carbonate de soude est l'agent pour ainsi dire obligé aujourd'hui dans le traitement de la gravelle par acide urique. L'abus qu'on en fait et de nombreux insuccès ne doivent pas faire fermer les yeux sur ses avantages incontestables. Il n'est pas de praticien qui n'ait eu occasion de constater ceux-ci, lorsque surtout le régime du malade est convenablement réglé.

Une forme légère de la gravelle qui est peu connue, et dans laquelle le sel dont je parle se comporte en véritable spécifique, est la suivante : un individu n'a jamais éprouvé de coliques néphrétiques, il ne rend pas de calculs, et sa santé est satis-faisante ; seulement il éprouve de temps en temps des douleurs dans la région lombaire, douleurs qui ne se font pas sentir pendant le repos, mais qui se réveillent assez vives au moindre mouvement d'extension ou de flexion du corps. Ces douleurs surviennent ordinairement d'une manière brusque et persis-tent pendant plusieurs jours. On les traite habituellement

comme un lumbago, mais sans succès; elles disparaissent sans
cause appréciable, et reviennent au bout d'un certain temps.
J'ai été souvent consulté pour des incommodités semblables;
et après avoir remarqué que les individus présentaient, au
fond de leur vase de nuit, des quantités très-notables d'acide
urique, j'ai prescrit le bi-carbonate de soude. Au bout de peu
de jours, ces douleurs ont complètement disparu; et lorsque
le malade consentait à recommencer de temps en temps l'usage
du sel, ce qui est facile à obtenir, le pseudo-lumbago ne re-
paraissait plus.

Le bi-carbonate de soude fait partie des pastilles alcalines
de Darcet, pastilles dont celles de Vichy ne diffèrent pas pour
la partie essentielle. Chaque pastille, convenablement aromati-
sée, contient environ 5 centigrammes de sel; on peut en prendre
un assez grand nombre dans la journée, 4, 6, 10 et au-delà.
Ces pastilles sont la meilleure préparation alcaline pour dissiper les acidités morbides de l'estomac. Je les essaie non
sans avantages contre certaines lésions des facultés digestives,
dont la nature est inconnue, et que, pour leur donner un nom,
on confond avec les gastrites chroniques ou les gastralgies.
Elles ont réussi dans quelques cas de diarrhées, de migraines,
liées sympathiquement à des dérangements gastriques.

M. Devergie a proposé un sirop alcalin, qui se prend étendu
dans un peu d'eau à la dose ordinaire des sirops, 4 à 50 gram.
Voici la formule de ce sirop :

> Bi-carbonate de soude... 15 grammes.
> Sirop de gomme........ 250 grammes.
> Ce sirop peut remplacer les pastilles.

L'eau alcaline gazeuse (*soda water* des Anglais) est une dissolution de bi-carbonate de soude (10 décigrammes) dans
625 grammes d'eau chargée de cinq volumes d'acide carbonique. Cette boisson, très-usitée à la fin des repas, est à la fois
digestive, rafraîchissante, diurétique et même lithontriptique,
si on la prend avec assez de constance.

On appelle *poudre de Sedlitz* des Anglais (*Sedlitz powders,*

poudre gazifère laxative) un mélange de bi-carbonate de soude
et de tartrate de potasse et de soude que l'on met dans de l'eau
acidulée avec l'acide tartrique. Il s'opère une vive effervescence
pendant laquelle on boit rapidement le liquide. Le bi-carbonate
est décomposé, et n'est là que pour fournir son acide carbonique. Ce gaz ayant disparu, il resterait une dissolution de carbonate de soude et de tartrate de potasse et de soude, laquelle
n'a alors que des qualités légèrement purgatives. Les pharmaciens placent dans des paquets diversement colorés, d'une
part l'acide tartrique (52 grammes en 12 paquets), de l'autre
les sels, bi-carbonate de soude 52 grammes, tartrate de potasse et de soude 96 grammes, mêlés et pareillement frac-
tionnés ; la réunion dans l'eau d'un paquet de chaque sorte
amène l'effervescence susdite.

Veut-on une boisson simplement gazeuse, on met seuls
en présence l'acide tartrique et le bi-carbonate de soude. Ces
poudres, également séparées dans des paquets particuliers,
sont vendues dans les officines sous le nom de *poudre gazifère*
(*soda powders* des Anglais). Voici la formule :

> Acide tartrique.................. 16 grammes.
> Bi-carbonate de soude........... 24 grammes.
> Chacune de ces substances est divisée en douze parties égales.

Le bi-carbonate de soude entre, du reste, dans la composition de presque toutes les poudres gazifères, ferrugineuses
ou autres dont maintenant on fait un si grand emploi.

On trouve dans les eaux de Vichy, de Mont-d'Or, de Carls-
bad, de Seltz, des solutions naturelles de sels divers, parmi
lesquels on remarque le carbonate de soude élevé à l'état de
bi-carbonate par l'acide carbonique. Ces eaux, employées en
bains, en boissons, ont des qualités pharmacodynamiques
semblables à celles des agents dont je viens de donner l'histoire. On imite artificiellement ces eaux ; mais de pareils produits chimiques sont toujours loin de leur modèle ; rien ne
peut représenter l'association harmonique des composants

naturels. Ajoutez les avantages du voyage, du changement de lieux, d'habitudes, et l'on comprendra que, pour profiter de tout le bénéfice de ces eaux, il faut aller les chercher aux sources mêmes.

SAVON.

C'est un composé salin résultant de l'action de bases alcalines sur les huiles grasses ou les corps gras ; c'est du moins là la composition des savons diurétiques.

On emploie en médecine les savons noirs et plus souvent les savons blancs. Le savon noir ou de potasse entre dans quelques formules anti-psoriques.

Les savons blancs sont faits avec la soude.

Le savon blanc ordinaire dissous dans l'eau, et en lavement, est un évacuant à peu près sûr du gros intestin.

Le savon *animal*, pour lequel au lieu d'huile on emploie la moelle de bœuf, le suif de veau ou l'axonge récente, entre dans un petit nombre de formules, dont la plus employée est le baume opodeldoch.

Le savon *médicinal* ou *amygdalin*, ainsi nommé parce qu'il est le seul prescrit en médecine à l'intérieur et parce qu'on le prépare avec l'huile d'amandes douces, est moins irritant au contact et mieux toléré. Il est doué des propriétés absorbantes, diurétiques, fondantes, attachées aux sels alcalins.

On l'a conseillé pour les langueurs d'estomac, les maladies chroniques du foie, les engorgements viscéraux, les asthmes glaireux, pituiteux, surtout lorsqu'ils sont d'origine goutteuse. Enfin, il a passé long-temps pour un bon lithontriptique, · et, à ce titre, il entrait en proportions considérables dans le remède de Mlle. Stephens. L'usage prolongé de ce remède donnait lieu à la cachexie alcaline ; aussi recommandait-on de l'associer aux anti-scorbutiques.

La forme pilulaire est la plus commode pour l'administration du savon. Les pilules savonneuses, dites simples, contiennent du savon mêlé à des poudres (réglisse, farine de lin). La dose

est d'abord de 10 centigrammes par jour; on augmente progressivement jusqu'à 4 grammes. Ces pilules fatiguent assez
souvent l'estomac. On a remarqué qu'en y mettant de l'assa-
fœtida, du galbanum, du sagapenum, le savon était mieux
toléré, et même se montrait plus efficace.

Assez souvent il y a en même temps indication d'entretenir
la liberté du ventre, de provoquer une fluxion du côté de
l'anus, de régulariser les circulations veineuses intrà-abdo-
minales : on associe alors le savon avec l'aloès. Ces pilules
prennent alors le nom de *pilules de savon composées*.

L'analogie d'effets fondants explique aussi pourquoi le savon
est fréquemment uni avec le mercure doux, les préparations
de ciguë, le nitre, etc.

Le savon, assez souvent employé comme résolutif, a des
vertus lithontriptiques très-médiocres. J'ai dit que pour obtenir
celles-ci, les solutions dans de grandes quantités d'eau étaient
nécessaires : or, les solutions de savon ont un goût détestable, et
ne se prennent pas à l'intérieur. A l'extérieur, on les prescrit
fréquemment comme légèrement stimulantes et résolutives.
Pour cela, le savon blanc du commerce est suffisant. Les bains
savonneux sont quelquefois conseillés pour les dermatoses
atoniques. La proportion ordinaire est de 500, 1000, 1500
grammes pour une grande baignoire. D'après mon expérience,
les carbonates alcalins sont préférables.

On fait avec le savon des suppositoires qu'on introduit dans
l'anus pour provoquer des garde-robes. On ne s'en sert que
pour les enfants en bas-âge.

L'emplâtre de savon (emplâtre simple, cire blanche, savon
blanc) est un défensif pour les tumeurs extérieures. Quelques
praticiens lui accordent des vertus résolutives.

Le savon fait partie de plusieurs formules. Je rappellerai
seulement les pilules de Sedillot, dans lesquelles l'onguent
mercuriel est mêlé avec le savon médicinal, la poudre de
réglisse ou l'amidon.

Troisième groupe. — Diurétiques sédatifs.

Un spasme tant soit peu intense dérange les mouvements normaux, enchaîne les circulations et met ainsi obstacle aux fonctions sécréto-exécrétoires. Sa cessation produit une détente qui rend aux organes leur liberté; celle-ci se révèle ordinairement par un flux abondant d'urine. A ce compte, tout ce qui est anti-spasmodique peut être rigoureusement considéré comme diurétique; mais, parmi les agents susceptibles de régulariser l'action des forces toniques générales et locales, il en est qui ont plus particulièrement la propriété d'augmenter les absorptions interstitielles et d'en diriger du côté des reins les matériaux devenus mobiles : ce sont là les diurétiques sédatifs.

La qualité sédative est incontestable pour la plupart de ceux que je rangerai dans ce groupe, elle est moins bien démontrée pour quelques-uns ; des raisons d'analogie assez puissantes autorisent suffisamment à l'admettre dans ces derniers.

L'effet diurétique est lié à l'effet sédatif. Les symptômes de la sédation sont quelquefois peu appréciables; mais ils se montrent avec évidence lorsque le médicament, administré en quantités convenables, développe la totalité de sa vertu : ainsi, la digitale calme les troubles circulatoires avant de faire uriner copieusement. A l'égard des observations où la petitesse des doses ne permet pas aux phénomènes de sédation de se prononcer, on est autorisé rationnellement à admettre ces phénomènes. Le mode d'action est le même : dans un cas, il opère d'une manière sensible; dans l'autre, il reste latent.

Il en est, d'ailleurs, des calmants diurétiques comme de beaucoup d'autres calmants : ils deviennent agressifs et irritants lorsque, prescrits en quantités considérables ou mis en rapport avec des surfaces dont la sensibilité est exaltée, l'économie ne les tolère pas. Il y a donc, et ceci est une règle générale appli-

cable à tous les médicaments, des précautions à prendre
moyennant lesquelles la provocation pharmacodynamique est
maintenue au degré convenable pour le résultat désiré.

La propriété diurétique des substances dont il a été question
jusqu'ici est puissamment favorisée par l'addition de l'eau.
Celle des sédatifs n'a pas autant besoin de cette coopération;
bien qu'ils en soient privés, ils conservent une bonne portion
de leur activité. Il n'est donc pas indispensable, il est même
assez fréquemment funeste, dans beaucoup d'hydropisies par
exemple, de soumettre les malades à ce régime aqueux abondant qui doit faire partie des médicamentations diurétiques
déjà mentionnées.

Je divise les diurétiques sédatifs en deux catégories : la
première comprend des produits végétaux; la seconde renferme des sels.

L'action sédative des premiers est encore mal définie, peu
uniforme dans ses effets, obscure souvent, et dépend de conditions difficiles à déterminer. Ces diurétiques ont été placés
parmi les contre-stimulants, médicaments tellement nombreux,
tellement variés, qu'on ne peut pas les grouper ensemble et
constituer avec eux, à mon avis du moins, une classe pharmacologique. D'ailleurs, l'affaiblissement du système vivant
est un résultat trop vague, thérapeutiquement parlant, pour
servir de caractéristique aux vertus d'une réunion de substances et justifier la formation d'une famille.

Les diurétiques sédatifs salins sont mieux connus que les
végétaux dans leurs procédés de mutation affective; ils apai-
sent les circulations, modèrent la chaleur morbide, et pourraient par conséquent figurer dans la classe des tempérants
dont je parlerai plus tard.

Diurétiques végétaux sédatifs.

Je traiterai sous ce titre du cainça, de la scille, du colchique,
de la digitale. Les principes actifs de ces substances sont solu-

bles dans l'alcool, dans le vinaigre. On obtient, en utilisant cette propriété chimique, des préparations fort estimées. C'est encore là une différence entre ces diurétiques et les précédents, lesquels, on s'en souvient, fournissent seulement à la médecine des dissolutions aqueuses.

CAINÇA.

Famille des RUBIACÉES; tribu des COFFÉACÉES; genre CHIOCOCCA.

L'histoire pharmacologique de cette substance introduite depuis peu dans la matière médicale, est fort mal connue. Je place le cainça parmi les sédatifs pour des motifs analogiques encore bien vagues. D'après les renseignements donnés sur l'usage qu'on en fait de temps immémorial dans les pays d'où elle nous arrive, cette racine paraîtrait utile contre les gastralgies, l'hystérie, contre les spasmes provoqués par la morsure des serpents venimeux. La propriété diurétique est ce qu'il y a de moins incertain. On l'a essayée en France, et les effets obtenus ne promettent pas à la thérapeutique un agent bien efficace.

Je serai donc bref en ce qui le concerne.

On n'est pas tout-à-fait d'accord sur l'origine botanique du cainça ; le doute porte sur l'espèce. Est-ce le *chiococca racemosa* ou le *chiococca anguifuga* ? Les *chiococca* sont des arbrisseaux qui croissent dans le Brésil, les Antilles, etc.: la racine est la partie usitée.

Celle-ci est d'une couleur ambrée, jaune rougeâtre, de la grosseur d'une plume à écrire, ou plus menue, garnie quelquefois de fibrilles radicales. L'écorce se sépare aisément de la partie ligneuse, laquelle blanche, insipide, inodore, paraît inerte. L'écorce, au contraire, a une odeur aromatique faiblement nauséabonde et une saveur amère un peu âcre; elle est compacte, dure, cassante et sensiblement résineuse.

MM. Pelletier et Caventou ont trouvé dans cette racine un acide particulier qu'ils ont nommé caincique, une matière grasse verte d'odeur vireuse, une matière jaune extractive, amère, etc. Quelques médecins considèrent l'acide caincique comme l'élément composant essentiel.

Les principes actifs, tels qu'ils existent dans le médicament, sont solubles dans l'eau et l'alcool.

La vertu diurétique a été expérimentée dans les hydropisies : les résultats, en somme, ne sont pas satisfaisants.

Le cainça se donne en poudre : 50 centigrammes à 4 gram. en pilules ou mêlés avec un électuaire. On fait une légère décoction : 8 à 16 grammes pour 500 grammes d'eau.

La teinture se prescrit à gouttes jusqu'à 4 grammes à consommer dans la journée, dans un véhicule approprié.

L'extrait alcoolique a paru bien faible aux doses indiquées par les formulaires, 50 centigrammes, 1 gramme; de plus fortes pourraient être essayées. On confectionne avec cet extrait et le sirop de sucre un sirop qui peut servir à édulcorer les tisanes et les potions diurétiques.

Le vin de cainça s'administre par cuillerées; la dose totale pour les 24 heures peut s'élever jusqu'à 60 grammes.

Le cainça agit comme un faible purgatif si on en augmente les doses.

SCILLE.

Famille des ASPHODÉLÉES ; genre SCILLA.

Scilla maritima.

I. Cette plante croît sur les plages sablonneuses de l'Océan et surtout de la Méditerranée. La tige droite, haute de 650 millimètres à 1 mètre 299 millimètres (2 à 4 pieds), est terminée par un épi de fleurs blanchâtres et ouvertes en étoiles; le fruit est une capsule à 5 loges. Cette hampe se dessèche en automne; les feuilles radicales ovales, lancéolées, d'un beau vert foncé, n'apparaissent qu'au printemps suivant.

Le bulbe ou ognon qui supporte la tige est la partie usitée en médecine. Cet ognon, qui peut atteindre le volume de la tête d'un enfant, est garni inférieurement d'un chevelu abondant constituant les véritables racines. Il est dans toute sa force en automne, époque de la récolte. Il exhale alors des vapeurs piquantes, et provoquerait des ampoules sur les doigts si on le maniait long-temps. Les premières tuniques, minces et sèches, sont rejetées ; celles du centre, non développées et visqueuses, sont également mises de côté ; les moyennes, épaisses et présentant à un plus haut degré l'arôme et les propriétés irritantes, sont choisies pour l'usage médical : on les appelle *squames* en pharmacie. Ces squames, convenablement desséchées, ont perdu toute odeur et une grande partie de leur âcreté. Elles sont d'un rouge brun, ou blanchâtres, selon la variété de la plante ; les rouges sont les plus estimées. La bonne scille nous vient de l'Espagne et de l'Italie.

Les principes chimiques trouvés dans la scille sont une matière volatile, âcre, corrosive, qui n'a pas encore été bien isolée, la scillitine, du tannin, de la résine, de la gomme, une matière grasse, une matière sucrée, du citrate de chaux.

La scillitine, qui passe pour l'élément principal de l'action médicamenteuse, est elle-même une substance composée, selon quelques chimistes. Elle est blanche, incristallisable, d'une saveur âcre et amère, soluble dans l'eau, dans l'alcool.

Le vin, le vinaigre, l'alcool s'emparent des principes actifs de la scille. On fait avec ces solutions les préparations de ce médicament les plus usitées.

II. La scillitine est un violent poison. 5 centigrammes, dit-on, suffisent pour donner la mort à un chien. Son étude encore incomplète ne peut pas servir à l'histoire des propriétés pharmacologiques de la scille. Celle-ci, lorsqu'on en élève les doses, provoque un malaise épigastrique, des nausées, le vomissement et quelques selles. Son emploi abusif amènerait certainement des irritations et même des inflammations gastro-intestinales. A ces effets de contact prononcés, médiocres ou nuls suivant les quantités ingérées et les susceptibilités du sujet, succèdent des phénomènes provenant de l'irradiation dynami-

que ou de l'absorption, phénomènes qui révèlent une influence
sur les facultés de l'innervation. Ce sont des vertiges, des convulsions, des anesthésies, la lenteur, l'accélération ou l'irrégularité du pouls, etc., mélange bizarre de modifications
diverses que l'on retrouve dans les effets provoqués par les
substances désignées sous le nom de *narcotico-âcres*. Selon les
doses, le mode d'administration, les prédispositions individuelles, on obtient une mutation affective calmante, une
mutation affective contraire.

   · La scille est donc un médicament à propriétés multiples.
Toutes ne sont pas utilisées. Il en est (l'émétique, la purgative, l'irritante locale) que l'on ne cherche jamais à mettre en
action, et qu'on évite même soigneusement. Les propriétés
sthéniques se montrent quelquefois avantageuses, mais à la
condition d'être très-modérées et de porter sur une partie circonscrite, sur un organe. On a remarqué qu'elles pouvaient
s'exercer d'une manière élective sur les poumons. La vertu
diurétique est celle que l'on met le plus souvent à contribution.

   Les effets directs ou locaux de la scille sont, ai-je dit, excitants : de là, la vertu résolutive attribuée aux préparations de
cette substance.

   Les effets indirects après ingestion dans l'estomac rendent
des services plus nombreux ; ils sont expectorants, diurétiques.

   De petites doses de scille sont susceptibles de combattre
l'inertie des poumons et augmentent la contractilité de ces
organes, qualité analogue à celle que j'ai reconnue dans l'ipécacuanha, le kermès minéral et dans la plupart des substances
émétiques. Or, il est remarquable que la scille est aussi émétique, ce qui permet de croire que cette dernière circonstance n'est pas étrangère à l'effet expectorant.

   La scille est un stimulus des fonctions des reins. Ce stimulus
agit-il seulement par incitation élective, ou bien à l'aide d'une
sédation préalable portée sur les centres nerveux? Je ne

conteste pas la possibilité du premier mode ; mais plusieurs
considérations m'autorisent à admettre le second dans beaucoup de cas. Voici les principales.

La scille est particulièrement diurétique lorsqu'on en a pris
pendant long-temps, et qu'elle a donné lieu à une espèce de saturation. Toutefois il est important que les doses soient ména-
gées de manière à n'amener aucune irritation, aucune excitation locale ou générale. Si des phénomènes sthéniques se présentent, le résultat diurétique est nul. La scille ne fournit pas,
sensiblement du moins, de matériaux que les reins soient chargés d'éliminer ; on ne peut donc invoquer en sa faveur, ni des
qualités excitantes s'exerçant dans l'ensemble, ni la provocation qui provient, pour l'organe sécréteur, de la présence
d'une substance à éliminer.

D'un autre côté, l'expérience clinique l'a prouvé, la scille
favorise les circulations embarrassées par des spasmes ; elle
accélère ainsi l'action tonique des petits vaisseaux et mobilise
les liquides qu'ils renferment. Sous l'influence d'une médicamentation scillitique bien réglée, la peau, si elle est chaude,
se rafraîchit ; le pouls, s'il est vite et concentré, devient lent
et se dilate. Cette propriété de faciliter le cours du sang, sans
provoquer ni chaleur ni excitation fébrile, me paraît essentiellement régulatrice, et participer par conséquent de l'effet
anti-spasmodique.

III. Si ce que je viens de dire est exact, on se rend compte,
jusqu'à un certain point, des effets thérapeutiques qu'on a de
tout temps attribués à la scille. En sa qualité de tonique du
poumon, elle convient dans la période asthénique des fluxions
de poitrine, dans les catarrhes muqueux, les coqueluches, les
phthisies de même caractère.

Comme ramenant au degré convenable le ton des capillaires
ou diurétique, la scille peut être donnée avec avantage contre
les engorgements viscéraux et contre les hydropisies, soit
idiopathiques, soit dépendant d'embarras circulatoires ; mais,

je le répète, dans aucun cas ces modifications médicamenteuses ne doivent s'élever jusqu'à l'irritation, et encore moins jusqu'à la phlogose.

On s'explique, par les effets sthéniques de contact, la vertu qu'a la scille appliquée sur les parties extérieures, d'y augmenter l'absorption interstitielle qui sert à la résolution des tumeurs atoniques, à la résorption des liquides hydropiques infiltrés ou épanchés.

IV. La scille s'emploie en nature et en poudre, sous forme de miel, de vinaigre, d'oxymel, de vin, de teinture.

La pulpe de l'ognon cuite ou crue, seule ou mêlée avec le vinaigre, est quelquefois, mais rarement, prescrite pour aider à résoudre les engorgements asthéniques superficiels.

La poudre s'administre en pilules, en bols, depuis 5 centigrammes jusqu'à 50, distribués par portions dans la journée, en ayant soin de commencer par la plus petite dose et d'augmenter progressivement. La nausée et le vomissement indiquent qu'on a été trop loin. Ce médicament est mieux toléré lorsqu'on le mêle à une substance aromatique : poudre de cannelle, poudre de feuilles d'oranger, etc.

On l'associe à la digitale pour les maladies du cœur, causes de dyspnée, de palpitations, d'hydropisie ; au nitre, à l'acétate de potasse pour les effets simplement diurétiques ; au mercure doux, à la ciguë, au savon médicinal pour les effets fondants ; au kermès minéral, à l'ipécacuanha pour solliciter l'expectoration.

Dans les hydropisies par faiblesse, on fait entrer dans les pilules et les bols scillitiques le quinquina, le fer ou tout autre tonique.

La poudre de scille s'administre quelquefois à l'extérieur, délayée dans la salive, dans le suc gastrique, à la dose de 2 à 4 grammes sur 50 d'excipient. On fait des frictions à la région lombaire, sur les parties infiltrées, sur les tumeurs : on obtient alors des effets diurétiques, résolutifs. On la mêle à l'onguent

mercuriel, qui acquièrt alors des qualités fondantes plus prononcées.

Le miel scillitique se fait avec l'infusion des squames con-
cassées , à laquelle on ajoute du miel, et que l'on fait cuire
jusqu'à consistance convenable. La dose est de 8 à 20 grammes,
dans une potion diurétique ou expectorante.

Le vin scillitique s'administre dans les mêmes intentions,
15 à 50 grammes étendus. Le vin scillitique exige pour sa
préparation un vin de liqueur, celui de Malaga par exemple ;
autrement il ne se conserverait pas.

Le vinaigre scillitique passe pour être plus aisément toléré
que la poudre et surtout que le vin. Le vinaigre, dit-on, corrige l'âcreté de la scille comme celle de la plupart des végétaux. On en prescrit 50, 60 grammes dans un véhicule convenable.

L'oxymel est le résultat de l'addition du miel au vinaigre
scillitique. Ce médicament, la plus douce, sans contredit, des
préparations de scille et la plus usitée, se donne aux mêmes doses
que le vinaigre, dans une potion ou étendu avec un peu d'eau.

La teinture se formule à gouttes jusqu'à 4 grammes, dans
un liquide aqueux pour l'intérieur ; elle sert surtout, seule ou
convenablement étendue, en frictions, en fomentations à la
partie interne des cuisses , sur le ventre, sur les régions
occupées par une hydropisie.

COLCHIQUE.

Famille des COLCHICACÉES ; genre COLCHICUM.

Colchicum autumnale.

I. Cette plante herbacée, commune dans nos prés humides
et frais, montre ses feuilles à la fin de l'hiver et au commencement du printemps, sous forme de touffe, dressées, planes,
larges et lancéolées, au milieu desquelles les capsules provenant de la fleur de l'année précédente ne tardent pas à
paraître.

Cette fleur, unique ou multiple, apparaît en automne, est nue, à tube allongé et d'un rouge violet. Le fruit, qui, je le répète, ne se voit qu'au printemps suivant avec les feuilles, est sessile, se compose de trois capsules soudées ensemble dans leur moitié inférieure, libres et formant trois pointes supérieurement. Les semences nombreuses, petites, arrondies, deviennent noirâtres à l'époque de leur maturité.

Après la fécondation, la plante n'est plus visible au-dehors. L'ovaire fécondé reste enfoui dans la terre pendant toute la mauvaise saison.

La fleur vient d'un bourgeon fourni par le bulbe ou racine de la plante : ce bourgeon est le rudiment d'un nouveau bulbe qui grossit rapidement au printemps, aux dépens de l'ancien, lequel devient spongieux, se vide, s'épuise et disparaît pendant l'été ; l'autre a atteint son développement complet en juin ou août, il est alors arrondi, semblable à une châtaigne pour la forme et la grosseur : c'est l'époque de la récolte. Plus tôt il est imparfait ; plus tard, fin août, il fournit à son tour un bourgeon floral, qui se loge dans un sillon dont une de ses faces se creuse. A partir de ce moment, il s'use et perd de sa valeur ; il déchoit surtout après la fécondation.

Un bon bulbe de colchique ne doit offrir aucun bourgeon ni sillon latéral ; il est noir brun à l'extérieur ; sa chair est compacte, blanche, farineuse au toucher, et a une saveur amère. A l'état frais, ce bulbe est imprégné d'un suc laiteux fort irritant, d'une odeur désagréable, et donnant à la langue une sensation âcre et brûlante. La dessiccation lui fait perdre ces derniers caractères.

Au printemps, lors de la fenaison, les feuilles du colchique sont coupées avec les autres herbes des prés, de sorte qu'on ne retrouve plus de traces de la plante pendant juillet et août, époque où cependant il faudrait cueillir les bulbes : il résulte de là que ceux que l'on trouve dans le commerce ont été extraits de terre lorsque les feuilles ou la fleur indiquaient le lieu où il fallait les chercher. J'ai dit qu'alors le bulbe était trop jeune ou trop vieux : le lecteur ne doit pas s'étonner si les praticiens diffèrent tant sur l'appréciation de l'activité du colchique.

Le bulbe n'est pas la seule partie de la plante employée en médecine. Les semences, qu'on peut aisément recueillir avant la coupe des foins, ont été vantées par quelques auteurs. On a également essayé les fleurs.

La fleur du colchique ressemble à celle du safran : de là, le nom de *safran bâtard, safran des prés,* qu'on a donné à cette plante. On l'appelle aussi *tue-chien* à cause de ses propriétés toxiques.

Le végétal entier, surtout le bulbe et les semences, contiennent, en effet, des principes d'une grande énergie. La famille des colchicacées est féconde en poisons : le colchique, quoique la moins redoutable de ces plantes, est digne de figurer parmi elles.

Les bulbes de colchique analysés par MM. Pelletier et Caventou ont fourni à ces chimistes une matière grasse composée d'élaïne et de stéarine, une substance volatile acide, de la gomme, de l'amidon, de l'inuline, etc., et du gallate acide de colchicine, lequel est positivement un des principes actifs de ces bulbes. Ces principes, quels qu'ils soient, sont solubles dans l'eau, le vin, l'alcool, le vinaigre, comme ceux de la scille. Les préparations pharmaceutiques sont les mêmes.

Les semences de colchique, ayant l'avantage de pouvoir être recueillies avec facilité, sont dans le commerce un produit plus homogène que les bulbes. C'est en opérant sur les semences que M. Geiger a obtenu la colchicine, substance que jusqu'à lui on confondait avec la vératrine, et qui en diffère notamment par des propriétés moins âcres, moins irritantes, et par une moindre insolubilité dans l'eau.

II. Il y a beaucoup d'analogie entre les effets pharmacodynamiques de la scille et ceux du colchique ; mais ce dernier, recueilli convenablement et à l'état frais, est d'une énergie telle, que pour peu qu'on dépasse les doses thérapeutiques, il agit comme un poison. A l'état sec, il conserve beaucoup de son activité : c'est donc un médicament (je parle toujours de celui qui a été bien récolté) dont l'administration exige beaucoup de surveillance. L'action toxique du colchique est celle des narcotico-âcres. On observe des vomissements, des évacuations alvines, des spasmes, un sentiment de strangulation, des convulsions, le tétanos et un coma apoplectique. La muqueuse gastro-intestinale porte souvent des traces d'inflammation.

Ce tableau, qui est celui d'un empoisonnement, ne donne pas une idée de la mutation affective obtenue par le moyen du colchique, lorsqu'on procède régulièrement et à doses thérapeutiques ; seulement il met en relief une propriété remarquable de ce médicament : c'est celle de modifier puissamment les facultés sensitive et motrice.

Avant de parler des mutations susceptibles de devenir salutaires, j'avertis que ce point de physiologie pharmacologique laisse encore beaucoup à désirer (1). Les praticiens n'ont pas toujours employé un médicament semblable : de là, de grandes divergences au sujet de l'activité qu'on accorde au colchique. Ils ont porté exclusivement leur attention sur les effets thérapeutiques, et on peut leur reprocher aussi d'avoir signalé seulement le nom, sans préciser suffisamment l'espèce de la maladie qu'ils ont traitée. De nouvelles études, de nouvelles expériences sont indispensables pour arriver à la connaissance

_____

(1) C'est surtout en Angleterre et en Allemagne que le colchique a été étudié au point de vue pharmacodynamique. Les expériences faites en France ont donné des résultats variés : les plus significatives sont celles que nous devons au professeur Lobstein ; elles ont été publiées par le docteur Kuhn (*Thèse inaugurale sur les propriétés médicales des colchicacées.* Strasbourg, 1827). Cette thèse m'a beaucoup servi pour la rédaction du présent article ; j'en conseille la lecture à ceux qui voudraient des détails plus circonstanciés.

exacte des phénomènes dynamiques qui succèdent à l'administration du colchique. Voici ce qui me semble le plus probable
dans l'état actuel de la science.

Le médicament dont je parle est susceptible de modérer, de
régulariser les actions vitales dans les maladies à nature ner-
voso-fluxionnaire. Son action sédative est prompte ; elle se
manifeste par la diminution de la fréquence du pouls, la cessation de la douleur, la résolution des spasmes locaux ou généraux. Assez souvent il survient une détente de la peau, dont
l'augmentation des transpirations est la conséquence.

Le colchique a paru surtout un bon diurétique. Le professeur
Chelius a remarqué dans l'urine une augmentation considérable
de l'acide urique. Il serait fort utile de s'assurer si ce fait
s'observe généralement.

Le colchique, beaucoup plus que la scille, a le défaut de
déranger les fonctions digestives, de produire sur l'estomac, sur
l'intestin des scènes d'irritation, et d'amener des vomissements
et la purgation. Les semences seraient moins irritantes, et
leurs effets plus uniformes, plus constants. La raison de cette
dernière particularité a été donnée plus haut.

III. A l'exemple de Stoork, plusieurs médecins prescrivent
le colchique contre l'hydropisie ; alors c'est principalement sa
vertu évacuante qu'on recherche.

Depuis quelques années on vante ce médicament pour le
traitement de la goutte. On parle de quelques cures radicales,
mais ceci mérite confirmation. D'autres praticiens assurent
avoir, par ce moyen, diminué la douleur, abrégé le cours des
attaques de goutte chronique. La chose est plus croyable.

Mais c'est surtout comme anti-rhumatique que le colchique
est le plus préconisé. On n'hésite pas à le présenter comme un
spécifique dans le rhumatisme aigu, dans le rhumatisme chronique vague et peu ancien. On ajoute qu'il développe principalement ses vertus thérapeutiques lorsque la douleur domine
et est plus vive.

Quelques cas de guérison de névralgies, d'ophthalmie, d'hydropisie rhumatismales, sont également cités.

En résumé, le colchique n'est pas un médicament éprouvé. Ce qui me paraît le plus certain, c'est l'influence sédative et diurétique qu'il exerce. Pour ce motif, j'ai cru devoir le placer provisoirement à côté de la scille. L'étude pharmaceutique du colchique est peu avancée; il reste à trouver les moyens de l'avoir toujours le même. L'art de faire naître avec lui la mutation affective souhaitée est encore fort incomplet. Il convient d'examiner de plus près qu'on ne l'a fait jusqu'à aujourd'hui les états morbides pour lesquels on a prescrit cette substance. Beaucoup de médecins, désireux de réaliser les cures mentionnées, se sont dégoûtés parce qu'ils ont trouvé le médicament inerte, et alors celui-ci était mauvais ou les doses trop timides; d'autres l'ont jugé trop violent, résultat probable d'une médicamentation péchant par l'excès contraire ou inopportune.

IV. Il est, en effet, difficile de fixer d'avance les quantités auxquelles le colchique peut être administré. On commence par de petites fractions, et l'on augmente prudemment. La nausée, le vomissement annoncent qu'il convient de rétrograder.

La poudre est peu usitée; on débute par 1 centigramme, et on s'élève progressivement jusqu'à 20 centigrammes et au-dessus, si la tolérance le permet. La forme pilulaire est la meilleure.

Le miel colchique se fait en associant le miel avec une infusion de bulbes. La dose est de 4 à 12 grammes.

Le vinaigre colchique se donne comme le miel. Le vinaigre passe pour être un bon correctif du médicament. L'oxymel est une préparation encore plus douce, 4 à 15 grammes et davantage.

Le vin se prend à gouttes, 20 gouttes et plus, jusqu'à 8 grammes.

La teinture s'administre comme le vin, et est plus estimée que lui.

L'extrait alcoolique, 1 centigramme à 20, comme la poudre.
D'après M. Soubeiran, l'extrait obtenu à l'aide de l'acide acétique est plus actif et pourtant bien supporté par l'estomac.

Les doses que je viens d'indiquer seront consommées par fractions dans les 24 heures. Le miel, le vinaigre, l'oxymel, le vin, la teinture, s'administrent étendus convenablement pour une potion.

-L'activité de ces préparations varie selon que l'on emploie les bulbes frais et les bulbes secs. Les praticiens qui les ont utilisées ont chacun là-dessus leurs préférences. Il n'y a encore aucune règle précise à adopter sur ce point de pharmaco-technie.

Il résulterait de la masse des observations connues que les préparations vinaigrées conviennent particulièrement pour l'hydropisie, et agiraient comme diurétiques. Le vin et la teinture seraient plutôt anti-goutteux, anti-rhumatiques, et se comporteraient comme altérants et sudorifiques.

Les graines de colchique ont été surtout administrées sous forme de vin. Les quantités indiquées de ce vin sont de 4 à 8 grammes par jour dans une tasse de tisane ou d'infusion aromatique. La teinture de ces semences se formulerait à doses analogues. Les préparations de graines ont moins d'âcreté que celles des bulbes.

DIGITALE POURPRÉE.

Famille des SCROFULARIÉES; genre DIGITALIS.

Digitalis purpurea.

I. Cette belle plante bisannuelle se plaît en Europe sur les collines sablonneuses, dans les bois, les pâturages, et se cultive très-facilement dans nos jardins.

Elle peut acquérir, à la seconde année, une hauteur de $1^m,624$ à $1^m,949$ (5 à 6 pieds environ); habituellement elle n'atteint pas cette haute taille.

La tige est droite, simple, pubescente; les feuilles d'en bas forment une touffe radicale. Les caulinaires, moins grandes, sont alternes ; leur forme est ovale, pointue ; elles sont dentées sur les bords, ridées à la surface ; leur plan inférieur est légèrement cotonneux et blanchâtre. Les fleurs qui paraissent en juin, constituent au haut de la tige un épi lâche et unilatéral. Les corolles, allongées en doigt de gant, ventrues et obliquement tronquées, sont pendantes, d'un beau rouge vif, tigrées et velues intérieurement. Le fruit est une capsule bivalve, acuminée.

Les feuilles de la digitale sont la partie employée. On doit les couper au moment de la floraison, choisir celles de la seconde année ; elles ont une odeur un peu vireuse, dont il reste à peine de traces après la dessiccation. Les feuilles de la plante sauvage sont préférables à celles de la plante cultivée.

La chimie, quoique s'étant beaucoup occupée de ce médicament, n'avait obtenu que des résultats imparfaits. La digitaline présentée comme principe actif, était un produit impur. Toutefois, dans des expériences faites sur les animaux, on lui avait reconnu des propriétés actives, analogues à celles de la digitale et même plus énergiques. MM. Homolle et Quevenne paraissent avoir résolu le problème de la recherche de la digitaline ; ils ont non-seulement confirmé l'opinion que l'on avait sur le rôle important de ce principe, mais ils l'ont obtenu plus pur et plus identique avec lui-même.

Leur procédé d'extraction est fort compliqué ; j'en donnerai seulement une idée générale, suffisante pour un médecin. Il consiste à obtenir à l'aide du tannin un tannate de digitaline qu'on décompose avec l'oxyde de plomb porphyrisé. La digitaline est ensuite saisie par l'alcool concentré et décolorée par le charbon animal. La solution alcoolique laisse après l'évaporation un résidu qui, lavé à plusieurs reprises à l'eau distillée, redissous dans l'alcool bouillant, retrouvé à la suite d'une autre évaporation et lavé enfin avec l'éther concentré bouillant, donne une digitaline suffisamment purifiée.

Ainsi obtenue, la digitaline est blanche, inodore, difficilement cristallisable, se présentant le plus souvent sous forme de masses poreuses, mamelonnées ou en petites écailles, d'une saveur amère excessive, se faisant surtout sentir à l'arrière-bouche ; elle est susceptible de provoquer de violents éternuements, lorsqu'elle est éparpillée dans l'air en poudre ténue. A peine soluble dans l'eau froide, un peu plus soluble dans l'eau bouillante, la digitaline se dissout en toute proportion dans l'alcool. L'éther n'en prend que des traces ; mais la moindre addition d'alcool augmente considérablement son pouvoir dissolvant. Complètement dépourvue de réaction acide ou alcaline, la digitaline n'est susceptible d'aucune combinaison avec les acides ou les bases ; elle ne contient pas d'azote.

M. Morin de Genève dit avoir retiré de la digitale un acide fixe, cristallisable, qu'il appelle *acide digitalique,* et un principe huileux, odorant, volatil et acide, qu'il a nommé *acide antirrhinique.* Ces substances ne paraissent pas devoir intéresser la thérapeutique.

Les autres produits trouvés dans la digitale et dont je n'ai pas parlé, n'ont qu'une médiocre importance : tannin, acide gallique, matière colorante rouge, albumine, sucre, chlorophylle, etc.

La digitale cède ses principes actifs à l'eau bouillante ; il faut croire que la digitaline s'y trouve dans un état de combinaison qui la rend soluble, ou bien que la petite quantité dissoute suffit pour l'effet. L'éther est aussi un dissolvant des principes actifs ; le meilleur est, sans contredit, l'alcool.

II. La digitale provoque dans le système vivant des mutations diverses. Si l'excès de la dose ou une sensibilité relativement trop grande de l'estomac empêchent la tolérance, il survient des malaises épigastriques, des nausées et même des vomissements. Cette action locale exagérée peut aller jusqu'à l'irritation, rarement jusqu'à la phlogose.

Les effets sympathiques ou d'absorption varient avec l'impressionnabilité du système. Si la dose est relativement trop forte, eu égard à l'irritabilité du sujet, on observe des scènes d'excitation caractérisées par la chaleur à la peau, l'accroissement fébrile de la circulation, etc. Les quantités sont-elles distribuées de façon à épargner à l'individu cette impulsion stimulante, c'est l'inverse qui arrive. Les battements du cœur et ceux des artères diminuent de force et de fréquence. Lors même que la digitale a commencé à faire sentir sa qualité sthénique, si celle-ci ne trouve pas dans les dispositions actuelles du sujet des conditions suffisamment favorables, l'orage circulatoire s'apaise bientôt, et il lui succède un calme, une dépression qui constrastent singulièrement avec les phénomènes antécédents. La digitale est donc, sans contredit, un sédatif, portant principalement son action sur les facultés contractiles du cœur et des artères. L'essentiel, quand on veut utiliser cette qualité, est d'approprier le médicament à l'état de l'économie, et de ménager la susceptibilité de celle-ci en prescrivant de petites doses, distribuées à distance convenable. Quand un individu est placé sous l'influence de la sédation par la digitale, fréquemment, même dans l'absence de tout symptôme de ce genre, pourvu qu'il n'y ait pas irritation, les reins fonctionnent avec activité, les urines coulent abondamment.

A dose toxique, les effets de la digitale annoncent plutôt une perturbation nerveuse qu'une réaction inflammatoire. Les vomissements sont violents; il survient des hallucinations, du délire, des convulsions. Les phénomènes d'excitation diminuent bientôt, et font place à des phénomènes contraires; le pouls devient lent, irrégulier et sans énergie; l'individu meurt au milieu d'un collapsus général.

Ces faits réunis et convenablement interprétés démontrent ce que j'ai déjà dit, à savoir : que la digitale est un sédatif capable cependant de provoquer primitivement, selon les doses, selon le mode d'administration et les prédispositions de l'individu, des phénomènes d'irritation locale ou générale qui masquent ou retardent les autres, et peuvent, dans quelques cas, acquérir de la prédominance en énergie et en durée.

La digitaline de MM. Homolle et Quevenne est beaucoup plus active que la digitale, cent fois plus, assure-t-on, que la plus forte préparation de ce médicament : 4 milligrammes équivalent environ à 40 centigrammes de poudre de feuilles. Essayée sur les animaux, elle a affaibli les forces circulatoire et respiratoire, et le sujet s'est éteint progressivement. Administrée à l'homme, à doses médicinales (quelques médecins ont été assez hardis pour l'employer), elle a donné lieu à la diurèse, à des accidents nerveux, tels que céphalalgie, vertiges, trouble de la vue, faiblesse musculaire, insomnie, accidents qui jusqu'à présent n'ont été suivis de rien de funeste. La digitaline impressionne le corps vivant dans le même sens que la digitale, mais avec plus d'intensité ; de plus, les mutations qu'elle détermine ont un caractère plus prononcé de sédation. La digitaline ne peut pas être administrée par la méthode endermique, à cause de l'action irritante qu'elle exerce sur le derme dénudé.

III. Le tableau des affections dont je viens de tracer les symptômes, nous explique en partie les avantages thérapeutiques obtenus par la digitale et les accidents auxquels sont exposées les personnes qui en font usage.

Deux propriétés surtout sont utilisées : la diurétique, la sédative.

Comme diurétique, la digitale figure parmi les agents les plus importants du traitement des hydropisies; c'est même celui auquel on accorde généralement le plus de confiance. La digitale, comme la scille, souvent mieux que la scille, augmente les absorptions interstitielles, mobilise les matières épanchées, infiltrées, et provoquant une action plus grande des reins, débarrasse l'économie de ces produits parasites. La digitale favorise la résolution des engorgements viscéraux, si souvent suivis d'hydropisie. Elle peut donc se montrer utile

dans cette dernière maladie, en combattant à la fois la cause
par ses propriétés altérantes, et le symptôme par ses propriétés diurétiques.

Mais ce n'est pas seulement ainsi qu'elle agit. La digitale,
dans les circonstances particulières dont je vais parler, est un
médicament peut-être sans égal, ayant une physionomie propre
qui le distingue de tous les autres.

Les embarras circulatoires sont une cause non pas nécessaire, comme on l'a dit, mais une cause puissante des infiltrations séreuses et des épanchements de même nature. Il est
certain depuis long-temps que les engorgements chroniques
du foie, de la rate, amènent fréquemment des hydropisies, en
faisant obstacle aux circulations. L'intégrité de ces organes,
partie importante de l'appareil vasculaire abdominal, est, sans
contredit, une condition favorable à la régularité du cours du
sang.

Or, il n'est pas surprenant qu'un désordre un peu sérieux
dans le jeu du cœur, instrument central de la circulation, amène
plus souvent encore des résultats semblables. Effectivement,
rien n'est commun comme les hydropisies à la suite des lésions
organiques du cœur. Le trouble circulatoire est non-seulement
alors causé par un vice fixe, mais de plus il s'accroît passa-
gèrement, et devient plus appréciable pour le malade et l'ob-
servateur à certaines époques marquées par des accès de suffocation. Sous l'influence de ces accès, l'hydropisie s'étend et
fait des progrès. L'élément morbide important qu'on observe
pendant les crises de ce genre, est un état de spasme qui s'empare du cœur et se propage sympathiquement dans les organes
respiratoires ; un anti-spasmodique spécial doit être d'un grand
secours. La digitale, on l'a déjà vu, est douée de vertus de ce
genre.

Son action bienfaisante dans les hydropisies provenant de
maladies du cœur, est maintenant bien facile à expliquer.
L'effet sédatif n'est pas prompt, il est vrai, comme celui

22

des anti-spasmodiques diffusibles; mais, quand il a lieu,
les contractions de l'organe se ralentissent, chacune d'elles
s'isole davantage, et l'on prévient ainsi ou l'on fait cesser les
palpitations irrégulières, c'est-à-dire la précipitation tumul-
tueuse, l'enchevêtrement de mouvements se nuisant les uns
les autres et se contrariant dans leur but fonctionnel.

Le jeu des poumons est synergiquement lié à celui du
cœur : de là, la suffocation qui accompagne les palpitations
graves et durables. Mais lorsque, sous l'influence de la digitale, le cœur envoie par l'artère pulmonaire et reçoit des veines
du même nom, une quantité de sang plus appropriée aux fonctions pulmo-cardiques, celles-ci s'accomplissent mieux et la
suffocation diminue. Les mouvements du cœur et des poumons
devenant ainsi faciles, la circulation générale s'exécute avec
liberté, les engorgements des capillaires disparaissent, et les
conditions de l'hydropisie sont d'autant amoindries. Malheureusement la lésion organique, point de départ du désordre, reste
la même ou fait des progrès. L'empêchement qu'elle constitue
prend un caractère de plus en plus mécanique. La cause matérielle des spasmes précordiaux acquiert une puissance provo-
catrice croissante et entraine de plus en plus fatalement son
effet. Or, cette cause étant incurable, les palpitations et les
suffocations se multiplient et se prolongent. La digitale perd
peu à peu ses vertus, mais elle a rendu comme agent palliatif
des services qui ne sont pas à dédaigner : elle a prolongé les
jours du malade.

Dans ces tristes circonstances, la digitale et la saignée
aboutissent à un résultat analogue, quoique par des procédés
différents. La saignée rend le cœur plus apte à remplir ses
fonctions en diminuant le volume du sang qui y afflue. La
besogne à faire et l'activité du stimulus sanguin sont ainsi
accommodées à l'infirmité de l'organe. La digitale exerce son
influence sédative sur le cœur lui-même. La saignée sou-
lage plus vite, ses effets thérapeutiques sont plus frappants;

toutefois elle affaiblit le malade , et ne peut être prescrite qu'à de rares intervalles. La digitale, plus lente dans son action, a l'avantage de ne pas diminuer les forces radicales alors bien nécessaires, et l'on peut l'administrer pendant long-temps.

La qualité anti-spasmodique et sédative de la digitale a quelquefois, rarement, hélas! des conséquences plus salutaires encore que celles que je viens de lui attribuer. En modérant, en régularisant les contractions du cœur, en maintenant cet organe dans un état de repos relatif, elle lui procure une situation favorable à la guérison de la lésion organique; alors on obtient une cure complète. Lorsque le vice anatomique persiste, mais est susceptible d'être toléré parce que l'organe et le système vivant se sont disposés par rapport à lui de façon à en neutraliser les fâcheuses conséquences, le sujet jouit d'une santé suffisante et durable, tant qu'une atteinte grave n'est pas portée aux conditions sur lesquelles cette santé moyenne est établie.

On conçoit que le traitement a plus de chances de succès, si la maladie du cœur est purement dynamique. Les praticiens savent que la digitale est le meilleur des médicaments qu'on puisse opposer aux palpitations sans lésion organique. Cette fois la saignée serait funeste, à moins d'une indication spéciale. Les névroses du cœur, comme les autres, sont fréquemment produites et entretenues, sinon par un état d'anémie ou de chlorose asthénique (ce qui pourtant n'est pas rare), du moins par un affaiblissement relatif des facultés nutritives et hématosiques. Alors la digitale s'associe très-bien aux toniques, base fondamentale du traitement, et aux anti-spasmodiques diffusibles, dont l'efficacité est plus prompte que la sienne pendant les attaques.

La sédation que la digitale exerce sur le cœur se fait sentir aux poumons, soit directement, soit indirectement, soit peut-être par les deux modes à la fois. A ce titre, quelques méde-

cins l'ont essayée contre la phthisie. Sous l'influence de ce
médicament, disent-ils, la sécrétion bronchique diminue, les
crachats plus rares perdent leur caractère purulent, la toux
s'apaise, le malade jouit d'un calme bienfaisant. Des tentatives heureuses, assure-t-on, ont été faites en Allemagne, où
l'on a remarqué que l'association de la digitale et du sulfate de
quinine avait des vertus particulières pour ce genre d'effet
thérapeutique. En France, ces bonnes fortunes ont été très-
rares. Ce n'est pas une raison pour empêcher de pareilles expérimentations, si rien ne s'y oppose. On peut également re-
chercher si la digitale ne se montrerait pas utile dans l'asthme
et l'hémoptysie.

Aux yeux de quelques médecins qui se sont fait une fausse
idée des pyrexies, la digitale serait le *spécifique* de la fièvre,
d'après l'hypothèse que la cause prochaine de celle-ci est une
excitation des facultés circulatoires, ou bien une cardite, une
angéite. Une semblable opinion est sans fondement. L'excitation dont on parle n'est elle-même qu'un symptôme, un effet
secondaire, et la véritable cause doit être cherchée plus haut.
Les fièvres rhumatismales, les phlegmasies avec réaction fébrile qu'on a calmées ou guéries par la digitale à haute dose,
ont cédé à une mutation affective métasyncritique pour laquelle
ce médicament s'est comporté à la façon de l'ipécacuanha, des
antimoniaux employés comme contre-stimulants anti-phlogistiques. Personne n'a songé à qualifier ces dernières substances
de cette bizarre épithète, *spécifique de la fièvre*, expression, du
reste, qui est un non-sens. Il n'y a pas de spécifique possible
pour ces états si divers, si opposés entre eux, que la nosologie
désigne sous le nom générique de fièvres.

La digitale a été recommandée comme un bon anti-scrofuleux par des praticiens distingués, parmi lesquels je citerai
Hufeland et Baumes. Je comprends que quelques formes de la
maladie scrofuleuse compliquées par un état d'irritabilité marquée dans l'appareil vasculaire, ce qui s'observe quelquefois

chez les enfants et chez certains individus d'une complexion délicate et mobile ; je comprends, dis-je, que ces formes ont pu être avantageusement modifiées par l'action sédative de la digitale. Je m'explique aussi comment ce médicament, en sa qualité de diurétique et d'excitateur des absorptions artificiel-les, est appelé à jouer un rôle dans un traitement récorporatif du système et résolutif des tumeurs et des engorgements. Tou-tefois la digitale, comme agent anti-scrofuleux, est tombée dans le discrédit, excepté pour les cas d'hydropisie d'origine stru-meuse. Ce discrédit est mérité ; il faut chercher ailleurs les agents curatifs de l'affection scrofuleuse.

Une substance susceptible, ainsi que l'est la digitale, de modifier l'exercice des fonctions nerveuses et circulatoires, lorsqu'on la prescrit au milieu de bonnes conditions et à dose suffisante, peut bien, entre des mains habiles ou heureuses, se montrer avantageuse contre des maladies autres que celles dont j'ai parlé. Je ne nie pas, puisqu'on l'affirme, que la digi-tale ait guéri des hémorrhagies, des épilepsies, des aliéna-tions mentales, etc., etc.; mais, tout en acceptant ces faits, je pense qu'ils ne sont ni assez nombreux ni assez bien étudiés pour qu'il soit possible d'établir sur eux rien de positif. Je me contente donc de les indiquer.

IV. La digitale s'administre à l'intérieur et à l'extérieur.

Pour les prescriptions intérieures, on emploie la poudre, l'infusion, le sirop, l'extrait, la teinture alcoolique, la tein-ture éthérée. Maintenant on propose la digitaline.

Sauf les cas encore rares dans lesquels la digitale est admi-nistrée en qualité de contre-stimulant dans les affections aiguës, les médicamentations dont je vais parler sont longues et dis-posées de façon à obtenir une saturation graduellement mé-nagée.

La poudre est jaune-verdâtre, exhalant une forte odeur de foin, caractères que le médecin doit connaître parce qu'il est assez souvent obligé de s'assurer de la bonté du médicament.

Le pharmacien doit renouveler cette poudre chaque année. La première dose est de 5 centigrammes par jour pour les adultes, 1 demi-centigramme, 1 centigramme pour les enfants en bas âge. On s'élève peu à peu, de manière à ne pas faire perdre le bénéfice de la tolérance, jusqu'à 1 gramme et plus pour les premiers, 50 centigrammes chez les seconds. La quantité journalière est mêlée avec du sucre, formulée en pilules et divisée en 2, 3, 4 prises données à des époques éloignées.

On associe la poudre de digitale avec le savon médicinal, la scille, le nitre, etc., pour l'effet diurétique. Quand on désire une mutation affective sédative, on l'unit au camphre, à l'assa-fœtida, à la thridace, à la jusquiame, à l'opium. Ce dernier mélange a été présenté comme étant efficace contre les insomnies des phthisiques.

L'infusion est une préparation fort active. On commence par 50 centigrammes pour 240 grammes d'eau bouillante, et l'on peut aller jusqu'à 2 grammes. On augmente la proportion de la digitale jusqu'à l'apparition des symptômes annonçant la cessation de la tolérance. L'infusion est préférée, lorsqu'on veut obtenir de prompts résultats, ainsi que cela est nécessaire, par exemple, dans le traitement des affections inflammatoires aiguës.

Le sirop de digitale se donne par cuillerées jusqu'à consommation de 15, 50 grammes dans les 24 heures. Cette quantité totale peut être introduite dans une potion. Le sirop du Codex est fait avec l'infusion; 50 grammes contiennent la substance de 20 centigrammes de digitale. On propose maintenant de le confectionner avec l'extrait alcoolique, de manière à ce que 30 grammes présentent 5 centigrammes d'extrait. Ce sirop est plus actif que l'autre. Le sirop de digitale dit de Labelonye paraît préparé avec l'extrait alcoolique.

On n'est pas d'accord au sujet du mode de préparation de l'extrait. Il y a trois procédés principaux : 1° évaporation des parties aqueuses du suc de la plante fraîche; 2° évaporation de la teinture (extrait alcoolique) ; 5° évaporation de l'infusion (extrait aqueux). Les deux derniers procédés s'exécutent avec des feuilles sèches. Les expériences comparatives faites avec ces divers produits sont encore peu concluantes. L'usage paraît adopter à présent l'extrait alcoolique qui se donne à la dose de 1 à 5 centigrammes et plus, progressivement. L'extrait aqueux est toutefois encore préféré par beaucoup de médecins; les doses sont un peu plus fortes que celles du précédent, et peuvent souvent se rapprocher, sans inconvénient, de celles de la poudre.

La teinture offre les mêmes avantages que l'extrait. En outre, c'est une préparation moins infidèle ; on s'en sert le plus généralement. La dose est à gouttes jusqu'à 40 et plus dans une potion.

La valeur de la teinture éthérée n'est pas encore définitivement fixée : les uns placent cette préparation avant la précédente ; d'autres la déprécient au point d'en proscrire l'emploi. Les doses sont les mêmes que celles de la teinture alcoolique, un peu moins fortes pourtant.

Les préparations de digitaline suivantes ont été proposées par MM. Homolle et Quevenne; elles ont leurs preuves à faire, sont d'un dosage difficile à cause de la petite quantité des parties, et exigent la plus grande circonspection : toutes circonstances qui expliquent le peu d'empressement qu'on a mis à les accueillir. Je vais les faire connaître, tout en réservant mon opinion sur leur compte.

Granules de digitaline. — Digitaline 1 gramme, sucre blanc 50 grammes pour 1000 granules que l'on prépare à la manière des anis de Verdun. Ces granules contiennent chacun 1 milligramme de digitaline, et peuvent être administrés à la dose de 4 à 6 dans les 24 heures.

On peut faire des pastilles contenant chacune la même quantité de médicament.

Sirop de digitaline. — Sirop de sucre 1000 grammes; faites

dissoudre 10 centigrammes de digitaline dans un peu d'alcool,
et mêlez exactement. Ce sirop contient par 10 grammes 1
milligramme de digitaline; une cuillerée à bouche présente 2
milligrammes. 2 à 6 cuillerées par jour, pur ou dans une tasse
d'infusion appropriée.

Potion de digitaline. — Digitaline 5 milligrammes, eau distillée
de laitue 100 grammes, sirop de fleur d'orange 25 grammes.
Dissolvez la digitaline dans quelques gouttes d'alcool ; ajoutez
l'eau distillée et le sirop; à prendre par cuillerées dans les 24
heures. Comme il est difficile de peser des milligrammes, on
fera bien de préparer à l'avance une solution de digitaline
dans l'alcool à 50° centigrades, avec la proportion de deux
milligrammes par gramme. Ce soluté servira pour la confection de la potion.

Les préparations de digitale, quand on a des raisons pour
ne pas les confier à l'estomac, se donnent en lavement à doses
semblables. On a remarqué qu'alors l'effet diurétique se pro-
nonçait davantage.

Emploi extérieur. — Quelques praticiens profitent de la propriété résolutive de la digitale en l'appliquant en feuilles, en
infusion, en décoction, sur les ulcères baveux, les engorgements froids, atoniques.

Feu le docteur Chrestien de Montpellier faisait pénétrer ce
médicament dans l'intérieur du corps, en pratiquant des frictions à la partie intérieure des membres, à la région lombaire,
avec la pommade suivante : digitale en poudre 4 grammes,
axonge 50 grammes. Quelquefois il se contentait de délayer
cette poudre avec un poids double de salive. Ces pratiques
étaient surtout conseillées pour obtenir la diurèse.

Selon quelques médecins, on obtient l'effet sédatif en pansant
un vésicatoire ouvert à la région du cœur, avec 20 centigrammes à 40 de poudre de digitale.

La teinture seule ou convenablement étendue d'eau et placée
sur les parties infiltrées, facilite l'absorption des liquides.

M. Trousseau vante beaucoup la préparation suivante contre l'hydropisie :

Teinture éthérée de digitale.....	} āā 60 grammes.
Teinture de scille..............	
Eau......................... 120 à 240 grammes.	

Des flanelles mouillées de temps en temps par ce liquide sont entretenues sur le ventre ; on les recouvre de taffetas ciré pour rendre l'évaporation plus difficile. Les urines ne tardent pas à être abondantes.

La digitaline est présentée par MM. Homolle et Quevenne comme pouvant être utilisée à l'extérieur. Voici une pommade dont elle est la base : digitaline 5 centigrammes ; faites dissoudre dans un peu d'alcool à 22°, et incorporez dans axonge balsamique 10 grammes ; en frictions dans l'anasarque.

La solution alcoolique de digitaline n'est pas certainement sans vertus, et devrait être essayée. Le dosage à petites quantités serait très-facile.

Les *digitalis ambigua, lutea,* qui croissent dans nos contrées ; les *digitalis epiglottis, ferruginea* , qui se plaisent en Italie, ont été employées , et ont paru agir comme la *purpurea.* Ces essais doivent être pris en considération, et imités lorsqu'on est privé de la véritable digitale officinale.

Diurétiques sédatifs salins.

Les diurétiques dont je vais parler diminuent la chaleur vitale , la soif, l'éréthisme nervoso-vasculaire, lorsqu'ils sont administrés en quantité convenable ; ils méritent conséquemment l'épithète de *tempérants ;* à doses excessives, ils sont irritants locaux et purgatifs. Ce sont des sels à base de potasse ou de soude qui se dissolvent très-bien dans l'eau et qu'on prescrit souvent sous cette forme.

J'admets dans cette catégorie le nitrate de potasse , l'acétate de potasse et l'acétate de soude.

NITRATE DE POTASSE

(AZOTATE DE POTASSE, SEL DE NITRE, NITRE, SALPÊTRE PURIFIÉ).

I. On a rencontré ce sel dans les cloportes, dans des plantes de la famille des borraginées, dans la pariétaire, etc. Il abonde dans les vieux platras, et généralement dans la terre des endroits bas, peu aérés et saturés de produits d'origine ani- -male : telles sont les caves de nos habitations. On peut faire des nitrières artificielles en entassant ensemble des matières terreuses et des substances azotées.

Le nitrate de potasse qui sert à l'usage médical s'obtient en dissolvant à chaud dans l'eau le sel de nitre du commerce ; on filtre bouillant et on fait cristalliser.

Ce sel est en longs cristaux prismatiques à six pans, souvent cannelés et terminés par des sommets dièdres; sa saveur est fraîche et piquante; il brûle en fusant sur les charbons ardents et est beaucoup plus soluble dans l'eau chaude que dans l'eau froide.

Le nitrate de potasse fond à une température au-dessous de la chaleur rouge ; on le coule en cet état en plaques minces, brisées ensuite en morceaux : c'est le *cristal minéral*, ou *sel de prunelle* à cause des charbons ardents (en latin, *pruna*) employés pour l'opération.

Les anciens (le Codex renouvelle cette recommandation) prescrivaient d'ajouter un peu de soufre au sel fondu. Ce pro- cédé avait son utilité à l'époque où l'art de purifier le nitre était encore imparfait : effectivement, le soufre change alors en sulfates les nitrates de chaux et de magnésie mêlés au nitrate de potasse du commerce. On séparait ensuite le sulfate de chaux par la dissolution dans l'eau dans laquelle il se précipite. On obtenait ainsi du nitrate de potasse moins impur et bien sec. Maintenant cette opération n'a plus d'objet; le sel de prunelle est tout-à-fait inutile.

II. Le nitre, à doses qui permettent la tolérance, est un diuré-

tique sédatif de l'éréthisme nervoso-circulatoire ; quand il
n'est pas toléré, il est purgatif. A haute dose, mais administré
de manière à ce qu'il soit absorbé, il provoque un état marqué
d'affaiblissement, la peau se rafraîchit et s'humecte, le pouls
se ralentit. On a observé quelquefois des urines, des sueurs
copieuses , des évacuations alvines. Cette sédation , cette
détente chez des malades en proie à une vive excitation, ont
frappé les praticiens ; et ils ont cru pouvoir utiliser thérapeutiquement ce mode d'influence exercée sur l'économie. A quantités toxiques, le nitre donne lieu à des symptômes d'irritation
et de sédation entremêlés ; c'est un poison narcotico-âcre
comme les diurétiques précédents.

III. On recherche en thérapeutique les vertus diurétiques,
tempérantes, anti-phlogistiques du sel de nitre.

C'est un diurétique qui convient dans les hydropisies actives,
pourvu qu'il soit administré de manière à ne pas augmenter
l'état de sthénie.

Comme simple excitateur de l'action des reins, il peut figurer
dans le traitement de toutes les hydropisies , dans les traitements dépuratoires et résolutifs (dartres, scrofules, engorgements viscéraux). A ce titre, il est recommandé avec raison
pour arrêter la sécrétion du lait, et pour les maladies attribuées
à un défaut d'élimination des éléments servant à constituer ce
liquide.

Le nitre est un tempérant souvent prescrit dans les maladies
à fond ou à complication sthéniques, lorsque l'éréthisme est
plus nerveux que sanguin, qu'il s'accompagne de chaleur
fébrile, d'agitation. Associé alors avec le camphre, il calme
les spasmes locaux et généraux. L'utilité de ce mélange pour
modérer les douleurs, les érections de la blennorrhagie aiguë,
est connue de tout le monde.

Depuis quelque temps, le nitre est employé comme contre-
stimulant dans les pneumonies, les catarrhes pulmonaires
aigus, les rhumatismes fébriles ; il est alors administré à haute

dose. J'ai indiqué plus haut les phénomènes de mutation affective observés alors. Parmi les travaux modernes publiés sur ce sujet, on peut consulter les ouvrages suivants : Mémoire en deux articles par M. Aran sur l'emploi du nitrate de potasse à haute dose dans le rhumatisme articulaire aigu, *in* Journal des connaissances médico-chirurgicales, février et avril 1851 ; — Notes et observations sur l'emploi du nitrate de potasse à haute dose contre le rhumatisme aigu et chronique, par le docteur Reverdit, *in* Bulletin de la société de médecine de Poitiers, N° 8, 1843 ; — Du nitre à haute dose dans le traitement des affections pulmonaires aiguës et chroniques; thèse inaugurale par M. Roüet, N° 55 ; Montpellier, 1843. Les résultats obtenus par d'autres praticiens ne sont pas aussi encourageants.

M. Briquet (1), professeur agrégé de la faculté de Paris et médecin de l'hôpital Cochin, a fait des expériences tendant à prouver la vertu anti-périodique du nitre, également administré à haute dose. Malgré les succès invoqués, je ne crois pas le nitre appelé comme fébrifuge à de hautes destinées. Les quelques cures opérées me semblent devoir être attribuées aux propriétés nervines et sédatives de ce médicament. Voir la classe des *Anti-périodiques.*

Depuis long-temps j'ai l'habitude d'employer dans les fièvres catarrhales, après que les premiers symptômes d'irritation sont calmés, une potion dont le nitrate de potasse et l'acétate d'ammoniaque sont la base. Sous l'influence de cette potion, la peau s'humecte, les urines coulent, et la résolution de la pyrexie s'accomplit plus facilement et plus promptement.

Voici la formule de cette potion :

> Nitrate de potasse........ 1 à 2 grammes.
> Acétate d'ammoniaque.... 30 grammes.
> Gomme arabique......... 16 grammes.
> Eau de tilleul....... }
> Eau de menthe...... } āā 90 grammes.
> Sirop simple............. 30 grammes.
> A prendre chaque heure par cuillerées.

---

(1) Gazette médico-chirurgicale de Paris, 24 janvier 1846.

IV. Le nitre agit simplement comme diurétique, à la dose de 25 à 50 centigrammes donnés chaque jour dans du petit-lait, dans une tisane diurétique ; celle de chiendent est ordinairement préférée.

Les vertus tempérantes du nitre exigent, pour se montrer, l'emploi de doses plus considérables, 1 à 2 grammes étendus dans une potion, une tisane. La quantité de nitrate de potasse n'a pas besoin d'être aussi élevée lorsque ce médicament est associé au camphre. Les bols camphrés et nitrés, dont on prescrit 2 à 6 par jour, contiennent chacun 10 centigrammes de nitre, autant de camphre, et suffisante quantité conserve de rose.

La dose contre-stimulante du nitre, pour les 24 heures, est très-variable, selon la susceptibilité du sujet. On commence par 2, 3 grammes qu'on élève rapidement jusqu'à 30 et même jusqu'à 50. On continue ainsi pendant quelques jours, et lorsque la sédation est arrivée, on prescrit des doses décroissantes.

M. Briquet, employant le nitre pour guérir les fièvres d'accès, conseille 4, 6, 8 grammes à consommer pendant les six premières heures de l'apyrexie.

Ces quantités de nitre sont introduites dans une tisane abondante, dans un julep gommeux ; on les a données sous forme sèche enveloppées dans du pain azyme. Les malades ont éprouvé assez souvent une chaleur, un pincement épigastriques, symptômes moins communs si le médicament a été prescrit en solution. Le malade ne doit prendre à la fois qu'une petite portion du sel, ainsi que cela se pratique toutes les fois qu'il s'agit d'un agent énergique destiné à l'absorption pour provoquer des effets d'ensemble ; ceux-ci pourraient être contrariés par des impressions trop fortes sur l'estomac.

Je dois avertir que la plupart des sujets montrent une répugnance extrême pour les boissons fortement nitrées. Il est possible que les médicaments prescrits n'aient pas toujours été ingérés, et que, dans les observations citées, on leur ait rapporté quelquefois des conséquences qui ne leur appartenaient pas.

Le nitre n'est pas employé comme purgatif ; il fait pourtant partie du sel de Guindre, mentionné à propos du sulfate de soude.

Il entre dans la formule de la poudre de Dower, de la poudre tempérante de Stahl, etc. Il sert à la préparation de quelques médicaments : carbonate de potasse, antimoine diaphorétique, etc.

ACÉTATE DE POTASSE

(TERRE FOLIÉE DE TARTRE, TERRE FOLIÉE VÉGÉTALE).

Ce sel, qu'on trouve dans la sève des végétaux, s'obtient, pour l'usage médical, en traitant par l'acide acétique une dissolution de carbonate de potasse dans l'eau distillée ; on ajoute un peu de charbon animal, on filtre, et on fait évaporer jusqu'à siccité.

L'acétate de potasse préparé de cette façon est sous forme concrète, feuilletée ou amorphe. On pourrait le faire cristalliser en aiguilles soyeuses ; mais cette opération exige un soin dont on se dispense sans inconvénients. Il a une saveur légèrement piquante ; il est très-soluble dans l'eau et déliquescent à l'air ; il est aussi soluble dans l'alcool même rectifié.

Ce sel, dont les propriétés tempérantes sont moins prononcées que celles du nitre, est surtout employé comme fondant et diurétique ; il convient dans les engorgements chroniques viscéraux siégeant dans l'abdomen, dans le carreau en particulier.

On le donne à la dose de 1 à 4 grammes et plus dans les 24 heures, dissous dans le petit-lait, dans une tisane de douce-amère, de saponaire. Quelques praticiens en mettent 30 grammes dans 500 grammes de vin blanc qu'ils prescrivent ensuite par cuillerées.

A Montpellier, on fait cesser la sécrétion du lait à l'aide d'une dissolution de 30 grammes de ce sel dans 240 grammes d'eau, à prendre deux, trois cuillerées par jour pendant une, deux semaines environ dans de l'eau sucrée, dans une tisane quelconque.

A cause de la déliquescence de l'acétate de potasse, les formules liquides sont les plus convenables.

ACÉTATE DE SOUDE (TERRE FOLIÉE MINÉRALE).

Substituez le carbonate de soude au carbonate de potasse, et opérez comme pour l'acétate de potasse.

L'acétate de soude est blanc; il cristallise en prismes rhomboïdaux, non déliquescents; sa saveur est piquante et amère; il est soluble dans l'eau, soluble dans l'alcool non rectifié.

Mêmes propriétés médicinales que le précédent; mêmes doses. Il est aujourd'hui à peu près inusité.

SEPTIÈME CLASSE. — Sudorifiques.

GÉNÉRALITÉS. — MUTATION AFFECTIVE.

La grande quantité de produits d'excrétion fournis par la transpiration cutanée autoriserait à penser, en l'absence même de toute expérience clinique, que les variations de cette fonction jouent un grand rôle comme moyen de production et de traitement des maladies. Ceci est une vérité médicale que l'évidence a rendue populaire.

Quand tout se passe normalement, la diminution des déperditions tégumenteuses est suppléée par une augmentation des urines; il y a maladie si, par suite du désordre apporté dans l'économie, des parties qu'une infirmité relative ou des prédispositions particulières rendent plus impressionnables, s'affectent consécutivement. La gravité de la maladie varie selon sa nature, sa fixité, selon les facilités que le sujet présente pour le mouvement dépuratoire rendu nécessaire par l'inertie cutanée, selon l'importance de l'organe atteint.

Le retour des transpirations peut être utile, soit en amenant une crise complète, lorsque le mal n'a pas d'autre motif que

leur suppression, soit en simplifiant la maladie quand cette
maladie a revêtu d'autres caractères provenant de l'intervention de nouvelles causes pathologiques. Le rétablissement des
transpirations normales est un pas fait vers la régularisation
des fonctions , et par conséquent un évènement toujours heureux.

Mais cette entreprise de restauration doit, comme toute
opération à but thérapeutique, être exécutée en temps opportun , c'est-à-dire à l'époque où elle sera le plus facile , où elle
présentera plus de chances d'utilité.

Dans le principe d'une maladie causée par la suppression
dont je parle, cette maladie n'a pas encore poussé de profondes
racines; alors l'indication des sudorifiques est manifeste. S'ils
produisent leurs effets, l'état pathologique n'a plus de raison
pour exister, et il avorte.

Plus tard, cette conduite serait souvent imprudente. La maladie a créé d'autres nécessités , elle s'est compliquée; il faut
qu'elle parcoure son cercle fonctionnel. Les sudorifiques ne
seront de mise qu'à la période critique; avant cette époque,
ils auraient l'inconvénient d'augmenter la surexcitation fébrile,
ou bien ils provoqueraient des sueurs symptomatiques au moins
inutiles quand elles ne dérangent pas l'ordre régulier des
mouvements synergiques.

Il faut excepter de cette règle les cas dans lesquels la réaction périphérique qui doit succéder à la concentration spasmodique, principe initial des maladies surtout aiguës, ne
s'établit pas d'une manière complète, faute d'une suffisante
expansion. Les sudorifiques poussent à la peau les éruptions
exanthématiques languissantes, ou favorisent, en imprimant
plus d'activité à l'appareil vasculaire, le développement de ce
travail moléculaire, intime, préparateur des actes résolutifs et
que les anciens appelaient *coction*.

Les sudorifiques agissent donc dans le même sens que la
fièvre : comme elle, ils font naître dans le système un mouve-

ment interne de dedans en dehors. Une fièvre modérée et réglée selon les besoins, selon les forces de l'économie, est un excellent dépurateur dans beaucoup de maladies chroniques à caractère apathique. Il n'est pas ordinairement nécessaire de provoquer une pyrexie véritable, mais presque toujours il y a indication d'activer d'une manière durable les circulations périphériques. En agissant ainsi, on a plus de chances de détourner les fluxions, de dissiper les spasmes intérieurs; de plus, les causes matérielles morbides, s'il en existe, s'évacuent par les transpirations. Les dermatoses chroniques produites et entretenues par la débilité de la peau réclament aussi les sudorifiques pour des motifs analogues.

J'avais besoin de rappeler ces faits thérapeutiques pour bien établir les mutations affectives par les sudorifiques. Ceux-ci sont des excitateurs des actions vitales centrifuges; ils augmentent la caloricité dynamique; ils rendent le pouls plus élevé, plus fréquent. Quelquefois, un peu avant la sueur, le sujet éprouve de légers frissons, des démangeaisons à la peau; celle-ci devient douce, molle, moite au toucher; les battements artériels prennent de la mollesse, de l'ampleur; le pouls est *ondulant,* pour me servir de l'expression des séméïologistes, c'est-à-dire que le mouvement semble se faire sous les doigts par ondulations; la sueur coule en même temps; les excrétions alvines sont sèches, les urines rares et jumenteuses.

Je viens de décrire une espèce d'accès de fièvre éphémère. C'est sous cette forme, en effet, que se montre la mutation affective dont je parle lorsqu'elle est aiguë et bien développée.

Tous les sudorifiques ne provoquent pas cette excitation fébrile ou fébriforme ; ils le feraient certes à la longue s'ils étaient pris en quantités suffisamment considérables ; mais il y aurait inconvénient à les donner si long-temps à d'aussi grandes doses. Quelques-uns ont le privilége d'agir promptement et vite : je les appelle sudorifiques *diffusibles.*

23

D'autres sont lents, exigent des doses assidûment répétées, et ce n'est guère qu'après saturation, pour ainsi dire, de l'économie, que l'effet évacuant se prononce. Je caractérise ces sudorifiques par l'épithète de *fixes*.

Les sudorifiques diffusibles provoquent ordinairement l'excrétion cutanée appréciable qu'on appelle *sueur*. Les autres sont particulièrement *diaphorétiques*, parce que le plus souvent ils augmentent seulement la *diaphorèse* ou transpiration insensible. Cependant il n'est pas rare de voir des sudorifiques se comporter comme des diaphorétiques, et réciproquement. D'ailleurs cette considération relative à la forme et à la quantité du produit excrété n'a qu'une valeur médiocre. Je ne trouve aucun avantage à conserver cette ancienne division.

Jadis on donnait aux sudorifiques le nom de *purgatifs du sang*. Rigoureusement, un évacuant quelconque pourrait revendiquer une semblable dénomination ; toutefois les sudorifiques la méritent plus particulièrement. Ils mettent en mouvement la masse sanguine d'une manière plus appréciable ; l'humeur qu'ils en retirent est extraite sur une large surface, et est celle qui subit l'élaboration la moins compliquée avant son excrétion.

Les diurétiques et les sudorifiques se ressemblent dans leurs effets, en ce sens qu'ils évacuent exclusivement la partie la plus fluide, la plus aqueuse du sang ; ils diffèrent pour tout le reste. Les pores cutanés expriment, pour ainsi dire, le sérum tel qu'il est dans les vaisseaux. L'urine est un produit tout-à-fait nouveau, plus complexe, et sert de véhicule à des substances fortement azotées (urée, acide urique), dont on ne trouve pas de traces dans les vaisseaux sanguins à moins de maladies particulières. Les diurétiques, ainsi que nous l'avons vu, ont besoin, pour agir, d'une espèce de sédation des mouvements circulatoires ; une température basse favorise l'exercice de leurs propriétés. Les sudorifiques ne réussissent qu'à la condition d'activer le cours du sang ; ils trouvent un auxiliaire

puissant dans une température un peu élevée. Les diurétiques
sont les évacuants froids des parties séreuses; les sudorifiques
en sont les évacuants chauds.

Parmi les phénomènes qui font partie de la mutation affective émétique, j'ai noté une détermination consécutive vers le
tégument externe, détermination dont la sueur est la conséquence. Malgré la similitude du résultat, le procédé vital n'est
pas le même que celui des sudorifiques.

Ceux-ci élèvent la température de la peau et augmentent la
vélocité des circulations. Ce sont, à beaucoup d'égards, des
excitants cutanés vasculaires.

Les émétiques diminuent la chaleur du corps, ralentissent
le pouls; ils rendent la liberté aux mouvements périphériques
en dissipant les spasmes qui les tenaient enchaînés. Ce sont des
sudorifiques anti-spasmodiques.

EFFETS THÉRAPEUTIQUES.

J'ai traité ce sujet implicitement dans ce qui précède. Je
vais en donner le résumé, en y ajoutant quelques considérations
choisies parmi les plus importantes.

Les sudorifiques sont indiqués toutes les fois qu'il y a utilité
de porter les actions vitales vers la peau. Cette propriété les
rend précieux dans le traitement des maladies catarrhales. Ces
maladies se jugent presque toujours par les sueurs : on a donc
le secours d'un mouvement naturel lorsqu'à l'époque voulue
on provoque ce genre de crise.

Les sudorifiques portent au-dehors l'effort morbide; sous ce
rapport encore leur mode d'agir est conforme à celui de la nature. Celle-ci, en effet, quand elle procède régulièrement dans le
cours d'une affection pathologique, tend à dégager les parties
intérieures en portant vers la périphérie le théâtre des opérations pathologiques. Il m'est impossible de nommer, tant elles
sont nombreuses, les maladies dans lesquelles il convient de
favoriser ou de provoquer cette direction centrifuge. Les affec-

tions aiguës de la poitrine se terminent très-fréquemment ainsi ; les pyrexies qui traînent en longueur par suite d'un défaut d'activité dans l'accomplissement de leurs périodes d'évolution, reçoivent aussi une impulsion avantageuse d'une mutation sudorifique ; les fièvres dites muqueuses sont dans ce cas.

Les maladies chroniques se résolvent avec plus de lenteur, mais de la même manière au fond que les maladies aiguës. Toutes cependant ne sont pas également susceptibles de se juger par la peau. Dans la plupart des hydropisies avancées, par exemple, cet organe est peu perméable et se prête difficilement aux transpirations ; aussi les sudorifiques se montrent-ils impuissants, ils doivent céder le pas aux purgatifs et aux diurétiques.

Les maladies chroniques dans lesquelles ils sont le plus avantageux, présentent une tendance naturelle à réaliser du côté de la peau leurs déterminations symptômatiques, la syphilis et l'affection dartreuse par exemple.

Les sudorifiques diffusibles sont prescrits pour les cas pressants et conviennent principalement dans les maladies aiguës ; les sudorifiques fixes sont choisis pour les maladies chroniques.

Lorsqu'on fait choix d'une méthode évacuante quelconque, on ne se dirige pas seulement d'après les indications tirées de l'état morbide considéré en lui-même ; il faut se demander aussi les chances de succès qu'elle présente dans l'individu. Certaines personnes transpirent aisément, ce sont celles qui se prêtent le mieux à l'action des sudorifiques et en retirent le plus de profit. Chez les femmes, chez les enfants on rencontre habituellement cette prédisposition favorable aux médicaments dont je parle. Les vieillards s'y montrent presque tous réfractaires ; il faut souvent, en ce qui les concerne, s'adresser à d'autres agents d'évacuation (diurétiques, purgatifs).

Les sudorifiques prescrits à des sujets dont le tégument, par suite de dispositions contraires provenant du tempérament, d'une maladie locale, d'un état d'éréthisme, etc., ne peut pas réaliser la mutation désirée, provoquent des excitations funestes et sont par conséquent contre-indiqués. Quand ils n'atteignent pas leur but, ou bien lorsqu'ils donnent lieu à des transpirations inopportunes, la maladie est entretenue dans sa période d'irritation (crudité des anciens). Le mouvement fébrile s'accroît outre mesure ; la peau devient sèche, âcre et brûlante ; la fièvre perd son caractère synergique, devient sympathique et fatigue le malade en pure perte. Dans les circonstances dont je parle, les sudorifiques sont des agents incendiaires. Les meilleurs moyens pour obtenir la détente cutanée et la cessation de l'éréthisme, sont les émollients, les tempérants, les calmants, la saignée, l'émétique, selon l'indication. Très-souvent l'administration de ces agents est suivie de transpirations abondantes. Il en est des sudorifiques comme de la plupart des autres évacuants : dans certains cas ils sont les moins propres à provoquer l'effet que leur nom indique. Le même résultat, je l'ai dit souvent, peut être amené par des moyens thérapeutiques très-différents ; les médicaments ne justifient leur épithète pharmacodynamique que lorsqu'ils sont donnés au milieu de conditions favorables et convenablement.

Plusieurs pratiques très-diverses ont la vertu d'augmenter les transpirations. L'exercice actif et prolongé, le séjour au lit, des vêtements chauds, l'usage de la laine sur la peau, sont des sudorifiques souvent utilisés pour prévenir ou guérir les maladies. Les bains tièdes, les bains d'eaux minérales, les bains de vapeur surtout, portent sur la peau des incitations favorables à la fonction sudorale et qu'on utilise souvent en pratique. Les bains de marc d'olive sortant du pressoir, en un mot toutes les substances qui enveloppent le corps et le maintiennent dans une atmosphère chaude, ont des propriétés analogues. Je puis ajouter les bains froids, les affusions de même nature qui agissent d'abord en sens inverse des moyens précédents, mais qui ont ensuite des conséquences analogues lorsque l'on favorise la réaction expansive subséquente. Ce sont des sudorifiques indirects.

A l'intérieur, l'eau, le vin imprégnés de matières aromatiques et pris à une température élevée, sont des sudorifiques vulgairement employés (infusion de tilleul, de thé, etc., punch, vin chaud). En général, toute substance renfermant un principe volatil a la propriété de pousser à la peau : cela vient probablement de la facilité que trouve ce principe volatil à s'éliminer par l'émonctoire cutané. Les éléments d'une nature moins mobile sont portés ordinairement vers d'autres lieux d'excrétion. Les sudorifiques, même les fixes, renferment, d'une manière plus ou moins évidente, une substance susceptible de se volatiliser : c'est une huile essentielle ou quelque chose d'analogue, au point de vue de la propriété vaporisable.

Dans les sudorifiques diffusibles, cet agent est plus libre, plus abondant, et tend à s'échapper avec plus de facilité. Les préparations que l'on en fait permettent seulement l'infusion. L'ébullition prolongée serait préjudiciable.

Avec les sudorifiques fixes, la décoction n'a pas de semblables inconvénients. Le principe est moins expansif, ou bien il est engagé dans des combinaisons telles que son évaporation résiste à une haute température.

Premier groupe. — Sudorifiques fixes.

Ce sont des racines ou des bois : leur texture serrée explique en partie pourquoi l'action prolongée de l'eau bouillante est nécessaire pour s'emparer des éléments actifs. La mutation affective s'établit d'une manière lente et modérée : c'est pour cela qu'on les préfère dans les maladies chroniques. Il est universellement constaté que leurs vertus trouvent un puissant auxiliaire dans une température atmosphérique élevée ; aussi sont-ils particulièrement efficaces pendant l'été et chez les habitants des pays chauds. Cette importante particularité ne sera pas oubliée.

Les sudorifiques fixes sont nombreux ; je me contenterai de présenter ici les plus usités : canne de Provence, aunée, salsepareille, squine, gayac, sassafras.

CANNE DE PROVENCE.

Famille des Graminées; genre Arundo.

Arundo donax.

C'est la racine qu'on emploie ; on l'appelle canne de Provence parce que jadis le produit de ce nom venait des îles par Marseille. Maintenant on se sert indifféremment de la racine de l'*arundo* indigène (roseau), végétal bien connu qui croît très-bien dans les lieux humides de l'Europe méridionale. La racine de l'*arundo phragmitis*, appelé *roseau à balais*, à cause de l'usage qu'on fait de ses pannicules, peut être sans inconvénient substituée à celle de l'*arundo donax*.

Ces racines (rhizômes) sont cylindriques, noueuses, quelquefois contournées, marquées d'un certain nombre d'anneaux circulaires ; elles sont jaunes à l'extérieur, blanchâtres au-dedans et d'une texture spongieuse. L'odeur est faiblement aromatique, la saveur à peu près nulle.

La chimie y a trouvé un peu de sucre, dont les traces sont plus évidentes quand la racine est récente ; elle y a aussi découvert un principe résineux et aromatique rappelant la vanille pour la saveur et l'odeur. M. Chevalier a obtenu des quantités suffisantes de ce principe pour pouvoir en aromatiser des pastilles.

Les propriétés physiques et chimiques de la racine de canne annoncent une substance presque inerte. L'expérience clinique confirme la justesse de ces présomptions. Long-temps pourtant ce médicament a été fort estimé en pharmacologie ; il passe auprès du vulgaire pour être un bon anti-laiteux agissant comme sudorifique. C'est aussi comme tel qu'il a été proposé, sans motifs plausibles, pour remplacer la salsepareille.

Les doses sont 50, 60 grammes pour 1000 grammes d'eau,

que l'on fait réduire à 500 par l'ébullition. Quelquefois, pour la médication anti-laiteuse, on fait dissoudre dans cette tisane du sulfate de potasse, lequel est alors, sans contredit, la substance essentiellement agissante.

AUNÉE ou ENULA CAMPANA.

Famille des SYNANTHÉRÉES, tribu des CORYMBIFÈRES, genre INULA.

Inula helenium.

Cette plante croît naturellement dans les lieux gras, ombragés, et atteint la hauteur de 1 mètre à 1^m,624 (4 à 5 pieds). La tige est droite, velue et rameuse au sommet. Les feuilles radicales sont grandes, ovales, pointues, molles et cotonneuses ; les caulinaires plus petites. Les fleurs sont solitaires, radiées et d'une couleur jaune. Le fruit est un akène pourvu d'une aigrette.

La racine, partie usitée, se recueille en automne, après deux ou trois années de végétation ; elle est grosse, charnue, d'un jaune brun en dehors, blanchâtre au-dedans. Son odeur est agréable et assez prononcée ; sa saveur est amère.

L'analyse de la racine d'aunée a offert, entre autres principes importants, un extrait amer, une huile volatile (hélénine) concrète qu'on a comparée au camphre. Je nomme aussi l'inuline, substance rappelant l'amidon, bien qu'elle en diffère chimiquement sous beaucoup de rapports.

L'aunée, quoique à peu près délaissée depuis quelque temps, n'est pas, il s'en faut, une substance sans vertu ; elle est positivement sudorifique. Son action est douce, son emploi commode. On l'a conseillée pour les vieux catarrhes pulmonaires, pour les asthmes humides, les catarrhes de la vessie, les dartres, et toutes les fois qu'il y a indication d'activer les fonctions cutanées d'une manière soutenue. J. Frank recommande l'aunée comme le meilleur sudorifique à employer contre les accidents de la mercurialisation.

Cette racine jouit, en outre, de vertus toniques légères, mais incontestables.

On fait un grand nombre de préparations avec l'aunée.

La poudre s'administre à la dose de 50 centigrammes à 8 grammes par jour, en suspension dans un véhicule approprié, ou bien en bols, en pilules.

On trouve dans les officines une conserve d'aunée (poudre d'aunée, sucre et eau) qui se donne de la même manière, à doses analogues. Cette conserve est assez souvent mise à contribution comme excipient des bols, des pilules.

L'aunée traitée par l'eau demande l'infusion, ou tout au plus une très-légère ébullition. Les proportions sont 15, 50 grammes pour 500, 1000 grammes de véhicule. Quelques praticiens attribuent aux lotions faites avec cet hydrolé la vertu de modérer le prurit des dartres.

L'extrait d'aunée s'obtient par l'eau; il est peu usité. On en donne de 1 à 4 grammes.

Le vin d'aunée est tonique et se prend par cuillerées.

La teinture, jusqu'à présent, n'a servi qu'à préparer extemporanément le vin d'aunée.

Il y a une eau distillée d'aunée; on ne s'en sert guère, et elle se formule aux mêmes doses que les autres eaux distillées, comme auxiliaire ou excipient.

SALSEPAREILLE.

Famille des SMILACÉES; genre SMILAX.

La salsepareille, la squine, le gayac, le sassafras, sont désignés collectivement sous le nom de *quatre bois sudorifiques*.

La salsepareille et la squine sont fournies par des végétaux de la même famille.

I. Plusieurs espèces de smilacées contribuent probablement à fournir la salsepareille du commerce. On a signalé le *smilax sarsaparilla*, le *smilax officinalis*, le *smilax syphilitica*, sur lequel il existe encore beaucoup d'incertitudes. Le *smilax aspera*, qui croît en Europe, a été proposé; mais cette tentative n'a pas eu de suites.

La salsepareille vient de l'Amérique méridionale, surtout du Brésil, du Mexique, du Pérou. Il serait trop long de décrire les espèces végétales auxquelles nous devons ce médicament : je dirai seulement que les smilax sont des plantes sarmenteuses, grimpantes, garnies presque toujours d'épines aux feuilles et aux tiges ; les fleurs sont petites, disposées en grappes ou en cimes ; les fruits sont de petites baies globuleuses et pisiformes.

Les droguistes distinguent, d'après la couleur, deux sortes de salsepareilles, les rouges et les grises : les premières sont amères, aromatiques ; le principe amylacé domine davantage dans les secondes. La salsepareille dite *de la Jamaïque* est le type des rouges ; la salsepareille *Caraque* joue un semblable rôle par rapport aux grises.

La salsepareille de la Jamaïque est la meilleure ; à cause de sa cherté, elle est très-peu demandée en France. La Caraque est la moins bonne de toutes les salsepareilles exotiques.

Voici les caractères de celle que le commerce nous fournit : racines pliantes, de la grosseur d'une plume à écrire, gris-rougeâtres, striées, ridées, peu ou point de filaments, épiderme mince. A l'intérieur, la salsepareille offre une partie corticale assez épaisse, et au centre un méditullium blanc, entouré souvent d'une raie rose. L'odeur est nulle ; la saveur mucilagineuse, légèrement amère. La bonne salsepareille est lourde, bien nourrie, et ne doit pas être trop sèche. Il est bon de ne la couper qu'au fur et à mesure des besoins.

Les chimistes ne sont pas d'accord sur la composition de la salsepareille, et surtout sur la nature de son principe actif. On a signalé une huile volatile, une résine, une matière âcre, cristallisable (*salséparine de Thubœuf*), qui paraît être la même substance que celles dont on avait déjà parlé sous le nom de *smilacine, parigline, acide parillinique*. L'existence de l'amidon dans la salsepareille est incontestable.

On a voulu apprécier la valeur des salsepareilles à l'aide d'expériences pharmaceutiques faciles à exécuter.

On s'est assuré que le principe amer existait particulièrement à la surface de la racine, et que le principe féculent se trouvait au centre. Le médicament a été traité par l'eau, par l'alcool, et on a pensé avec raison que la salsepareille qui fournirait la plus grande quantité d'extrait serait la meilleure. Classées à ce point de vue, les salsepareilles sont rangées dans l'ordre suivant : 1° Jamaïque ; 2° Mexique ou de Honduras, la plus usitée parmi nous ; 3° Véra-Crux ; 4° Brésil ; 5° Caraque, presque entièrement féculente et la moins bonne, ainsi que je l'ai déjà dit.

Jadis les salsepareilles étaient d'autant plus estimées qu'on les trouvait plus amylacées : la Caraque, pour ce motif, a joui quelque temps d'une vogue imméritée. La conséquence d'une pareille manière de voir était qu'il fallait traiter le médicament par de longues décoctions. Ce *modus faciendi*, quoique établi primitivement sur une erreur, a été adopté et est généralement conservé. Aujourd'hui que les espèces amères, aromatiques, sont recherchées, on professe que le principe actif est facilement soluble dans l'eau ; et, comme on lui attribue des propriétés volatiles, on recommande une simple macération dans ce liquide froid, ou simplement la digestion au bain-marie. Quelques-uns permettent tout au plus une demi-heure de décocté.

Que penser de ce précepte nouveau et en opposition avec des habitudes suivies depuis long-temps ? Ceci soulève une question importante, dont la solution intéresse vivement la pratique médicale et qu'il convient d'examiner.

Je fais remarquer, en premier lieu, que l'innovation n'a pas été sollicitée par la thérapeutique. Les médecins étaient fort satisfaits de la salsepareille en décocté, et n'éprouvaient nullement le besoin de changer de procédé ; ce sont des pharmaciens qui, raisonnant d'après les inspirations de leur science, ont pensé qu'il y avait là une amélioration à proposer. Je ne sais si les médecins qui l'ont adoptée obtiennent de

meilleurs effets que par le passé ; toutefois je puis affirmer
que l'immense majorité n'a pas renoncé aux longues ébullitions. Pour mon compte, je me fais de la salsepareille une
idée un peu différente de celle que l'on veut actuellement
propager, et je l'appuie, pour la soutenir, sur la clinique et
même sur la chimie.

Y a-t-il dans ce médicament des matières qu'une chaleur
élevée et long-temps appliquée détruit ou fait disparaître ?
Cela est possible. La salsepareille ainsi traitée reste-t-elle
privée de son principe sudorifique ? Je ne puis l'admettre.
Une longue expérience est là pour justifier mon refus d'adhésion.

D'un autre côté, je suis convaincu que le principe amylacé
est nécessaire pour le développement complet des effets de
la salsepareille. Il y a, selon moi, inconvénient à se priver du
concours de ce principe.

La salsepareille est employée, il ne faut pas l'oublier, dans
le traitement des maladies chroniques ; il y a souvent alors
indication d'introduire dans le corps une substance altérante,
nutritive, récorporative. De cette façon, la fécule de la salsepareille me paraît avoir une utilité incontestable. Je tiens donc
pour les longues ébullitions ; les tisanes de salsepareille concentrées par ce procédé me paraissent les plus efficaces.

Toutefois je fais quelques concessions aux idées nouvelles.
Celles-ci, dans quelques points, me semblent sans inconvénient
et ont même des avantages : ainsi, pour la confection du sirop,
on serait gêné par la grande quantité d'amidon obtenue à l'aide
de fortes décoctions. Il vaut mieux se contenter de la digestion
au bain-marie. Le sirop ainsi préparé représente la vertu
essentiellement sudorifique de la salsepareille ; il est d'ailleurs
plus agréable au goût et à l'œil, et d'une conservation plus
aisée.

Un ancien usage, conservé encore par quelques vieux praticiens, consistait à laver préalablement la racine avant de la

soumettre à la décoction : il est très-possible qu'une partie des principes solubles disparaisse dans ce lavage. Cette pratique, qui a du reste peu de partisans, doit être entièrement abandonnée.

Enfin, je crois utile, pour la confection des tisanes, de traiter d'abord la salsepareille par l'infusion pendant quelques heures, et d'opérer ensuite la réduction à l'aide d'une ébullition prolongée, mais légère et faite à un feu très-doux.

Les préparations alcooliques de la salsepareille sont principalement sudorifiques. La chimie et l'expérience clinique s'accordent sur ce point.

II. La discussion à laquelle je viens de me livrer a préparé les voies à l'exposition des mutations affectives dues à la salsepareille. Ce médicament est un sudorifique, mais un sudorifique médiocrement excitant, lent et doux ; le plus souvent il provoque une simple diaphorèse. Il n'est pas très-rare cependant d'observer chez les personnes qui en prennent long-temps et de grandes quantités, des sueurs fort apparentes, quelquefois visqueuses et colorées. Ces sueurs apparaissent ordinairement le matin pendant le séjour au lit.

La salsepareille est de plus un analeptique, c'est-à-dire qu'elle présente aux forces digestives une substance se prêtant aisément à l'assimilation. La réunion de ces deux qualités me paraît caractériser le mode d'action de ce médicament. J'ai dit tout à l'heure qu'on pouvait retirer une partie du principe sudorifique en s'emparant de ce qui est le plus facilement soluble ; mais je répète à dessein que les ébullitions longues à un feu doux fournissent un médicament dont la propriété sudorifique, conservée encore à un haut degré, s'unit à une propriété analeptique qui n'est pas à dédaigner.

III. Dans plusieurs maladies chroniques, cette double vertu est fort utile. La salsepareille, qui dépure en augmentant la sécrétion cutanée et restaure en fournissant un aliment convenable, convient dans les rhumatismes et les gouttes chroniques, dans les affections dartreuses invétérées. Mais c'est pour

la syphilis constitutionnelle qu'elle est surtout prescrite. Dans
les pays chauds elle suffit seule à la guérison ; dans nos climats
tempérés elle est un auxiliaire, mais un auxiliaire précieux.
De plus, elle prévient les fâcheux effets du mercure, et est un
moyen fort efficace lorsque l'abus de ce métal ou de ses préparations a saturé vicieusement l'organisme, fatigué le sujet et
amené des accidents. Alors, plus que jamais, il est permis d'expliquer l'utilité de la salsepareille par ses propriétés dépuran-
tes et analeptiques.

IV. Voici maintenant l'exposé des préparations de ce médicament.

La poudre de salsepareille, donnée en nature, est inusitée.
Depuis quelque temps on fait des efforts pour la mettre en
vogue sous le nom de *tisane sèche*, proposition qui du reste
n'est pas nouvelle. La dose serait de 2 à 4 grammes suspendus
dans un véhicule approprié et que l'on peut répéter 2 à 4 fois
dans la journée. Ma confiance dans ce genre de médicamentation est médiocre ; je crois que la salsepareille gagne en efficacité lorsque ses principes utiles sont dissous.

La tisane est la préparation le plus souvent employée. Elle
est analeptique après de longues ébullitions ; elle cesse de l'être
quand on s'est contenté de la macération, de la digestion ou de
l'infusion. En usant de l'un de ces trois derniers modes, on a simplement des boissons sudorifiques, parmi lesquelles l'infusion
pendant 4 ou 5 heures est sans contredit la meilleure. Voici, du
reste, le procédé que je conseille : versez dans 1000 grammes
d'eau bouillante 50, 60 grammes de racine fendue, contuse et
non lavée ; laissez infuser pendant quelques heures, puis appro-
chez du feu et faites bouillir modérément jusqu'à réduction de
moitié. La quantité de tisane ainsi obtenue sera consommée
dans les 24 heures.

Il y a deux sirops de salsepareille : l'un est fait avec le produit de la digestion au bain-marie ; l'autre est préparé avec
l'extrait de salsepareille obtenu par l'alcool. Ce second sirop

est probablement plus actif que l'autre, mais il est moins agréable à prendre. Ces sirops sont prescrits à la dose de 50 à 60 grammes, et l'on s'en sert pour édulcorer la tisane ou toute autre boisson sudorifique.

Les extraits de salsepareille sont très-peu employés. L'alcoolique est, dit-on, meilleur que l'aqueux : doses, 4 à 8 grammes en bols ou en pilules.

La teinture est également inusitée. On peut en faire une tisane sudorifique extemporanée, en mettant 4 à 10 grammes dans un litre d'eau édulcorée.

Le vin de salsepareille est la dissolution de l'extrait alcoolique dans un vin généreux. Il se prend seul ou étendu, à cuillerées répétées 2, 3, 4 fois par jour.

Une préparation très-vantée aujourd'hui sous le nom d'*essence concentrée de salsepareille*, est le produit de la dissolution dans un vin de liqueur d'un extrait alcoolique fait avec la salsepareille, la squine, la réglisse, le gayac, le sassafras. La quantité de salsepareille est quadruple de celle de chacune des autres substances. L'essence concentrée de salsepareille est administrée comme le vin. Ces préparations sont surtout sudorifiques.

Il en existe une foule d'autres dont la salseparcille est la base et qui sont avec raison recommandées. Les meilleures sont : le sirop de Cuisinier ancien ou réformé, les tisanes de Feltz, de Vigarous, le décocté de Zittman, etc. Les formulaires indiquent la composition de ces médicaments.

Les traitements par la salsepareille doivent être de longue durée. En général, les médecins prescrivent des doses trop minimes; il n'y a aucun inconvénient à les porter un peu haut. En s'aidant des bains, de la chaleur, d'un régime approprié, etc., on est certain d'obtenir des mutations profondes et durables qui, bien dirigées, sont susceptibles de rendre de grands services, comme auxiliaire ou moyen principal, dans les maladies constitutionnelles dont il a été question dans le présent article.

SQUINE.

Même famille, même genre que la SALSEPAREILLE.

Smilax china.

La squine est la racine d'un arbuste sarmenteux qui croît en Chine et dans l'Amérique méridionale.

Ce médicament est sous forme de morceaux de volume variable, gris-rougeâtres au-dehors, d'un blanc rose ou brun à l'intérieur. La squine est inodore et à peu près insipide.

C'est plutôt l'usage qu'une vertu réelle qui a placé la squine parmi les sudorifiques. L'amidon abonde dans cette racine et domine incontestablement tout le reste; elle est un analeptique, et selon moi, pas autre chose. On assure qu'on la prescrit en Turquie comme un moyen propre à donner de l'embonpoint.

La squine est donc le succédané des salsepareilles grises ou simplement féculentes. On l'associe pourtant fréquemment avec celles qui sont de bonne qualité, dont elle augmente alors la qualité récorporative. C'est là le seul mérite de la squine, à moins qu'on n'y ajoute celui de venir d'un pays lointain; ce qui, aux yeux de certaines personnes, suffit pour donner à une substance une valeur pharmacologique.

Les doses de la squine sont de 50 à 60 grammes dans 1000 grammes d'eau à réduire jusqu'à moitié par l'ébullition.

GAYAC.

Famille des RUTACÉES, maintenant ZYGOPHYLLÉES, genre GUAYACUM.

Guayacum officinale.

I. Le gayac est un arbre de haute stature que l'on trouve dans les îles et le continent de l'Amérique méridionale.

Les feuilles sont opposées, paripinnées, composées de 2 à 5 paires de folioles ovales et sessiles. Les fleurs sont bleues et ombellées; le fruit est une capsule cordiforme à 2 ou 5 loges.

C'est le bois du tronc qu'on emploie en médecine; il se trouve dans le commerce en grosses bûches ou en copeaux.

Ce bois est très-dur, pesant, compacte et recouvert d'une écorce grisâtre; l'aubier est jaunâtre, le cœur brun-verdâtre. Toutes ces parties exhalent une odeur aromatique assez prononcée, quand elles sont frottées ou divisées en petits morceaux; leur saveur est résineuse et amère. Dans le bois pris à un arbre vieux, on aperçoit çà et là des efflorescences brillantes que M. Guibourt considère comme des cristaux d'acide benzoïque.

La composition chimique du gayac diffère beaucoup de celle de la salsepareille et révèle un médicament tout autre. Il n'y a point de fécule; le principe actif est fixe, résineux et très-odorant.

On a trouvé dans ce bois de la gayacine (substance qui ressemble aux résines par ses propriétés), une résine particulière abondante, de l'acide gayacique, une matière d'odeur de vanille, etc.

Les matières résineuses sont si abondantes qu'elles s'échappent du végétal vivant spontanément ou à l'aide d'incisions, et forment alors un produit naturel connu sous le nom de *résine de gayac.* Cette résine est dans le commerce en masses mêlées de débris, d'un brun qui verdit au contact de l'air, friables, brillantes dans leur cassure, ayant une odeur rappelant celle du benjoin, d'une saveur faible d'abord et devenant ensuite âcre et très-désagréable. La résine de gayac se dissout dans l'alcool et se suspend seulement dans l'eau. Il est très-probable qu'une partie de la résine fournie par les droguistes est un produit artificiel, un extrait alcoolique.

Les préparations aqueuses du gayac sont plus souvent prescrites que les autres, et méritent confiance; il faut donc croire que l'eau peut s'emparer d'une suffisante portion de ses éléments essentiels (résine, gayacine); mais à cause de la structure serrée de ce bois, et pour favoriser la division des particules résineuses, des ébullitions prolongées sont nécessaires : la nature fixe de ces éléments empêche leur évaporation.

24

II. Le gayac est incontestablement un sudorifique, mais un sudorifique plus chaud, plus excitant que la salsepareille. Quand on l'administre en grande quantité, on provoque dans le corps vivant une fébricule, laquelle, étant maintenue et réglée convenablement, est susceptible de guérir certaines maladies chroniques.

La résine de gayac a des propriétés analogues plus énergiques.

III. On a essayé d'abord le gayac contre la syphilis ; les succès qu'on obtint assurèrent bientôt à ce médicament une grande réputation. Mais on vit bientôt que ces succès n'étaient nombreux et durables que dans les pays chauds ; dès-lors les noms de *bois saint, bois de vie*, dont l'enthousiasme avait doté cette substance, parurent fort exagérés. Dans nos climats, un traitement par le gayac seul serait insuffisant, ou bien il exigerait des doses et des précautions telles que, par son incommodité, il se montrerait inférieur aux traitements anti-syphilitiques ordinaires.

Le gayac est parmi nous un bon auxiliaire des spécifiques (mercure, or). Il agit dans le même sens que la salsepareille, quoique par des procédés notablement différents. La salsepareille, plus lente, plus douce dans son action et en même temps récorporative, convient à la majorité des malades, surtout à ceux qui sont en même temps irritables et affaiblis. Le gayac, plus pénétrant, plus agressif, doit être administré d'une main plus prudente ; les sujets impressionnables ne le tolèrent pas pendant long-temps à haute dose ; il est particulièrement approprié aux tempéraments lourds et apathiques.

Ces qualités du gayac qui le placent sur la limite des sudorifiques fixes et des sudorifiques diffusibles, permettent d'obtenir par son secours des mutations promptes et profondes dont on a profité pour le traitement du rhumatisme et de la goutte. Barthez et beaucoup de médecins avec lui le regardent comme spécifique de ces maladies. Le docteur Aillé assure avoir guéri des rhumatismes en portant la quantité de gayac, pour la confection de la tisane, jusqu'à 200 et même 500 grammes. En s'y prenant ainsi, on doit nécessairement impressionner vivement le système, et l'on s'expose à nuire quand le but est dépassé.

La résine devrait être préférée lorsqu'on veut provoquer une prompte perturbation. Elle est, en effet, un sudorifique diffusible et fort excitant, susceptible de décomposer, en poussant au-dehors, les fluxions intérieures de la goutte et du rhumatisme déviées de leur siége naturel. L'indication est pressante ; la résine de gayac peut la remplir, à la condition qu'elle ne déterminera pas une excitation trop grande, laquelle aggraverait les accidents au lieu de les dissiper.

IV. La tisane de bois de gayac est de toutes les préparations celle qu'on prescrit le plus souvent. Avant de soumettre le médicament à l'action de l'eau ; il faut le réduire à l'état de poudre grossière, ce que l'on fait à l'aide de la râpe, la dureté du bois s'opposant à tout autre mode de division. Assez souvent on associe le gayac à la salsepareille : 15 grammes de chacun pour 1000 grammes d'eau, qu'on réduit à moitié par l'ébullition font une tisane sudorifique assez légère. En doublant cette quantité, la tisane pousse davantage vers la peau, mais est plus excitante. Si l'on désire des effets plus énergiques, la dose sera encore plus considérable. L'extrait aqueux est peu usité, 2 à 4 grammes.

La teinture de gayac s'administre rarement à l'intérieur, on le donne à gouttes jusqu'à 4 grammes dans un véhicule approprié. Cette teinture étendue avec l'eau a la propriété de raffermir les gencives, et est fréquemment conseillée comme dentifrice. L'extrait alcoolique est sans utilité ; il est suffisamment remplacé par la résine.

La résine de gayac se donne à centigrammes jusqu'à 1 gramme, 1 gramme et demi en pilules, ou suspendue dans l'eau à l'aide de la gomme, d'un jaune d'œuf.

Le remède des Caraïbes, si préconisé contre la goutte, est

une dissolution de résine de gayac dans le tafia. Les doses indiquées sont une à deux cuillerées à bouche.

SASSAFRAS.

Famille des LAURINÉES; genre LAURUS.

Laurus sassafras.

L'arbre qui donne le sassafras est originaire de l'Amérique septentrionale, de la Virginie, de la Caroline. Il réussit en France; mais les produits y sont dénués de propriétés médicamenteuses. Cet arbre est d'une haute stature, à feuilles alternes, caduques, à fleurs dioïques, jaunâtres, en petites pannicules. Le fruit est une drupe pisiforme.

Les parties usitées sont le bois et la racine.

Ce sont des bûches à écorce épaisse d'un brun rougeâtre, garnies d'un épiderme jaunâtre; l'intérieur ligneux est poreux, léger, d'une couleur jaune aussi. Ce médicament exhale une odeur aromatique, et a une saveur chaude, piquante. L'écorce plus odorante que le bois est préférable.

Le sassafras doit principalement sa vertu à une huile essentielle dont la disparition, qui est facile, laisserait la substance tout-à-fait inerte; aussi doit-on se contenter de l'infusion, ou d'une courte ébullition.

Le sassafras est, comme le gayac, un sudorifique relativement chaud si on le compare aux autres sudorifiques fixes; ils sont souvent associés comme agissant dans le même sens. Toutefois les praticiens ont plus de confiance dans les vertus du gayac.

La tisane de sassafras, la seule préparation habituellement prescrite, est rarement employée seule; elle se formule avec 15, 50 grammes de ce médicament pour 500 grammes d'eau bouillante. Le plus souvent le sassafras est l'adjuvant de la salsepareille, du gayac. Il faut l'introduire dans l'eau, seulement à la fin de l'ébullition, laquelle, on s'en souvient, est nécessaire aux deux autres substances.

Pour l'usage pharmaceutique, le sassafras doit être grossièrement concassé, ou réduit en copeaux.

L'alcoolat de sassafras (produit de la distillation de l'alcool
dans lequel le sassafras a macéré) pourrait être donné à la dose
de 2 à 4 grammes, dans une potion ou une tisane sudorifique.

Il existe aussi une eau distillée qui tiendrait lieu d'auxiliaire dans les formules du même genre.

On l'a vu, les quatre bois sudorifiques n'ont pas un mode
d'action semblable. La salsepareille est un sudorifique doux et
féculent ; la squine la suit de loin, ou plutôt ne lui ressemble
que par cette dernière qualité. Le gayac est un sudorifique
chaud, et de plus il est susceptible de provoquer des mutations
métasyncritiques au moyen desquelles il s'est montré avantageux dans les maladies rhumatismales et goutteuses. Le sassafras est la doublure du gayac, comme la squine l'est par
rapport à la salsepareille ; il n'est que sudorifique.

Deuxième groupe. — Sudorifiques diffusibles.

Toutes les substances constituées par un principe volatil,
éther, ammoniaque et leurs préparations, sont des sudorifiques
diffusibles ; j'en dis autant des parties de végétaux qui contiennent beaucoup d'huile essentielle et sont fournies par les
plantes dites aromatiques, parmi lesquelles les labiées jouent
un rôle important. Ces médicaments se recommandant davantage par d'autres propriétés, leur histoire sera donnée ailleurs ;
il ne sera question en ce moment que de ceux dont l'emploi
sudorifique est consacré par l'usage. J'avertis que l'épithète
diffusible n'emporte pas avec elle l'idée d'une action énergique,
mais bien celle d'une action prompte et fugace. Qu'on ne s'at-
tende donc pas à trouver une grande vertu dans tous les sudorifiques dont je vais parler, et qui sont l'œillet rouge, les
fleurs de sureau, l'acétate d'ammoniaque, la poudre de Dower.

La chaleur tend à faire disparaître le principe actif de ces substances ; l'ébullition sera donc évitée dans les préparations dont elles sont l'objet.

OEILLET ROUGE.

Famille des CARYOPHILLÉES ; genre DIANTHUS.

Dianthus caryophillus.

Cette plante est très-commune dans nos jardins ; la culture lui a fait subir de nombreuses métamorphoses ; l'œillet rouge est fourni par une variété.

C'est une fleur d'un rouge foncé, portant vulgairement le nom d'*œillet à ratafia ;* il passe pour avoir des vertus excitantes et sudorifiques. Je parle de ce médicament, à cause du sirop dont il est la base et qui se prescrit souvent (50 à 60 gram.) comme moyen édulcorant et faible auxiliaire dans les potions toniques et sudorifiques. Rarement on donne l'œillet rouge sous forme de tisane. La dose serait d'une pincée pour une tasse d'infusion.

FLEURS DE SUREAU.

Famille des CAPRIFOLIACÉES ; genre SAMBUCUS.

Sambucus nigra.

J'ai déjà parlé des propriétés purgatives de la seconde écorce de ce végétal, et je n'y reviendrai plus. Il sera question ici des fleurs, et par occasion je dirai un mot des baies.

Les fleurs sont blanches, disposées en cime, d'une odeur forte. Les fruits petits, charnus, pisiformes, d'abord rouges et puis noirâtres, sont très-peu odorants et d'une saveur acide.

Les fleurs jaunissent par la dessiccation ; leur odeur alors moins prononcée devient agréable ; leur saveur est amère et ingrate ; elles contiennent une huile aromatique et probablement d'autres principes qui ne sont pas encore bien définis. On a parlé du tannin, du soufre ; la présence de ces matières n'est pas démontrée.

Les fleurs de sureau sont estimées le meilleur sudorifique in-

digène et fort souvent employées en cette qualité. Leur usage
est populaire dans les maladies catarrhales ; on peut en prendre toutes les fois qu'il y a indication de porter promptement
du côté de la peau. La dose est une pincée pour une tasse,
3, 4 pincées pour 500 grammes d'eau bouillante. L'infusion de
sureau est d'une saveur peu agréable.

Cette infusion est susceptible de provoquer une douce excitation sur les muqueuses malades où elle est appliquée, aussi
est-elle légèrement détersive ; on l'utilise en collyres pour
les ophthalmies catarrhales. Les fleurs faiblement cuites dans
l'eau, aiguisées avec un peu d'alcool, ou bien mises en contact
avec le vin bouillant, acquièrent des vertus résolutives plus
prononcées : on peut les prescrire ainsi pour les tumeurs, les
engorgements sub-inflammatoires. Quelques praticiens les recommandent contre les enflures œdémateuses.

L'eau distillée de sureau entre comme auxiliaire dans les
potions excitantes, sudorifiques ; elle fait également partie des
collyres résolutifs.

Le vinaigre de sureau (oxymel de sureau) se prépare avec
1 partie de fleurs et 12 de vinaigre ; on le prend comme diaphorétique (2 à 4 grammes) étendu dans une boisson chaude.
Ce vinaigre appliqué à l'extérieur est un bon résolutif.

Les baies de sureau (*grana actes* des anciens) contiennent
des acides malique, citrique, du sucre, de la gomme et une
matière colorante d'un rouge violet. Le suc de ces baies exprimé et évaporé donne une conserve ou extrait très-connu
sous le nom de *rob de sureau* : ce rob passe pour être sudorifique, il est un peu laxatif, mais à doses élevées. La propriété sudorifique de ce médicament ne me semble pas bien
prouvée ; il a d'ailleurs un mauvais goût. Pour ces motifs, je
ne pense pas qu'il mérite la réputation qu'on lui a faite. Les
anciens le prescrivaient avec confiance comme anti-spasmodique et diaphorétique dans les exanthèmes et même dans les
fièvres malignes, à la dose de 5, 10, 15 grammes. Il n'y a

aucun inconvénient à le choisir comme excipient de substances douées de vertus plus prononcées.

ACÉTATE D'AMMONIAQUE (ESPRIT DE MINDÉRÉRUS).

I. L'acétate d'ammoniaque à l'état concret est un sel blanc, inodore, d'une saveur âcre et fraîche ; il cristallise en longues aiguilles ; en cet état il n'est pas usité.

Il s'emploie toujours sous forme liquide.

Pour l'obtenir ainsi, on sature, à une douce chaleur, de l'acide acétique par du carbonate d'ammoniaque, jusqu'à ce qu'on reconnaisse par l'odorat qu'il y a un léger excès de ce dernier. On filtre et on conserve dans des flacons bien bouchés.

C'est un liquide incolore, transparent, marquant 5° à l'aréomètre, d'une odeur mixte de vinaigre et d'ammoniaque, d'une saveur d'abord piquante, puis fraîche et comme sucrée.

Le véritable esprit de Mindérérus était jadis préparé avec du carbonate d'ammoniaque, produit de la distillation de la corne de cerf. Ce carbonate ajoutait peut-être quelque chose aux vertus du médicament, par la petite quantité d'huile empyreumatique qu'il contient ; néanmoins cette formule est tout-à-fait mise de côté.

II. L'acétate d'ammoniaque a toutes les propriétés d'un excitant sudorifique ; ses effets sont prompts et de peu de durée. Le système est ému vivement, mais l'émotion s'apaise vite et laisse à peine quelques traces. Ce mode d'agir, qui rappelle celui de l'éther, rend l'acétate d'ammoniaque antispasmodique à la façon de ce dernier médicament.

III. Comme tel et en même temps comme sudorifique, il convient dans les affections catarrhales aiguës, maladies dans lesquelles l'indication de rompre des spasmes existe si souvent avec celle de pousser à la peau. C'est par cette double propriété que l'acétate d'ammoniaque devient apte à favoriser la sortie des exanthèmes. Un spasme intérieur rend-il la respiration difficile, s'oppose-t-il à l'expectoration, à la sécrétion rénale, l'acétate d'ammoniaque, associé avec les expectorants dans le premier cas, avec les diurétiques dans le second, aide à l'accomplissement de ces fonctions.

Les qualités sudorifique et anti-spasmodique du médicament dont je parle le rendent d'un emploi avantageux dans les maladies où les forces sensitive et motrice s'exercent irrégulièrement par suite d'un affaiblissement radical : telles sont les affections typhoïdes, les fièvres ataxiques, etc.

L'acétate d'ammoniaque tend à réveiller le système vivant engourdi ; il dégage les organes intérieurs en donnant plus d'activité aux actions périphériques : il place ainsi le malade dans des conditions meilleures pour la réalisation d'autres médications, et prépare les voies à de nouveaux médicaments. Les toniques, les excitants, les anti-spasmodiques sont mieux sentis dans les fièvres graves, et plus efficaces lorsqu'ils sont précédés par l'acétate d'ammoniaque ou associés avec lui. En conséquence, on l'unit fréquemment au quinquina, au camphre, à la cannelle, etc.

Enfin, l'acétate d'ammoniaque jouirait comme l'ammoniaque, d'après quelques médecins, de la propriété de dissiper l'ivresse.

IV. Les doses, dans ce dernier cas, sont de 10 à 50 gouttes dans de l'eau sucrée.

Elles doivent s'élever à 8, 15, 50 grammes dans une potion, lorsqu'on recherche des effets expansifs, anti-spasmodiques, expectorants. La mutation affective serait décidément excitante si on portait cette dose jusqu'à 60 grammes.

On peut faire avec l'acétate d'ammoniaque des lotions, des injections résolutives : par exemple, 60 à 120 grammes pour 500 grammes d'eau.

L'ammoniaque et ses préparations, surtout l'eau de Luce, le carbonate, sont également des sudorifiques, mais bien moins employés comme tels : j'en ai déjà parlé à propos des vésicants.

POUDRE DE DOWER.

Poudre d'opium et d'ipécacuanha composée.

Plusieurs médicaments composés sont doués de propriétés sudorifiques. Long-temps on a préconisé des électuaires maintenant oubliés : orviétan, opiat de Salomon, confection alkermès, etc. La thériaque est restée ; elle a des vertus expansives et diaphorétiques qui ne sont pas à dédaigner, ainsi que nous le verrons plus tard. Mais, de toutes les préparations sudorifiques officinales, la meilleure et la plus usitée est sans contredit la poudre de Dower.

La formule primitive, indiquée par le médecin qui lui a donné son nom, a subi plusieurs modifications. Les pharmacopées étrangères donnent des procédés de préparation qui ne sont pas tout-à-fait les nôtres. Voici le *modus faciendi* généralement adopté en France et consacré par le Codex :

Sulfate de potasse..................	4
Nitrate de potasse..................	4
Extrait d'opium....................	1
Ipécacuanha pulvérisé.............	1
Réglisse pulvérisée................	1

On prend l'extrait d'opium le plus sec possible, on le pile dans un mortier avec les deux sels, on fait sécher à l'étuve, on pulvérise, et on ajoute les poudres d'ipécacuanha et de réglisse.

La poudre de Dower a une vertu sudorifique, dont aucun de ses constituants ne peut donner la raison ; c'est de plus un excellent calmant.

En cette double qualité, elle est parfaitement indiquée, et est susceptible de rendre de bons services toutes les fois qu'il y a éréthisme nerveux, et en même temps utilité de provoquer la diaphorèse. Ceci se rencontre fréquemment dans les fièvres catarrhales et les rhumatismes aigus.

La poudre de Dower se prescrit à la dose de 50 centigrammes, 1 gramme et même 1 gramme et demi, que l'on fait prendre en fractions dans la journée, délayées dans la tisane ordinaire. Cette poudre renferme un onzième de son poids d'opium.

HUITIÈME CLASSE. — **Expectorants.**

GÉNÉRALITÉS. — MUTATION AFFECTIVE.

La muqueuse des voies aériennes se débarrasse, à chaque expiration, d'humidités exhalées à sa surface et sortant sous forme de vapeurs : c'est une véritable transpiration, une diaphorèse pulmonaire composée de produits dont l'élimination est nécessaire à une bonne hématose. Les expectorants augmentent-ils cette sécrétion et cette excrétion vaporiforme? La chose me paraît très-probable.

Ces médicaments ont des effets moins obscurs ; ils favorisent l'expulsion des matières liquides plus ou moins épaisses, visqueuses, que l'état morbide amène souvent dans les bronches. Lorsque le poumon ne se débarrasse pas de ces matières à mesure qu'elles sont formées, elles s'y accumulent, provoquent la toux, et constituent un véritable *embarras pulmonaire* que l'on peut comparer à l'embarras gastrique. Cet embarras persiste quand il est partiel, sans menacer sérieusement la vie ; mais pour peu qu'il se généralise dans l'organe, pour peu que la sensibilité des bronches soit exaltée, il devient une cause matérielle d'irritation locale, et provoque des quintes fatigantes. S'il survient brusquement et s'il occupe un assez grand espace (catarrhe suffocant), il amène la mort par suffocation. Dans tous ces cas se présente l'indication de diminuer la quantité des matières qui s'amassent dans les bronches, de leur donner la qualité physique (fluidification) qui facilite leur expulsion, et d'imprimer aux facultés expiratoires l'énergie nécessaire pour ce résultat.

On se tromperait fort si l'on pensait que la fonction expectorante est simplement le produit d'une compression mécanique éprouvée par le poumon lors du resserrement de la capa-

cité du thorax. Il faut admettre aussi que les canaux aériens
sont des tubes vivants élastiques et contractiles.

Les expectorants provoquent leurs effets en donnant lieu à
l'une ou à l'autre, à plusieurs des mutations dont je viens de
parler ; ils font *vomir* le poumon, comme les émétiques font
vomir l'estomac. Le procédé essentiel est le même, les mouvements expulsifs qui constituent la toux rappellent tout-à-fait
ceux que la nature met en œuvre pour produire le vomissement ; de part et d'autre l'organe se contracte, et avec lui les
muscles voisins capables d'agir synergiquement. Il y a des
toux sans expectoration, comme des nausées sans évacuation ;
je remarque toutefois des différences entre ces deux méca-
nismes vivants. Ainsi, le vomissement est une déviation exceptionnelle à l'état ordinaire qui est un mouvement péristaltique
ou de haut en bas ; c'est l'inverse pour les poumons dont les
forces toniques s'exercent de bas en haut. Il en résulte que le
vomissement pulmonaire est une fonction normale qui s'accomplit souvent sans fatigue, sans exciter de fâcheuses sympathies.
Lorsque la toux se prolonge long-temps par quintes, sèche ou
avec évacuation difficile, la scène change d'aspect et devient
angoissante et douloureuse. La respiration s'embarrasse ; le
sujet est menacé de suffocation ; la face s'injecte ; les yeux
sont larmoyants ; une sueur abondante couvre le corps. Au
milieu de ces efforts, l'estomac se contracte à son tour et rejette les matières qu'il renferme. Cette évacuation sympathique
favorise celle des poumons, et aide ceux-ci à se débarrasser.

Les accidents que je viens de décrire ne peuvent pas être
mis sur le compte de l'expectoration. Si le lecteur a bien suivi
la succession des phénomènes et saisi leur enchaînement étiologique, il doit voir que l'expectoration est le but à atteindre ;
que, par elle-même, elle est essentiellement bienfaisante,
hygide et pacifique. Le problème consiste à lui donner ce caractère autant que possible, en détruisant les obstacles qui l'empêchent ou la rendent laborieuse.

Nous avons vu qu'il n'en était pas de même de l'évacuation des matières stomacales; celle-ci s'accompagne et est suivie de phénomènes annonçant une opération anormale, sinon morbide et toujours pénible, lors même qu'elle s'accomplit avec facilité.

Les conséquences de l'expectoration sont celles qui résultent de l'exonération des bronches, c'est-à-dire la cessation de la tendance à la toux quand la toux n'est pas déterminée par d'autres causes, la liberté des fonctions respiratoires, jusqu'à ce qu'une nouvelle accumulation de matières nécessite de nouveaux efforts expulsifs.

Beaucoup de médecins accordent aux expectorants la vertu de modifier, en qualité d'altérants, les facultés vitales de la membrane bronchique malade. Cette opinion me semble très-acceptable, et se justifie par la saine interprétation de faits thérapeutiques nombreux. Les autres évacuants, et surtout les émétiques, les purgatifs, nous ont présenté quelque chose de semblable.

Telle est l'expectoration pharmacologique considérée d'une manière abstraite et générale. Maintenant je vais jeter un coup-d'œil sur les moyens à l'aide desquels on peut espérer de l'obtenir, lorsque la nature ne se suffit pas à elle-même.

Ces moyens ont pour but de rendre les efforts de la toux moins fatigants, plus efficaces, et de supprimer cette toux en modifiant l'état morbide local qui la rend nécessaire.

La délimitation de la classe des expectorants présente les mêmes difficultés que j'ai rencontrées précédemment, et que je retrouverai sur mes pas jusqu'à la fin de ce livre. Hormis les agents caustiques et les irritants, dont l'action locale est certaine dans l'immense majorité des cas, les médicaments des autres classes ont assez fréquemment des conséquences nulles ou autres que celles qui sont suggérées par l'épithète qui les caractérise. Ils seraient, pour ainsi dire, illimités dans chaque série, si l'on voulait inscrire parmi eux tous les agents capables d'agir, en définitive, de la même manière dans les circonstances morbides diverses.

Pour ne parler ici que des expectorants, il est évident que les obstacles susceptibles de s'opposer à la fonction qu'ils rappellent, peuvent être variés et même d'une nature tout-à-fait opposée.

La formation de matières bronchiques trop abondantes, l'impuissance de la faculté expultrice du poumon, sont quelquefois une conséquence sympathique d'un état morbide dont le siége est ailleurs que dans le poumon. Une maladie gastrique est assez souvent la cause du dérangement dans les fonctions respiratoires. Les agents propres à guérir l'estomac sont alors les meilleurs expectorants.

Les affections idiopathiques des poumons, qui embarrassent les bronches et gênent l'évacuation des crachats, sont fort diverses : tantôt c'est un vice de sécrétion; tantôt c'est l'irritation, la phlegmasie; là c'est le spasme, ailleurs la débilité; d'autres fois c'est un vice spécifique rhumatique, goutteux, etc. Les mêmes médicaments ne conviennent pas certainement à des cas aussi différents.

Où trouver dans cette multiplicité d'agents ceux qui peuvent servir à constituer une classe homogène d'expectorants ?

J'emploierai pour cela la méthode qui m'a servi jusqu'à présent, et que j'utiliserai également pour les divisions suivantes. J'élaguerai d'abord les médicaments modificateurs de fonctions générales, et qui deviennent expectorants, dans l'occasion, uniquement parce qu'ils sont toniques, narcotiques, etc. Leur place est marquée ailleurs. J'indiquerai seulement ceux dont la vertu expectorante coexiste avec une autre vertu plus importante, au moyen de laquelle ils figureront dans d'autres classes d'une manière plus naturelle et plus utile. J'arriverai ainsi à des substances en qui la propriété d'aider aux forces expulsives des poumons domine, est la plus digne de remarque, et s'exerce dans toutes par un mode d'action analogue.

En appliquant ces idées, je rétablis la classe des expectorants que presque tous les auteurs modernes ont supprimée, et je fais subir d'importantes corrections à celle qui était adoptée dans les anciens traités de pharmacologie.

Je ne dirai rien, ici du moins, des expectorants appelés *directs* par quelques médecins, parce qu'ils agissent immédiatement et sans intermédiaire sur la muqueuse bronchique. Pour qu'une semblable médicamentation soit possible, il faut que la substance ait la forme vaporeuse ou gazeuse, et qu'elle puisse être respirée sans exposer à la suffocation. Tout le monde sait que des fumigations émollientes, excitantes, antispasmodiques, etc., provoquent l'expectoration, selon la nature de l'obstacle à combattre. Ces expectorants doivent leur vertu à des qualités médicamenteuses générales qui seront examinées ailleurs.

Je ne parlerai pas non plus de l'assa-fœtida, de la gomme ammoniaque. Ce sont des expectorants, sans doute, et doués même comme tels d'une action spéciale sur le poumon; mais cette action se rattache à d'autres propriétés : l'assa-fœtida et la gomme ammoniaque sont, avant tout, des anti-spasmodiques.

Les expectorants connus sous le nom de *béchiques,* et qui servent à faciliter l'expectoration empêchée par une irritation phlegmasique ou à tendance inflammatoire, seront mieux placés parmi les émollients.

Il a été déjà question des expectorants que l'on peut appeler *nauséeux* parce qu'ils sont doués de propriétés vomitives. J'ai étudié, à propos des émétiques, les relations qui existent entre le vomissement et l'expectoration. Les antimoniaux, l'ipécacuanha, la scille, sont les meilleurs de ces médicaments : je renvoie le lecteur aux articles qui leur sont consacrés. Il est bon de remarquer que les expectorants composant ma classe de ce nom sont aussi émétiques, quoique à un degré plus faible.

Dans les cas où une débilité locale ou générale est la cause du défaut d'expectoration, une médicamentation sthénique est susceptible de provoquer cette fonction. Parmi les agents utiles alors, ceux qui conviennent le mieux parce que leur action est plus prompte, sont les excitants. Nous verrons que les médicaments de ce nom ont une action pénétrante qui se propage vite à l'aide des irradiations dynamiques. De plus, les excitants donnent plus d'énergie à la circulation périphé-rique. Or, les perspirations cutanée et pulmonaire sont des fonctions qui marchent ensemble, et peuvent concourir syner-giquement au même but thérapeutique. C'est pour cela, et je le disais naguère, que les sudorifiques diffusibles sont acceptés comme de bons expectorants : ils augmentent en même temps le ton de la peau et celui du poumon; ils font prédominer l'élément aqueux dans les matières visqueuses des bronches; ils les fluidifient et en facilitent l'expulsion.

La qualité expectorante suppose une provocation qui sollicite l'exercice ou accroît l'énergie des facultés toniques dévolues à l'appareil respiratoire.

Tous les excitants peuvent amener ce résultat. Mais doit-on les ranger indifféremment dans la classe des expectorants? Non certes. Il y a un choix à faire, et ce dernier titre est mérité seulement par ceux qui, dans les mutations affectives qu'ils provoquent, ont une influence *élective* sur les poumons. Les excitants qui n'offrent rien de spécial dans le sens que je viens d'indiquer, doivent, pour ce motif, être mis à part pour être distribués dans une autre classe.

Parmi les excitants auxquels on ne peut contester la spécialité expectorante, il en est que je signalerai seulement : ce sont les balsamiques. Mais les balsamiques ont une propriété plus gé-nérale encore : ils modifient les facultés tonique et sécrétoire de presque tous les viscères revêtus d'une membrane mu-queuse. C'est en cette qualité qu'ils agissent comme évacuants des conduits aériens. Ils forment donc un groupe distinct, naturel, et leur histoire sera exposée en son lieu.

Après ces nombreuses éliminations, il ne reste plus qu'un petit nombre de médicaments pour la classe des expectorants. Cette classe, réduite ainsi à sa plus simple expression, paraîtra peu importante, surtout si je fais remarquer, ce qui est vrai, que les agents qui la composent ont une vertu contestée, niée par beaucoup de médecins, et, en fait, assez rarement utilisée. Les expectorants mentionnés plus haut trouvent plus fréquemment leurs indications et sont presque toujours préférés.

Singulière classe d'expectorants, dira-t-on, que celle d'où sont exclues les substances qui, dans la pratique, sont le plus souvent aptes à provoquer ce genre d'effets ! Une pareille anomalie s'explique très-bien, et ne surprendra pas celui qui aura réfléchi sur la matière. L'expectoration peut être empêchée par des causes diverses et de nature souvent opposée : de là, l'impossibilité de réunir ensemble les agents multiples qui satisfont des besoins si éloignés les uns des autres. La pharmacologie établit ses groupes d'après les affinités les plus naturelles. Pourvu que ces affinités soient respectées, et quelle que soit l'importance numérique ou autre de chaque groupe, on n'a pas de reproche sérieux à faire à la classification. Il suffit de bien renseigner le médecin thérapeutiste et de le mettre à même de trouver les agents nécessaires pour une indication pathologique donnée.

La classe des expectorants, quelque faible que soit sa valeur relative quand on la compare aux agents qui, dans d'autres circonstances, rendent des services analogues; la classe des expectorants, dis-je, ne peut pas disparaître entièrement et mérite notre attention.

Ces médicaments sont proprement des stimulus spéciaux du poumon qui ne se recommandent pas par d'autres qualités plus importantes. Peut-on affirmer que leur mode d'action se borne à provoquer l'exercice de la faculté contractile de cet organe ? Je ne le pense pas.

Nous retrouvons en eux des propriétés analogues à celles

que je signalais tout à l'heure dans les sudorifiques diffusibles, auxquels du reste ils ressemblent en quelques points. Ainsi, il me paraît très-probable qu'en augmentant la diaphorèse pulmonaire, ils diminuent la viscosité des matières et rendent leur expulsion moins laborieuse. Leur action serait en cela semblable à celle des fumigations aqueuses, dont l'effet délayant mécanique est quelquefois un puissant auxiliaire. -

Les humoristes en doutent si peu, qu'ils n'hésitent pas à expliquer l'effet expectorant par une propriété unique qui consiste à *atténuer*, à *inciser*, pour me servir de leurs expressions, les matières qui embarrassent les bronches. Les expectorants sont pour eux des *incisifs*. Cette théorie exclusivement humorale est inacceptable ; toutefois il ne faut pas la déclarer entièrement erronée. Il me semble, comme je l'exposais tout à l'heure, que , dans quelques cas du moins , l'augmentation de la perspiration pulmonaire, résultat de l'incitation portée sur l'organe et sur ses circulations , doit diminuer la viscosité des matières et rendre leur sortie plus aisée.

La mutation déterminée par les expectorants place les humeurs et les solides dans des conditions favorables à l'accomplissement de la fonction désirée. Maintenant peut-on toujours préciser le premier, le vrai résultat de l'impression dynamique ? Est-ce la modification humorale , ou bien l'accroissement des facultés contractiles qui a rempli le principal rôle dans un cas donné ? Permis à chacun de choisir la solution qu'il voudra donner à ce problème mystérieux ; il me suffit d'avoir fait connaître les modes d'action les plus probables.

EFFETS THÉRAPEUTIQUES.

D'après ce qui précède, il est facile de déterminer et de comprendre les effets thérapeutiques des expectorants. Evidemment ces médicaments servent à faciliter la résolution des fluxions pulmonaires idiopathiques ou symptomatiques. La crise habituelle de ces fluxions se fait par les crachats : or, il

est utile que ces crachats soient expulsés ; leur présence est
une cause d'irritation, de toux, de suffocation. Les indications
des expectorants se présentent dans les catarrhes du poumon,
les pneumonies, les pleurésies, l'asthme humide, etc., et toutes les fois qu'une maladie siégeant ailleurs veut se juger par
expectoration. Ordinairement c'est vers la période finale
qu'on prescrit les agents dont je parle; la crise se prépare
alors : c'est le moment d'aller au secours de la nature, pour peu
qu'elle soit défaillante. Au commencement et dans la période
d'état, la sécrétion bronchique est purement symptomatique.
L'expulsion de ce produit est à désirer ; mais on choisit, pour
la favoriser, des substances à propriété adoucissante. Tels sont
les béchiques émollients, dont on fait un si grand usage pendant tout le temps que l'irritation domine.

Pour qu'un expectorant soit suivi de son effet (il n'est pas
question ici, on s'en souvient, des vapeurs respirées), il est fort
avantageux qu'il soit préalablement mis en rapport avec l'estomac ; son action élective paraît avoir besoin du concours de
cet organe ; ce qu'il y a de certain, c'est que les autres modes
d'administration sont moins propres à atteindre le but. On se
rend compte de cette particularité, en admettant dans les poumons la faculté de sentir par le centre épigastrique et d'obéir
d'une manière particulière aux sollicitations qui leur viennent
de ce côté. Cette opinion est confirmée par ce que j'ai déjà dit
touchant la propriété expectorante dont jouissent la plupart des
substances émétiques. Je constate ici le lien de sympathie qui
unit le poumon à l'estomac, sans examiner en quoi les rameaux
nerveux fournis par le pneumo-gastrique aux deux viscères
peuvent y contribuer.

Les expectorants sollicitent donc les poumons après avoir
impressionné l'estomac. Il y a là une irradiation dynamique
qu'une foule de circonstances peuvent empêcher, troubler
ou rendre insuffisante. Il en résulte que l'influence expectorante est très-précaire par elle-même, et qu'elle exige, pour se

réaliser, des dispositions intérieures très-favorables ; aussi éprouve-t-on beaucoup d'insuccès, lorsque l'indication et l'opportunité ne sont pas exactement saisies.

Les expectorants dont je vais parler présentent à l'analyse un principe aromatique et une matière âcre douée de propriétés émétiques, toutes substances dont l'eau peut s'emparer. A doses un peu considérables, ces médicaments deviennent éméto-cathartiques. On s'est assuré par l'expérience clinique que les préparations aqueuses sont les plus efficaces.

Réduits à ceux qui ne trouveraient pas ailleurs une place plus convenable, le nombre de ces expectorants n'est pas considérable ; ce sont : le polygala de Virginie, l'iris de Florence, l'arum, la camphrée de Montpellier.

POLYGALA DE VIRGINIE.

Famille des POLYGALÉES ; genre POLYGALA.

Polygala senega.

I. On l'appelle aussi dans beaucoup de livres *polygala sénéga, sénéka.* C'est la racine d'une plante qui croit dans l'Amérique septentrionale et notamment dans la Virginie. Ce polygala est vivace, à tige herbacée médiocrement élevée, à feuilles sessiles, ovales, lancéolées, à petites fleurs terminales disposées en épi ; le fruit est une capsule bivalve, comprimée, contenant des graines noires, allongées et pointues.

La racine, grosse comme une plume d'oie, est contournée, et présente du côté de la concavité une crête longitudinale visible sur la plupart des morceaux. La partie convexe est fendue comme par demi-anneaux de distance en distance et se casse dans ces entailles ; la couleur extérieure est d'un gris jaunâtre et la surface est sensiblement raboteuse ; l'intérieur est blanchâtre ; au milieu se trouve un méditullium ligneux de même couleur. L'odeur du polygala de Virginie, tel que le commerce nous l'offre, est faiblement aromatique ; la saveur, douceâtre d'abord, devient ensuite piquante et même un peu âcre, elle provoque la salivation. Le méditullium central est insipide ; on doit le regarder comme à peu près inerte, et imiter l'exemple des praticiens qui recommandent au pharmacien de le rejeter.

L'histoire chimique du polygala de Virginie a fait dans ces derniers temps des acquisitions intéressantes. Parmi des substances de peu de valeur (matière colorante, gomme, albumine, cérine, sels), on a trouvé dans cette racine un acide gras, volatil (acide virginéique) d'une odeur pénétrante et cause probable de celle du médicament, et, de plus, l'acide polygalique (séneguine ou sénégine).

L'acide polygalique, principe probable de l'action du polygala, est blanc, pulvérulent, inodore, d'une saveur âcre, piquante ; il est soluble dans l'eau et dans l'alcool. Ceci explique l'activité des préparations aqueuses et des alcooliques.

II. A haute dose, le polygala peut agir comme émétique et même comme émèto-cathartique. A dose plus faible, c'est un excitant de la peau et du poumon, de ce dernier organe surtout.

Expérimenté sur les animaux, l'acide polygalique, à la dose de 50 à 40 centigrammes, a donné la mort à ceux qui étaient de petite taille ; à dose plus faible, il a provoqué des vomissements et une abondante sécrétion de mucus. Ce que son action a de plus remarquable, assure-t-on, c'est l'influence stimulante spéciale qu'il exerce sur les membranes muqueuses, dont il active très-sensiblement la sécrétion.

Ces faits corroborent ce que j'ai dit touchant les propriétés du polygala de Virginie, et donnent la raison d'une partie de ses effets thérapeutiques.

III. Ce médicament était jadis fort souvent employé pour dissiper les embarras pulmonaires provenant de l'asthénie. On le prescrivait à la fin des phlegmasies du poumon, pendant les fausses péripneumonies. On lui supposait la vertu de résoudre les fluxions locales qui sont le commencement de la phthisie, de favoriser l'absorption et l'évacuation par les bronches, du liquide de l'hydrothorax. Maintenant le polygala de Virginie est un peu négligé ; on a tort. Il n'est certaine-ment ni le spécifique de la phthisie, ni celui de l'hydrothorax, comme on l'a cru quelque temps, mais il peut se montrer utile dans ces maladies comme auxiliaire et palliatif. Il a des avan-tages plus faciles à obtenir et plus prononcés pour favoriser les mouvements critiques des catarrhes et des inflammations pulmonaires.

IV. Le polygala est donné en poudre depuis 10 centi-grammes jusqu'à 2 grammes, distribués en 2 ou 3 fractions, pendant la journée. La décoction légère, et mieux l'infusion, sont avec raison préférées. Les doses sont de 15 à 30 grammes pour 1000 grammes d'eau. Ordinairement l'infusion du poly-gala (8 grammes dans 120 d'eau bouillante) est employée comme excipient des potions expectorantes faites avec la gomme ammoniaque, l'oxymel scillitique, le sirop de Tolu, etc. On peut la donner seule convenablement édulcorée.

Le vin de polygala est un médicament plus actif ; on l'ad-ministre par cuillerées répétées deux, trois fois dans la journée. Desbois de Rochefort, qui recommande cette préparation, avertit qu'elle est quelquefois émétique et purgative, lorsque les doses sont rapprochées.

Le sirop de polygala est prescrit à la dose ordinaire des sirops (15 ou 30 grammes), seul ou faisant partie d'une potion.

L'extrait alcoolique, préféré parce qu'il est plus facile à confectionner, se donne en pilules ou en bols à la dose de 3 à 6 grammes.

La teinture est formulée en quantités semblables dans un véhicule approprié.

L'infusion est la préparation qui mérite le mieux la confiance du praticien.

Le polygala *amara*, le polygala *vulgáris*, ont été conseillés comme succédanés du polygala de Virginie. Ce sont des plantes indigènes, amères, que l'on peut administrer comme légers toniques; mais les faits cliniques n'ont pas autorisé la substitution dont je viens de parler.

IRIS DE FLORENCE.

Famille des IRIDÉES; genre IRIS.

Iris florentina.

Cette plante est commune dans les environs de Florence, et c'est ce qui décida Linné à lui donner l'épithète de *florentina*. On la rencontre toutefois dans beaucoup d'autres endroits de l'Europe méridionale, et elle se cultive avec facilité dans les jardins.

Tout le monde connaît les caractères botaniques des iris. Celui dont je parle est remarquable par ses belles fleurs, d'un blanc jaunâtre, d'une odeur assez agréable.

La racine est une souche rampante, tubéreuse; elle se trouve dans le commerce dépouillée de son épiderme, sous forme de morceaux blancs, noueux, couverts de protubérances et criblés de petites excavations qui sont les traces des fibres radicales enlevées. L'odeur désagréable, quand la racine est fraîche, prend avec le temps les caractères de celle de la fleur de violette. La saveur est amère et âcre.

Cette racine, composée principalement de fécule et de ligneux, doit probablement ses vertus à un principe amer et à une huile essentielle qu'on y trouve en petites proportions.

C'était jadis un expectorant très-employé contre les engorgements glaireux des bronches. Le professeur Fouquet recommandait d'ajouter un peu de poudre d'iris au suc de réglisse préparé, afin de donner à ce béchique une qualité *incisive*.

L'iris se prescrit en petites quantités quand on le donne comme expectorant, 10, 15 centigrammes jusqu'à 1 gramme. La poudre est mêlée avec le sucre, ou bien suspendue dans un peu de tisane; elle est associée au sucre et à la gomme pour faire des tablettes. On prépare rarement l'iris en infusion ; les proportions seraient de 1 à 4 grammes pour 180 grammes d'eau bouillante à consommer dans les 24 heures. A plus haute dose, on a des effets éméto-cathartiques assez certains pour que quelques auteurs de matière médicale aient placé ce médicament parmi les purgatifs ; mais cette propriété n'est pas recherchée dans la pratique.

L'iris est la matière habituelle des pois à cautère. Ces pois se gonflant par l'humidité de la partie entretiennent la plaie artificielle ; leur action, légèrement irritante, provoque la suppuration. Cet emploi et celui qu'en font les parfumeurs, donnent maintenant à peu près seuls une importance commerciale à l'iris de Florence.

L'iris d'Allemagne (*iris germanica*) est très-commun en France, où il croît spontanément : de là, le nom d'*iris nostras* qu'on lui donne dans les vieux formulaires. On pourrait le substituer pour l'usage médical à l'iris de Florence.

ARUM ou PIED DE VEAU.

Famille des AROÏDES; genre ARUM.

Arum maculatum.

Cette plante, commune dans nos bois, a des feuilles tachées de blanc et dont la forme rappelle grossièrement la trace du pied de l'animal qui lui a fait donner son nom vulgaire. La poudre de sa racine a été long-temps renommée en qualité de puissant expectorant dans les vieux catarrhes, les toux glaireuses rebelles, les infiltrations séreuses des poumons. On donnait ce médicament en décoction à la dose de 2, 4, 8 grammes pour deux litres d'eau, à réduire à moitié par l'ébullition. Cette boisson est désagréable ; aussi préférait-on l'arum en poudre, à centigrammes jusqu'à 4 grammes par jour distribués en plusieurs prises. L'arum, à doses plus élevées, serait émétique; c'est une substance énergique probablement abandonnée pour ce motif; cependant son activité pourrait être utile si on la dirigeait convenablement; l'arum ne mérite pas la proscription qu'on lui a fait subir.

Le lecteur a pu remarquer de grandes analogies entre le mode d'action des agents dont je viens de parler et celui de l'ipécacuanha, de la scille; tous ces médicaments sont des racines et présentent une propriété émétique, à laquelle l'effet expectorant n'est pas étranger. La camphrée, dont il va être question, se distingue des précédents, s'emploie dans ses feuilles, et se rapproche plutôt des sudorifiques diffusibles.

CAMPHRÉE DE MONTPELLIER.

Famille des CHÉNOPODÉES; genre CAMPHOROSMA.

Camphorosma monspeliaca.

Cette petite plante, très-commune chez nous, est vivace, sous-frutescente, et se plaît dans les endroits arides de nos provinces méridionales. Elle est velue, haute environ de $0^m,525$ (1 pied); ses feuilles sont petites, étroites et subulées; au sommet se trouve un épi de fleurs axillaires. Froissée entre les doigts, elle exhale une odeur qu'on a comparée à celle du camphre; sa saveur est chaude et amère.

On emploie les jeunes tiges de la plante garnies de leurs feuilles. La camphrée agit à la façon des sudorifiques excitants; et comme on a cru remarquer que cette action portait principalement sur les poumons, ce végétal a été placé parmi les expectorants.

Il se prescrit assez souvent, du moins à Montpellier, afin de débarrasser les poumons, surtout dans les asthmes humides. On le donne en infusion à la dose d'une ou de deux pincées pour un verre de boisson convenablement édulcorée. Les vertus de la camphrée sont médiocres.

NEUVIÈME CLASSE. — Emménagogues.

GÉNÉRALITÉS. — MUTATION AFFECTIVE.

Les emménagogues facilitent l'accomplissement de la fonction menstruelle. L'organe chargé de cette fonction est facilement accessible par le vagin ; néanmoins l'expérience a démontré que ce n'est pas là la meilleure voie pour obtenir l'effet emménagogue. C'est médiatement et par l'estomac que se prescrivent les substances qui méritent le mieux cette dernière épithète. Ces substances ne fournissent à la matrice aucune matière à éliminer, comme la plupart des diurétiques pour les reins, des sudorifiques pour la peau. De plus, l'excrétion du sang utérin a lieu seulement à des époques éloignées l'une de l'autre, et n'a pas par conséquent la nécessité pressante d'une opération de tous les instants. Enfin, les menstrues exigent un appareil plus actif, plus étendu de mouvements que celui qui suffit à un simple travail excrétoire ; il faut une réunion d'actes synergiques auxquels tout le système concourt. Cette fonction, fort compliquée, ne s'obtient que lorsque les prédispositions internes sont favorables. Les agents emménagogues sont donc relativement moins sûrs que les évacuants dont il a été question jusqu'ici.

Le meilleur moyen de succès consiste, sans contredit, à modifier l'ensemble du système, et à faire naître ainsi les conditions intérieures nécessaires à la synergie. Or, les obstacles susceptibles d'empêcher cette synergie sont variés ; il en résulte que les remèdes prédisposants ou préparateurs diffèrent d'autant : ce sont des émollients, des tempérants, des antiphlogistiques, des anti-spasmodiques, des toniques, etc. Le régime et l'exercice, l'air de la campagne jouent un grand rôle dans la médication emménagogue, et suffisent très-fréquemment pour produire l'effet désiré. Ces prescriptions, appropriées aux besoins du corps entier, doivent passer avant les autres ;

elles précèdent, accompagnent, suivent les emménagogues proprement dits.

L'économie étant convenablement préparée, ceux-ci arrivent en temps utile, sollicitent l'appareil utérin et donnent le signal de l'opération. Mais, je le répète, les préliminaires seuls réussissent souvent quand ils sont réglés avec intelligence, et la nature accomplit le reste d'elle-même et sans provocation.

Les pratiques emménagogues agissent de deux manières. Par les unes, on détermine dans les organes voisins de la matrice des mutations dont l'influence se propage à celle-ci d'une manière utile : tels sont les vomitifs, les purgatifs, l'aloès surtout, les attractifs placés près de la vulve, sangsues, bains de pied, bains de siége, fumigations locales. Les agents employés alors opèrent indirectement; ce ne sont pas les vrais emménagogues, pharmacologiquement parlant.

Ceux-ci ingérés dans l'estomac ont une action élective sur la matrice, c'est-à-dire que l'impression éprouvée par l'ensemble du système réalise particulièrement ses effets dans le département utérin.

Ces emménagogues ont des chances de succès lorsque la fonction ne s'exécute pas par suite d'un défaut d'activité de l'organe. Ils sont donc plus ou moins sthéniques, quoique d'une façon diverse, et par conséquent susceptibles de donner lieu à une mutation générale excitante; mais ordinairement il n'est pas nécessaire de porter la médicamentation jusqu'au point de produire ce résultat. De petites doses suffisent, parce qu'en vertu de leur propriété élective, les emménagogues se font sentir à l'utérus sans que l'économie soit émue d'une manière sensible.

La mutation affective apparente est donc constituée uniquement par l'écoulement sanguin. Tout au plus, il arrive que cet écoulement est précédé de douleurs lombaires, de pesanteur au pubis, etc.; symptômes de la fluxion dont la matrice est le terme, et qui se montrent aussi dans beaucoup de cas où le travail menstruel s'établit spontanément

Il est à peine utile de faire remarquer que les agents dont je parle, considérés en tant qu'emménagogues, ne sont applicables qu'aux femmes, et seulement pendant la période de la vie qui sépare l'apparition et la cessation naturelle des règles.

C'est en augmentant l'activité de la matrice et des organes synergiques de son département, en dirigeant vers eux des courants fluxionnaires, que les emménagogues provoquent la fonction menstruelle. Ce mode d'influence les rend aptes à susciter d'autres effets de mutation affective, dont la thérapeutique fait son profit ; ils sollicitent, soutiennent, augmentent le flux des lochies pendant l'état puerpéral : de là, le nom d'*aristolochiques* que quelques-uns ont reçu. D'autres, et ce sont les plus énergiques, mettent en jeu les contractions utérines, contractions dont le résultat peut être l'expulsion des produits naturels ou morbides contenus dans l'organe. On a appelé ces emménagogues *abortifs*, parce que, dans quelques cas plus rares qu'on ne pense, ils ont servi à réaliser certaines intentions criminelles. Enfin, en leur qualité d'excitants de l'utérus, les emménagogues restituent à ce viscère le ton qui lui manque, et contribuent ainsi à la guérison des états pathologiques provenant de l'affaiblissement de ce ton.

EFFETS THÉRAPEUTIQUES.

L'action sthénique élective exercée par les emménagogues sur l'utérus fournit l'explication des phénomènes dont il vient d'être question ; elle est également le point de départ primitif des effets thérapeutiques. La nature de cette action ne doit pas être oubliée par le praticien ; c'est elle qui suggère les indications et les contre-indications.

Parlons d'abord des conséquences salutaires du rappel des menstrues.

L'aménorrhée est souvent le seul fait morbide qui existe. Alors la suppression de cette fonction n'a amené aucun trouble important dans le système ; on craint seulement et avec raison pour l'avenir. Dans ce cas, le rétablissement des règles se lie à l'effet thérapeutique et se confond avec lui.

L'aménorrhée a-t-elle produit des accidents pathologiques, il suffit de la combattre efficacement pour ramener l'état hygide. L'effet thérapeutique est le résultat de la situation nouvelle bonne et harmonique qu'on a faite au système vivant, en le mettant à même d'exécuter une fonction nécessaire, en l'aidant à se débarrasser d'un élément de désordre.

Dans d'autres circonstances, le retour des règles détruit une complication fâcheuse, ou bien constitue une crise favorable.

Pour donner les emménagogues à propos, il faut savoir la place que la suppression des 'menstrues occupe dans les phénomènes constitutifs de la maladie. Il arrive que cette suppression en est regardée comme le phénomène primordial, quand elle en est l'effet. C'est bien à tort alors qu'on se bornerait à solliciter l'utérus; l'essentiel est de s'adresser à la vraie cause du mal. Celle-ci n'existant plus, le flux utérin reparaît de lui-même. Beaucoup de praticiens commettent la faute de prescrire opiniâtrément des emménagogues dans le traitement de la chlorose, maladie qu'on suppose, bien à tort, être toujours produite par la cessation des fonctions utérines.

On peut cependant poser comme précepte général qu'il est avantageux de rappeler cette crise périodique. Ce retour partiel vers l'ordre est d'un bon augure, et permet de penser que l'affection morbide commence à restreindre la sphère de ses influences fâcheuses. Cependant, lorsque le sujet est notablement affaibli, la suppression du flux sanguin est une circonstance salutaire, et il est bon de la respecter.

Si l'on a insisté long-temps sur les emménagogues, et cela sans résultat, cet insuccès est un avertissement utile, et fait connaître que l'impuissance de la matrice est subordonnée à d'autres états morbides. Au lieu de rester dans la même voie, on fera bien de se diriger d'un autre côté.

Dans l'intérêt des effets thérapeutiques, la médicamentation emménagogue sera modérée, en ce sens qu'elle ne provoquera pas dans l'économie des symptômes un peu prononcés d'excitation. Portée à ce degré, la mutation affective aurait, en outre de ses inconvénients propres, celui d'être elle-même un obstacle au résultat désiré. La violence est funeste, et il faut procéder toujours par insinuation.

Le sujet sera, autant que possible, préparé de longue main, de manière à susciter en lui la prédisposition intérieure, qui est une condition indispensable pour le succès des médicaments dont je parle. Alors la moindre cause incitatrice portant sur l'utérus devient efficace. En l'absence de cette prédisposition, on aurait tort d'accroître l'énergie du remède ; loin d'être utile, en se comportant ainsi, le praticien imprudent déterminerait la fièvre, l'irritation, la phlogose. Peut-être obtiendrait-il une métrorrhagie ; mais ce n'est pas une hémorrhagie qu'on sollicite avec les emménagogues, c'est une fonction hygide dont on veut la restauration complète et durable.

Conformément aux règles que je viens de poser, le praticien choisira, pour administrer les emménagogues, l'époque habituelle du retour des mois. On commence quelques jours auparavant, une semaine environ, et on continue quelques jours après. Lorsque l'insuccès est démontré, on suspend le médicament pour le reprendre à l'époque suivante, en persévérant, pendant les intervalles, dans l'emploi des moyens préparatoires ou adjuvants.

La dysménorrhée, les menstrues imparfaites réclament les emménagogues comme l'aménorrhée. Le mode d'action étant le même, les indications et les contre-indications sont les mêmes aussi. La dysménorrhée exige pourtant une attention particulière, parce que souvent elle est produite et entretenue par un état d'excitation vasculaire, et plus souvent encore par un état nerveux : ce sont alors les calmants, les petites saignées, les anti-spasmodiques ordinaires qui conviennent. Ces causes de dysménorrhée existent surtout à l'époque de la puberté. Ne prescrivez donc les agents sthéniques aux jeunes filles pubères qu'après avoir examiné de près.

J'ai parlé d'autres effets attachés à l'emploi des emménagogues. Le praticien utilise pendant l'état puerpéral ceux que j'ai appelés *aristolochiques*, lorsqu'il craint des accidents à la suite de la suppression ou de la modération trop grande des lochies.

Si ces accidents sont déjà établis, il n'y a aucun inconvénient à chercher à rappeler le flux, pourvu que l'on agisse sans violence et de façon à ne pas aggraver la situation de la malade, dont la sensibilité est ordinairement très-exaltée. Les emménagogues les plus doux sont alors les seuls acceptables.

Il y a indication d'exciter les contractions de l'utérus, toutes les fois qu'un produit quelconque, contenu dans cet organe, doit et peut être expulsé. L'ergot de seigle est le seul usité en pareille occurrence. J'apprécierai, à l'article consacré à ce médicament, la valeur des services qu'il peut rendre de cette manière.

Si le lecteur a bien compris la théorie de l'action des emménagogues, il admettra sans peine qu'ils sont susceptibles, dans quelques cas particuliers, de montrer une vertu hémostasique à l'égard des métrorrhagies. La contradiction n'est qu'apparente; car la mutation affective est la même, et intervient semblablement pour produire l'effet thérapeutique. Une hémorrhagie peut, comme l'aménorrhée, être causée par une atonie de l'utérus; il n'est pas surprenant qu'un emménagogue, qui réveille l'activité de l'organe, fasse cesser la conséquence de cette atonie. On sait que des symptômes très-divers et même opposés dépendent fréquemment d'un état morbide identique.

Les maladies par sthénie, surtout celles qui siègent à la matrice, l'état de grossesse, sont des contre-indications évidentes des emménagogues.

On unit avec avantage ces médicaments, selon l'indication, aux toniques, aux anti-spasmodiques : fer, quinquina, assafœtida, castoréum. L'aloès, à cause de la propriété qu'il possède de fluxionner les organes contenus dans le bassin, se trouve fréquemment dans les formules emménagogues.

Tous les effets dont je viens de parler se rattachent à l'existence d'une propriété au fond semblable, et que nous retrouverons dans les excitants. En outre, cette propriété n'est pas la seule, et se trouve réunie à d'autres qui ne sont pas sans valeur. Quelques pharmacologistes, portant leur attention de ce côté, et déterminés probablement par le fait incontestable de l'incertitude de l'action emménagogue, incertitude dont j'ai expliqué les motifs, ont cru devoir supprimer la classe de ce nom, et en ont distribué les agents sous d'autres titres. Les emménagogues pourraient, à la rigueur, figurer parmi les médicaments généraux ; cependant l'action élective qu'ils exercent sur l'utérus est un caractère commun à tous et très-important, selon moi. Je crois qu'on sert mal les intérêts de la pharmacologie et ceux de la pratique médicale, en séparant des médicaments si naturellement unis, et qui servent à satisfaire des indications tout-à-fait spéciales.

Mais comme je reconnais que, malgré leur affinité réciproque, les emménagogues n'agissent pas exactement de la même manière, je tiendrai compte de ces variations d'influence physiologique pour établir quelques groupes au moyen desquels l'histoire de ces médicaments sera, je l'espère du moins, méthodiquement présentée.

Suivant la nature et le degré de la propriété sthénique, j'admets des emménagogues *toniques*, des emménagogues *excitants*, des emménagogues *irritants*. D'autres me paraissent modifier d'une façon spéciale le système nerveux : je les caractérise par l'épithète de *nervins*.

Les emménagogues tirent leur vertu pharmacologique de la présence d'un principe aromatique, d'une huile plus ou moins excitante, dont l'eau, l'alcool et le vin s'emparent facilement. Ces excipients sont fréquemment mis à contribution. Les emménagogues se donnent aussi en bols, en pilules.

Premier groupe. — *Emménagogues toniques.*

Tous les toniques administrés à propos sont susceptibles de provoquer des effets emménagogues : j'ai déjà établi ce point de pratique pharmacologique. Il en est quelques-uns en qui on a cru remarquer une action spéciale sur l'utérus : ce sont les aristoloches. Ce nom leur a été donné (ἄριςος, *très-bon*, λοχεία, *lochie*) parce qu'on leur attribuait la propriété de provoquer et de maintenir le flux lochial qui suit la parturition. Ce sont des médicaments d'une faible puissance, appropriés par conséquent à l'état exalté de la sensibilité des femmes en couche ; mais je ne pense pas qu'on doive leur accorder une grande confiance. Rien de positif, à mon sens, ne permet de les séparer de la classe des toniques, dans laquelle ils pourraient être rangés à côté des moins énergiques. Toutefois je vais en parler ici, mais brièvement, pour me conformer à un usage ancien, lequel, s'il ne présente pas d'utilité réelle, est du moins sans inconvénient.

ARISTOLOCHES.

Famille des ARISTOLOCHIÉES; genre ARISTOLOCHIA.

Les aristoloches sont des plantes vivaces assez communes dans les champs, dans les vignes de notre pays ; elles présentent des tiges grêles, garnies de feuilles cordiformes; les fleurs sont grandes, axillaires, à tube d'un jaune pâle, et présentant une languette pourpre noirâtre.

Les racines sont les seules parties employées ; fortes, tubéreuses, elles contrastent par leur volume avec la gracilité des tiges. Leur couleur est grise en dehors, jaunâtre intérieurement. Leur odeur est assez marquée; la saveur est âcre et amère.

On distingue les aristoloches en deux espèces très-voisines, qui sont : l'*aristolochia longa* et l'*aristolochia rotunda*. Il est permis de les confondre au point de vue pharmacologique. La racine de la première est allongée ; celle de la seconde est irrégulièrement arrondie.

Ces substances ont conservé long-temps une célébrité aujourd'hui perdue ; elles sont d'un usage populaire dans le midi de la France pour rappeler le flux lochial supprimé. On les recommandait aussi comme emménagogues, comme anti-goutteuses. Elles étaient prescrites, à mon sens, avec plus de raison aux individus affaiblis par un catarrhe pulmonaire chronique, par un asthme humide. Leur propriété tonique permet de croire à la possibilité de quelques avantages dans les maladies que je viens de nommer.

La dose est de 1 gramme et demi à 4 grammes en poudre, distribués dans les 24 heures. Le plus souvent on administre l'aristoloche en tisane (8 à 16 grammes pour 1500 grammes d'eau), à réduire à moitié par l'ébullition.

Deuxième groupe. — *Emménagogues excitants.*

Les emménagogues empruntés à la classe des excitants ont leur vertu élective sur l'utérus moins contestable. L'armoise et la matricaire, provenant de plantes de la même famille botanique, sont les plus employées.

ARMOISE.

Famille des SYNANTHÉRÉES ; tribu des CORYMBIFÈRES ; genre ARTEMISIA.

Artemisia vulgaris.

Plante vivace qui croît dans les lieux incultes, dans les fossés. La tige est rameuse, cannelée, rougeâtre et velue. Les feuilles sessiles, pinnatifides, sont blanchâtres à leur face inférieure ; les fleurs flosculeuses, petites et blanchâtres. Tout le végétal exhale une odeur aromatique.

On emploie les feuilles et les sommités fleuries ; la récolte se fait en juin et juillet.

Les seuls éléments chimiques constituant l'armoise, et qui peuvent servir à l'explication de ses vertus pharmacodynamiques, sont une matière azotée amère et une huile volatile. L'eau et l'alcool se chargent des principes actifs.

L'armoise a beaucoup des propriétés générales de l'absinthe, dont il sera question dans un autre endroit de ce livre ; elle est excitante comme elle ; mais on ne l'emploie guère qu'en qualité d'emménagogue, rôle pour lequel elle a une véritable spécialité. C'est la tisane habituelle des femmes atteintes d'aménorrhée ou de dysménorrhée, par cause d'inertie.

L'armoise peut se donner en poudre à la dose de 2 à 4 grammes. L'infusion plus usitée se fait avec une pincée pour un verre, ou bien 8 à 12 grammes pour 1000 grammes d'eau. Quelques praticiens font macérer l'armoise dans du vin blanc et donnent cette préparation par cuillerées grandes ou petites, rapprochées ou éloignées, étendues ou non, selon l'âge, le tempérament, les habitudes.

L'eau distillée d'armoise entre comme auxiliaire dans la plupart des potions emménagogues.

Le sirop sert à édulcorer les boissons de même vertu ; on peut le prescrire seul, par cuillerées, jusqu'à 15, 50, 60 grammes.

Le sirop d'armoise composé est plus actif ; il y entre de la sabine, de la matricaire et quelques substances aromatiques ; on le formule à la dose de 50 grammes dans une potion.

MATRICAIRE.

Même famille que l'ARMOISE ; genre MATRICARIA.

Matricaria parthenium.

Plante bis-annuelle, très-commune dans le midi de la France, dans les lieux incultes, et qu'on cultive dans les jardins. Les tiges sont droites, rameuses, herbacées ; les feuilles à folioles pinnatifides ; les fleurs à fleurons jaunes et à demi-fleurons blancs. L'odeur de ce végétal est forte ; la saveur chaude et amère.

On emploie les sommités fleuries...

Une huile essentielle est le principe le plus actif.

Les modes d'administration sont les mêmes que pour l'armoise.

L'infusion de matricaire peut être prescrite en lavements aux femmes hystériques, nerveuses, dans l'intention de dissiper des spasmes abdominaux ; celle d'armoise se montrerait également utile.

A défaut de ces deux médicaments, on pourrait donner à leur place la plupart des autres plantes de la tribu des corymbifères, notamment l'absinthe, la camomille.

Bien que l'alcool s'empare aisément des principes actifs de l'armoise et de la matricaire, les teintures de ces substances sont inusitées.

Troisième groupe. — Emménagogues irritants.

Les médicaments dont je vais parler méritent d'être ainsi qualifiés, parce que, administrés à dose un peu considérable, ils provoquent de l'irritation et même des scènes de phlogose. L'énergie de leur action les a désignés comme substances abortives. Ainsi employés, ils atteignent rarement le but, tandis que leurs effets malfaisants se font sentir à la mère. L'administration de ces agents exige une grande surveillance. Les doses sont petites, afin que la mutation affective soit maintenue au degré convenable de modération, et se fasse sentir autant que possible à l'organe seul que l'on veut stimuler. On applique quelquefois ces substances sur les tissus malades, lorsqu'il y a indication d'y provoquer une excitation salutaire : à ce titre, on les a recommandés contre les ulcères atoniques, la carie, l'ozène, etc. Les emménagogues formant ce groupe sont la rue et la sabine.

RUE.

Famille des RUTACÉES; genre RUTA.

Ruta graveolens.

Sous-arbrisseau du midi de la France, que l'on trouve dans les lieux arides, montueux, et qui se cultive dans les jardins.

Les tiges sont droites et rameuses ; les feuilles alternes, composées de folioles ovales, obtuses, sensiblement cunéiformes ; elles sont d'un vert glauque à l'état frais, et deviennent jaunâtres par la dessiccation. Les fleurs d'un jaune verdâtre forment un corymbe terminal.

Toute la plante a une odeur désagréable. Les feuilles, partie usitée en médecine, perdent avec le temps une bonne partie de leur arôme ; mais leur saveur est amère, chaude et âcre.

Parmi les éléments trouvés par la chimie dans les feuilles de rue, je signale une huile essentielle. L'huile essentielle de rue est jaune-verdâtre ou brunâtre, et très-odorante ; sa solubilité dans l'eau est plus grande que celle des autres huiles essentielles. Cette huile n'est pas le seul principe actif, car la plante entière est plus énergique qu'elle, et l'extrait aqueux qui en est privé conserve beaucoup d'âcreté.

La rue à dose un peu forte produit une excitation violente ; les symptômes indiquant que l'utérus a été affecté apparaissent au bout d'un certain temps, et exigent souvent la répétition des doses. A quantités toxiques, la rue suscite des phlegmasies gastro-intestinales, un état inflammatoire et une espèce de narcotisme, ce qui l'a fait ranger parmi les poisons narcotico-âcres. Administrée de façon à ne pas provoquer des effets semblables, elle réveille le système utérin malade par atonie, et peut ainsi devenir emménagogue.

On s'en est servi pour le traitement des maladies nerveuses ou autres dans lesquelles cette atonie existe à titre de cause ou d'élément compliquant. Les tympanites, les coliques nerveuses ayant même origine, ont été quelquefois avantageusement modifiées par l'emménagogue dont je parle ; il est pourtant peu employé, tant les praticiens redoutent son action irritante.

La poudre de feuilles de rue peut s'administrer en bols, en pilules, à la dose de 15 centigrammes à 1 gramme, si la tolérance le permet. Cette dose est distribuée en petites fractions dans les 24 heures. Le plus souvent on l'associe en plus faible quantité avec d'autres emménagogues, notamment avec l'ergot de seigle. La poudre de rue est aussi appliquée quelquefois sur les tissus (ulcères) dont on a besoin d'accroître la vitalité ; elle peut servir à la destruction des poux.

L'infusion se fait avec 1 à 2 grammes pour 500 grammes d'eau bouillante.

Les extraits aqueux ou alcooliques sont peu usités ; 5 centigrammes portés progressivement jusqu'à 1 gramme.

L'eau distillée de rue se formule à la dose de 15 à 30 grammes dans les potions emménagogues ou carminatives.

Quelques praticiens prescrivent l'huile essentielle : 2 à 10 gouttes étendues pour une potion.

SABINE.

Famille des CONIFÈRES ; genre JUNIPERUS.

Juniperus sabina.

Arbrisseau qui se plaît dans le midi de la France. Les feuilles, seules usitées en médecine, sont petites, allongées, pointues, serrées les unes contre les autres ; elles jaunissent en séchant. Les fleurs sont dioïques, en chatons ; le fruit est une baie pisiforme, d'un bleu noirâtre quand elle est mûre.

La sabine a les mêmes propriétés que la rue ; elle est encore plus énergique et s'administre à doses moindres. Une huile essentielle est probablement le principe actif.

On donne 10 à 75 centigrammes de la poudre, en pilules suspendue dans du lait, dans une boisson mucilagineuse. Infusion, 20 centigrammes à 1 gramme pour 500 grammes d'eau bouillante. Ces quantités seront fractionnées.

L'huile essentielle peut se prescrire comme celle de rue.

Le docteur Aran a publié récemment des observations recueillies à la clinique de M. Gendrin (1), et tendant à prou-

(1) De l'emploi de la sabine dans la métrorrhagie, *in* Gazette médicale de Paris, t. XII, n° 17.

ver la vertu anti-métrorrhagique de la sabine, même pour les
pertes qui annoncent l'avortement. Il indique les doses suivantes : 1 gramme 25 centigrammes de poudre, qu'on porte les
jours suivants à 1 gramme 80 centigrammes. M. Aran cite
plusieurs praticiens étrangers, Scopoli, Wedekind, Gunther,
Sauter, qui ont vérifié cette vertu anti-hémorrhagique de la
sabine. On pourra obtenir de pareils effets toutes les fois que
l'hémorrhagie dépendra de l'asthénie. L'indication est difficile
à saisir, et le praticien n'oubliera pas que le remède est dangereux.

On a parlé (1) de la possibilité de guérir les vieilles blennorrhagies avec la sabine. Les observations racontées par l'auteur prouvent que ce médicament a déployé le même genre
d'activité sthénique; les blennorrhagies guéries ainsi étaient
par faiblesse locale.

La sabine, la rue, entrent dans la composition d'onguents,
de pommades à vertus rubéfiantes, et même dans quelques
formules cathérétiques.

Quatrième groupe. — Emménagogues nervins.

Le mot *nervin* indique que la substance exerce particulièrement son influence sur les facultés sensitives et motrices de l'ensemble vivant ou d'un organe. Cette influence est évidente pour
les emménagogues dont il va être question, qui sont le safran
et l'ergot de seigle. On a certainement à craindre avec eux,
quand on les prescrit mal à propos ou en quantités trop considérables, des excitations locales ou générales analogues à
celles que provoquent les agents dont il vient d'être question.
Mais si l'on s'y prend convenablement, l'excitation est purement nerveuse et se réalise sans émouvoir les circulations, et
même en imprimant à celles-ci une espèce de sédation. Ce fait

(1) Journal de médecine de Trousseau, janvier 1846, p. 21. Observ.
du docteur Dupuis de Mayence.

n'est pas nouveau en pharmacodynamie; il se rattache à une loi d'antagonisme connue depuis Hippocrate et dont les praticiens constatent journellement la vérité. Cette loi exprime une opposition existant entre les forces nerveuses ou motrices et les forces circulatoires ou digestives. Ces forces se modèrent réciproquement, et se font ainsi équilibre.

Le safran et l'ergot de seigle n'ont pas certainement une manière d'agir identique; les détails qui vont suivre le prouveront. Toutefois ils ont une propriété commune : c'est celle d'exciter les fonctions de la matrice en modifiant la sensibilité et la contractilité du système vivant.

SAFRAN.

Famille des IRIDÉES; genre CROCUS.

Crocus sativus.

I. On l'a appelé safran oriental, parce que la plante qui le fournit est originaire du Levant. On cultive cette plante pour l'usage médical en Espagne, en Italie et en France. L'ancienne province du Gatinais a la spécialité de cette culture ; le safran qui en provient est le plus estimé.

D'une racine bulbeuse s'élève une gaîne membraneuse, d'où sortent des feuilles longues et étroites et un pédoncule surmonté d'une fleur violette à long tube. Le style trifide est surmonté de trois stigmates d'une couleur jaune-rougeâtre, allongés, épais supérieurement, atténués à la partie inférieure. Le fruit est une capsule globuleuse, triloculaire.

Ce sont les stigmates qui servent en médecine et constituent le safran.

Celui-ci étant desséché est sous forme de filaments rougeâtres, tordus en spirale, d'une odeur agréable, d'une saveur amère un peu chaude et colorant la salive en jaune. Ce produit a une assez grande valeur commerciale, ce qui donne lieu à plusieurs falsifications contre lesquelles les pharmaciens doivent se tenir en garde.

Le safran contient , entre autres éléments constituants , une
huile essentielle, une matière extractive, une matière colorante
appelée *polychroïte*. L'eau , le vin , l'alcool, se chargent de ses
principes actifs.

II. Le safran a sans contredit des propriétés sthéniques :
ainsi, à petites doses, il tonifie l'estomac et augmente sa puissance digestive. A ce titre, il occupe une grande place dans
les cuisines d'Espagne , d'Italie et de l'Orient.

Lorsqu'il est administré de façon à impressionner l'ensemble
du système, il décèle une puissance calmante marquée par
des syncopes et une espèce de narcotisme. Cette sédation, convenablement réglée, est utilisée dans les maladies à éréthisme
nerveux prédominant. Le safran est donc à la fois un excitant
et un anti-spasmodique. Nous verrons plus tard d'autres substances douées de propriétés analogues ; j'étudierai alors les
relations qui existent entre ces phénomènes en apparence contraires. Je me contente de noter ici que l'excitation par le
safran, quand elle n'est pas exagérée , est de nature douce,
expansive , nullement irritante , incapable par conséquent
d'augmenter l'exaltation des nerfs, régularisant au contraire
les facultés toniques des parties atteintes de spasmes. Or,
comme parmi les spasmes intérieurs, ceux de l'appareil
utérin sont combattus par le safran avec le plus de succès, et
que la suppression, la difficulté des règles dépendent fréquemment de cause spasmodique, j'ai pensé que la place la plus
naturelle de cet agent pharmacologique était au milieu des
emménagogues.

L'huile essentielle et la matière colorante du safran passent
facilement dans les secondes voies ; les personnes qui en prennent des doses considérables exhalent l'odeur caractéristique
du médicament ; la sueur , l'urine et même les crachats sont
teints en jaune.

III. Je résumerai facilement les effets thérapeutiques qu'on
peut obtenir avec le safran. En dissipant les spasmes utérins ,

il est utile dans plusieurs hystéries , dans beaucoup d'aménorrhées. Chez les jeunes filles commençant à être pubères, la
dysménorrhée qui s'accompagne souvent d'orages nerveux ,
cède particulièrement au safran. Ce médicament est quelquefois prescrit pour les débilités d'estomac, les gastralgies.
Enfin, on le donne comme moyen expansif, anti-spasmodique
pour favoriser l'éruption des exanthèmes, et dans le traitement des asthmes, des catarrhes chroniques.

IV. Le safran s'administre en poudre , infusion, sirop, extrait, vin, teinture.

La poudre , comme stomachique , se prend à la dose de
20 à 50 centigrammes; on la mêle avec une autre poudre
excitante, la poudre de cannelle par exemple ; on en fait des
pilules avec suffisante quantité de sirop simple. Si l'on veut
des effets emménagogues, la quantité sera plus considérable,
60 centigrammes , 1 gramme et davantage distribués dans les
24 heures.

L'infusion est très-usitée : 1 gramme pour 150 grammes
d'eau bouillante, à prendre le matin à jeun. Cette boisson peut
être répétée 2 , 3 fois dans la journée ; on y ajoute quelquefois une pincée d'armoise.

Le sirop de safran, qu'on prépare avec un macéré fait avec
le vin de Malaga, se donne à la dose ordinaire des sirops, 15
à 30 grammes, pur ou comme moyen édulcorant. Ce sirop a
été proposé chez les enfants en remplacement du sirop diacode.
Il a paru utile , par cuillerées à café , 3 , 4 par jour, pour calmer les toux nerveuses , dissiper l'insomnie , etc.

Le vin de safran s'administre à cuillerées grandes ou petites ,
selon l'âge. Ce vin est particulièrement tonique stomachique.

La teinture se donne à gouttes jusqu'à 4 grammes dans une
potion. Cette teinture est un stimulant diffusible, anti-spasmodique. Quelques praticiens la conseillent en frictions sur la
région épigastrique dans l'intention d'arrêter les vomissements
de nature nerveuse. Des sachets contenant de la poudre de

safran et placés sur la même région ont été ordonnés dans cette intention. Si cette médicamentation n'est pas efficace, elle est du moins sans inconvénient.

L'effet local légèrement excitant du safran donne à cette substance des vertus résolutives ; on en saupoudre quelquefois. les cataplasmes émollients ou autres. Vers la fin des ophthalmies, on se sert avec avantage comme collyre d'une infusion de safran (4 grammes pour 120 de liquide) ; ce collyre favorise l'absorption des liquides infiltrés et stagnants. Des angines parvenues à leur période atonique ont été dissipées à l'aide des vapeurs provenant d'une infusion et dirigées au fond de la gorge ; cette infusion peut aussi être employée en gargarisme.

Le safran entre dans la composition du laudanum liquide de Sydenham, de la thériaque, de la confection d'hyacinthe (électuaire de safran composé), de l'élixir de garus, etc.

Il est très-employé en teinture à cause de la matière colorante qui est d'un très-beau jaune.

ERGOT DE SEIGLE (SEIGLE ERGOTÉ).

I. La pharmacologie n'a pas besoin de prendre parti dans les débats relatifs au mode de formation, à la nature de cette substance. Est-ce une production parasite, un véritable champignon (*sclerotium clavus* De Candolle) qui se développe au lieu du grain ? Est-ce un ovaire malade et hypertrophié, ou bien y a-t-il maladie de l'ovaire et en même temps un champignon déliquescent (*sphacelia segetum* H. Leveillé), ce qui forme deux parties distinctes ? Il n'y a là pour nous qu'un intérêt de pure curiosité. Attendons pour nous prononcer.

Constatons seulement que, pendant les années froides et humides, dans les provinces du centre de la France surtout, Sologne, Orléanais, Lyonnais, etc., le grain des céréales, et particulièrement celui du seigle (*secale cereale,* graminées), est remplacé par un produit auquel on a donné le nom de seigle ergoté ou mieux ergot de seigle.

L'ergot de seigle est sous forme de cylindres de 12 à 25 millimètres (5 à 11 lignes), recourbés comme un ergot de coq, renflés au milieu et arrondis aux extrémités. Ces cylindres sont bruns-violacés, un peu triangulaires, marqués de stries longitudinales et quelquefois de gerçures. L'odeur, bien prononcée seulement lorsqu'une certaine quantité est réunie, rappelle celle d'une substance pourrie ; la saveur est désagréable et légèrement âcre. La cassure se fait nettement et d'un seul coup ; elle montre à l'intérieur un parenchyme blanchâtre tirant quelquefois vers le jaune ou le brun.

La conservation de l'ergot de seigle exige beaucoup de soins. Il est essentiel de le tenir à l'abri de l'humidité, autrement il fermente et moisit. On a proposé une foule de procédés qui intéressent plutôt la pharmacie que la médecine ; il nous suffit de savoir qu'il est prudent de renouveler l'ergot de seigle chaque année, et que la poudre récente est la meilleure.

L'histoire chimique de l'ergot de seigle n'est pas encore fixée. L'analyse de Vauquelin avait indiqué une matière colorante, une matière azotée abondante, des produits ammoniacaux, une huile grasse d'une odeur de poisson, que l'auteur considérait comme le principe actif. De nos jours, l'ergot a été l'objet d'une foule de recherches dont les résultats ne concordent guère. Le docteur Wiggers trouve un principe actif dans une matière particulière qu'il appelle *ergotine*. M. Bonjean a recueilli deux produits composés : l'un, *huile ergotée*, serait toxique ; le second, qui n'est autre chose que l'extrait par l'eau, posséderait au plus haut degré les propriétés médicinales : cet extrait a reçu de M. Bonjean le nom d'*ergotine*. Suivant le docteur Wright, l'ergot de seigle devrait ses vertus à la présence d'une huile qu'on isole facilement à l'aide de l'éther sulfurique. Enfin, plus récemment, le docteur Parola (1) a

(1) Annales de thérapeutique et de toxicologie par Rognetta ; juin 1844, pag. 89 et suiv.

fait connaître une analyse compliquée, dans un mémoire couronné par le 5ᵉ congrès scientifique d'Italie. Il résulterait de ce travail que le principe actif de l'ergot de seigle réside dans des parties résineuses, insolubles par conséquent dans l'eau, et que M. Bonjean considère comme inertes. L'ergotine de M. Bonjean serait, d'après M. Parola, une mauvaise préparation, n'ayant de la valeur que par la résine égarée qu'elle contient.

Au milieu de ces incertitudes, de ces oppositions, je me bornerai à exposer ici les faits pratiques que l'on peut considérer jusqu'à aujourd'hui comme les plus positifs.

L'eau se charge des principes actifs de l'ergot de seigle ; la poudre et les préparations aqueuses sont les agents auxquels on doit accorder le plus de confiance. L'extrait aqueux (d'abord extrait hémostatique, et puis ergotine de M. Bonjean) jouit depuis quelque temps d'une vogue justifiée par d'assez nombreux succès. Cet extrait s'obtient en traitant la poudre par l'eau et faisant évaporer : il est brun, d'une consistance épaisse, d'une odeur rappelant celle de la viande rôtie, d'un goût piquant et amer. Sa solubilité dans l'eau est une conséquence naturelle du mode de préparation. Les huiles que l'on extrait de l'ergot, les produits des dissolutions dans l'alcool, dans l'éther, tout énergiques qu'ils puissent être, ont encore leurs preuves thérapeutiques à faire. J'en dis autant de l'extrait résineux, de l'huile résineuse de M. Parola.

II. Pour connaître le mode d'action de l'ergot de seigle sur l'économie vivante, on peut puiser à deux sources : il y a d'abord l'histoire des épidémies attribuées à l'usage habituel de ce produit existant dans le pain, et en second lieu les résultats de son administration pour le traitement des maladies.

Les épidémies d'ergotisme ont offert des symptômes très-variés ; néanmoins on les ramène aisément à deux formes principales. Dans l'une, c'est une exaltation des facultés contractiles, ergotisme convulsif ; dans l'autre, le phénomène le plus important est un relâchement du nexus qui maintient la

constitution de l'agrégat, relâchement porté au point de laisser
mourir les parties éloignées du centre et même les membres
entiers : c'est l'ergotisme gangréneux. Ces faits, naguère encore assez fréquents dans les localités où le seigle, objet principal de la nourriture, est plus particulièrement sujet à s'ergoter,
fournissent à la pharmacologie des lumières utiles : toutefois
ils laissent beaucoup à désirer sous le rapport du rôle étiologique que l'ergot y joue. Celui-ci, dans ces circonstances, a-t-il
été une substance toujours une et la même? Son action a-t-elle
été favorisée par d'autres causes morbides, et, en cas d'affirmative, jusqu'à quel point l'a-t-elle été par l'influence du milieu
dans lequel vivaient ces populations, par les constitutions
atmosphériques? Quelles influences la fermentation panaire
et la cuisson exercent-elles sur la composition chimique et les
propriétés vénéneuses de l'ergot? Ces questions n'ont pas encore reçu de solution définitive. Malgré ces *desiderata*, il est
déjà permis de supposer, d'après les épidémies d'ergotisme,
que l'ergot est susceptible, au milieu de certaines conditions,
de donner un accroissement vicieux aux facultés contractiles,
ou d'abaisser au-dessous du type normal celles qui président
aux circulations et aux nutritions.

Les observations cliniques dans lesquelles l'ergot a été prescrit, ne présentent pas certainement des phénomènes aussi
prononcés ; mais, dans cet amoindrissement, on reconnaît
sans peine une influence dynamique analogue. Elles ont prouvé
que l'ergot administré convenablement augmentait l'énergie
contractile des organes liés par leurs cordons nerveux à l'extrémité inférieure de la moelle épinière, aux ganglions inférieurs du grand sympathique. Quant à l'effet gangréneux,
auquel on ne doit pas exposer le malade et qui n'a, du reste,
jamais été observé après les doses thérapeutiques, il est
représenté par une sédation dans l'action des capillaires, sédation dont on peut tirer parti, ainsi que je le dirai tout à
l'heure, pour le traitement de certaines maladies.

Ainsi, sédation vasculaire d'une part, et de l'autre excitation de la contractilité, tels sont les deux faits culminants qui
caractérisent l'action de l'ergot de seigle. Y a-t-il dans ce
médicament deux principes distincts, à chacun desquels on
puisse rapporter l'une ou l'autre de ces provocations ? Malgré
d'opiniâtres recherches faites dans ce sens, la chose ne me
semble pas démontrée. Il paraît seulement prouvé que l'ergotine préparée par le procédé de M. Bonjean peut être administrée sans inconvénient à doses relativement considérables,
et qu'elle diminue la rapidité des circulations capillaires, de
manière à déterminer des effets hémostatiques. La poudre
d'ergot et son infusion ont particulièrement la propriété
d'accroître la faculté contractile des organes.

Il est probable que l'ergot de seigle contient des éléments
doués, à l'état d'isolement, d'un mode distinct d'activité. Ce
n'est pas, certes, la seule substance qui se comporte diversement, selon le mode de préparation auquel on l'a soumise ;
cependant ce point de pharmacologie demande encore des
éclaircissements en ce qui regarde l'ergot.

De nouveaux faits, de nouvelles réflexions me paraissent
également nécessaires pour comprendre entièrement l'action
hémostatique de l'extrait aqueux. Je l'ai attribuée à une sédation vasculaire : cela me paraît probable, en effet, et fondé
sur de suffisantes raisons analogiques tirées de l'observation
des faits thérapeutiques. Toutefois il se pourrait que l'extrait
aqueux agît comme astringent, comme facilitant la coagu-
lation du sang, bien qu'aucune de ses propriétés physiques
et chimiques (voir la classe des astringents) n'annonce en
lui la présence de ces vertus. M. Bonjean a communiqué à
l'Académie des Sciences des observations tendant à prouver
que son extrait, appliqué sur une grosse artère, sur une grosse
veine divisées, arrête l'hémorrhagie en amenant l'oblitération
du vaisseau. Les expériences faites sur des moutons, sur des
poules, sur des lapins, animaux dont les hémorrhagies s'ar-

rétent facilement et d'elles-mêmes , ne sont pas concluantes pour notre espèce. Ces sortes d'observations sont toutes nouvelles, en petit nombre ; les praticiens n'en ont pas vérifié l'exactitude : il convient donc d'ajourner notre jugement sur leur compte.

Les faits bien constatés m'autorisent seulement à établir, d'une manière générale, que l'ergot de seigle provoque, selon les cas, des excitations et des sédations. J'ai déjà eu occasion de rencontrer cette double propriété dans d'autres médicaments : le lecteur en verra plus tard de nouveaux exemples. Ces mutations affectives différentes, provenant d'une même substance, s'expliquent par les doses, la préparation, le mode d'administration, et par l'état du système vivant. Le sujet expérimenté conçoit et exprime à sa façon les affections pharmacologiques auxquelles il est sollicité. En combinant les connaissances qui nous viennent de l'étude de l'impressionnabilité et des prédispositions individuelles , avec ce que la chimie nous enseigne touchant la composition des préparations diverses d'un même médicament, on parvient à obtenir à l'aide de ce dernier le changement dynamique propre à devenir effet thérapeutique dans une maladie donnée.

III. Je vais maintenant indiquer les états morbides dans lesquels l'ergot de seigle s'est montré avantageux. Je les classe en deux catégories : l'une nous présentera ce médicament comme excitateur de la contractilité ; l'autre, comme sédatif astringent.

Ergot de seigle excitateur de la contractilité. — Cette influence portée sur l'utérus est la source des propriétés curatives les moins équivoques, les plus importantes de la substance : c'est, en effet, comme emménagogue et obstétrical que l'ergot se recommande à notre attention.

Sa vertu obstétricale est, sans contredit, celle dont les succès ont été les plus éclatants. Si l'on pouvait, en pharmacologie, établir une classe de médicaments obstétricaux, l'ergot

de seigle y figurerait mieux que parmi les substances qui
m'occupent actuellement ; toutefois sa qualité emménagogue
n'est pas à dédaigner. L'ergot seul ou associé à la rue , à la
sabine, à l'aloès, etc., a été fréquemment utile dans le traitement de l'aménorrhée. Je l'ai placé dans la présente classe ,
parce que la propriété commune des médicaments dont elle
se compose est une influence incitatrice exercée sur l'utérus.
Partout ailleurs, ce fait, qui appartient incontestablement à
l'ergot de seigle, ne serait pas aussi bien mis en relief.

L'ergot de seigle agissant comme emménagogue procède
silencieusement, par progrès cachés, et ne signale sa puissance
que par l'éruption des règles. Les choses se passent autrement,
on le comprend, quand le médicament développe sa qualité
obstétricale. La parturition n'exige pas seulement un accroîs-
sement insensible, pacifique de la tonicité de l'utérus, comme le
travail menstruel ; il lui faut de véritables contractions, et ces
contractions, comme tout le monde le sait, sont accompagnées
de douleur. L'absence ou la débilité de ces efforts nécessaires
peuvent être dues à des causes nombreuses , et alors, selon
le besoin , on ordonne la saignée, les émollients, les anti-
spasmodiques, les narcotiques, etc. ; mais si, par la méthode
d'exclusion, on est amené à penser que le défaut de coopération de l'organe gestateur est la conséquence d'un état d'inertie
idiopathique, alors l'excitation provoquée par l'ergot trouve sa
place. Toutefois il y a une foule de précautions à prendre, et
l'opportunité , toujours si utile à consulter dans la pratique
médicale, devient ici de la plus haute importance. Une faute
commise compromettrait gravement la vie de la mère et celle
de l'enfant.

Les contractions, pour être efficaces, doivent être expulsives. Or, si un obstacle quelconque empêche le fœtus de céder
à la force qui le pousse, celui-ci, pressé entre deux actions
opposées, subira une compression très-dommageable. En
outre, la violence des contractions augmentant par la résis-

27

tance et s'exerçant sur un organe fortement distendu, il peut en résulter des ruptures, évènement mortel et dont des faits authentiques (1) ont démontré la possibilité.

On peut déduire de là une règle pratique fort simple et fort logique, à savoir : que les forces contractiles doivent être provoquées artificiellement par l'ergot de seigle, seulement lorsque le volume de l'enfant, eu égard à l'enceinte osseuse du bassin, sa position, la dilatation suffisante du col de la matrice, l'état des parties extérieures, rendent la parturition possible. En un mot, les voies doivent être préparées et perméables, quand on se décide à déterminer l'effort expulsif. Dans le cas où cette espérance est interdite, c'est le cas de l'accouchement forcé ou chirurgical.

Il est bon de se souvenir que les contractions amenées par l'ergot de seigle ne présentent pas la régularité des contractions naturelles ; elles sont tumultueuses, et offrent si peu ces repos alternatifs, favorables à la mère et surtout à l'enfant, qui caractérisent les autres, qu'on peut à bon droit les considérer comme continues. Ceci est une raison de se méfier de l'ergot, et commande une prudence malheureusement quelquefois mise de côté : de là, des accidents dont le fœtus est la victime, et qui expliquent mais ne justifient pas la résistance opposée encore par quelques accoucheurs à l'emploi du médicament dont je parle.

Cette propriété excitatrice des contractions utérines a donné l'idée d'appliquer l'ergot à d'autres usages thérapeutiques. La matrice renferme-t-elle un produit morbide et mobile, embryon dégénéré, hydatides, caillots sanguins, polype, etc., on peut essayer d'en favoriser la sortie à l'aide de l'ergot de

---

(1) Voir deux observations de rupture après l'administration du seigle ergoté, publiées par le docteur E. Delmas, dans le *Journal de la Société de médecine pratique de Montpellier,* tome IV, p. 202. Un autre fait du même genre, appartenant au docteur Gerbaut, de Lyon, a été publié dans le même journal, tome VI, p. 307.

seigle. Ici l'on n'a à se préoccuper que des intérêts de la femme. Néanmoins, la vigilance, pour n'avoir qu'un objet, doit être rigoureusement observée.

M. Ollivier d'Angers a proposé de traiter les déplacements, les engorgements atoniques de l'utérus par l'ergot de seigle (1) associé avec des médicaments toniques, oxyde de fer, gentiane, rhubarbe, etc. Il peut y avoir utilité à prendre en considération cette donnée thérapeutique. Evidemment ici ce sont des mouvements toniques et non des contractions que l'on veut réveiller dans l'organe. M. Arnal a publié dans la *Gazette des hôpitaux* (2) des faits nombreux d'engorgements de l'utérus contre lesquels l'ergotine de M. Bonjean semble s'être montrée avantageuse.

La propriété d'exciter les facultés contractiles de la matrice étant constatée, on s'est demandé si ce médicament n'aurait pas la même action sur d'autres parties. Le docteur Allier (5) dit s'en être servi avec succès contre le défaut de ton, la paralysie de la vessie qui surviennent après une résistance prolongée au besoin d'uriner. La distension exagérée du viscère diminue son ressort, le place dans une situation semblable à celle de la matrice inerte pendant l'accouchement, et l'influence médicamenteuse serait, d'après ce confrère, analogue dans les deux cas. Les observations de M. Payan, qui a employé l'ergot sur des individus atteints de paralysie confirmée de la vessie, vont à l'appui des idées de M. Allier. M. Paul Guersent a déduit de ces idées la conséquence que l'ergot pourrait aider la vessie à se débarrasser des fragments de calculs, à la suite de la lithotritie, et il l'administre dans cette intention.

(1) Essai sur le traitement rationnel de la descente de l'utérus, et sur les affections les plus communes de cet organe.

(2) Juin 1843, Nos 66 et 73.

(3) Journal des connaissances médico-chirurgicales; novembre 1838, pag. 185.

M. Barbier (1) d'abord et ensuite M. Payan (2), ce dernier considérant l'ergot comme un excitateur de la partie inférieure de la moelle épinière, l'ont prescrit dans les paralysies des membres abdominaux, et ils ont obtenu des avantages lorsque la maladie était simplement causée par la faiblesse de l'innervation. Dans ces circonstances, l'ergot s'est comporté comme la noix vomique : des fourmillements, des soubresauts, des contractions ont été sentis dans le membre paralysé ; puis la contractilité s'est ranimée tout-à-fait, et a fini par devenir volontaire dans les cas heureux. Ces applications, tout-à-fait nouvelles des effets de l'ergot de seigle révélés par son emploi obstétrical, méritent l'attention des praticiens ; mais elles exigent des études ultérieures. L'expérience ne leur a pas donné encore une sanction définitive.

Ergot de seigle considéré comme astringent sédatif. — Il me reste à parler des effets thérapeutiques de ce médicament administré pour modérer, supprimer des flux pathologiques. Agit-il alors de la même manière ? Est-ce en qualité de tonique des nerfs qu'il se montre astringent ? L'antagonisme observé par tous les praticiens entre les fonctions nerveuses et les fonctions vasculaires rend cette opinion très-plausible, si l'on se contente du petit nombre de faits connus jusqu'à présent. Il est certain que très-souvent il suffit de fortifier les nerfs pour calmer l'exaltation morbide des circulations ; de même qu'en rendant à celles-ci leur activité perdue, on fait disparaître la prédominance des 'innervations. Je ne prétends pas décider cette question en ce qui concerne l'ergot de seigle ; je constate seulement ici que cette substance est actuellement recommandée comme un astringent utile pour le traitement de certaines maladies, dont voici les principales.

(1) Revue médicale, 1831, T. II.
(2) Mémoire sur l'ergot de seigle, son action thérapeutique et son emploi médical. Aix, 1841.

Je place en première ligne les métrorrhagies, y compris celles qui sont liées à l'état puerpéral. Déjà la science possède un assez bon nombre d'observations de ces maladies, dans lesquelles l'ergot de seigle a obtenu un vrai succès. Le lecteur comprend aisément que si l'hémorrhagie est due à un élément morbide susceptible de céder à une méthode de traitement différente (pléthore, spasme, présence de corps étrangers, etc.), il faut préférer les moyens que ces éléments suggèrent, et l'ergot n'est employé qu'en dernier lieu ou comme auxiliaire. On l'a expérimenté contre l'hématémèse, l'hémoptysie, l'hématurie, l'épistaxis, avec des avantages qui me paraissent encore fort contestables.

Je ne connais en faveur de l'emploi de l'ergot de seigle pour les hémorrhagies fournies par les gros vaisseaux, que les essais tentés par M. Bonjean sur les animaux. J'ai exposé plus haut mes doutes à ce sujet.

Cette substance a été proposée pour diminuer ou arrêter des lochies immodérées, pour supprimer des flux diarrhéiques, dysentériques, leucorrhéiques; enfin, on cite quelques cas de spermatorrhée guérie par son administration. Le docteur Desruelles n'admet pas que, dans ces derniers faits, il y ait eu réellement flux spermatique; il pense qu'il s'agissait plutôt d'une espèce de blennorrhée qu'il appelle *prostaturique*, parce que, selon lui, l'irritation de la prostate en est l'élément causateur principal. Pour ce confrère, l'ergot de seigle est un véritable anti-phlogistique dont on peut tirer parti dans toutes les irritations des organes génito-urinaires. Il n'hésite pas à le conseiller contre les accidents de la blennorrhagie dus à un état morbide sthénique (douleur, envies fréquentes d'uriner, érections, etc.). L'ergot de seigle ne guérit pas, dit-il, la maladie; mais il y concourt puissamment en la débarrassant de symptômes plus qu'incommodes, puisqu'ils entretiennent l'irritation locale et s'opposent à la résolution de la blennorrhagie. M. Desruelles, afin d'obtenir ce résultat, associe

l'ergot de seigle au camphre, au nitre, à l'extrait de jusquiame déjà usités en pareille occurrence.

Notre confrère ne se contente pas de considérer cette substance comme exerçant une action sédative sur les organes
génito-urinaires ; il la regarde comme étant toujours un contre-
stimulant direct. D'après lui, ce n'est pas en excitant la matrice inerte que l'ergot provoque les contractions pendant l'accouchement ; c'est l'inverse qui a lieu. L'ergot, dit-il, est un
moyen obstétrical, seulement lorsque l'obstacle aux contractions est un excès de vitalité, une surexcitation de l'organe ;
il réveille et active le travail de la parturition en affaiblissant
l'utérus (1).

Cette théorie, empruntée au contre-stimulisme italien, est
inacceptable. Prétendre que l'ergot de seigle agit comme la
saignée, lorsqu'il rend leur faculté contractile perdue à la matrice, à la vessie, aux membres inférieurs, c'est faire bon
marché des données fournies par l'expérience clinique. Celle-ci,
en effet, distingue soigneusement les cas dans lesquels les
évacuations sanguines conviennent, et ceux qui réclament des
agents excitateurs. Elle nous apprend que la saignée est
funeste et l'ergot de seigle avantageux si la matrice est idio-
pathiquement inerte, et réciproquement que la saignée est
héroïque et l'ergot mauvais quand la pléthore sanguine est la
cause de cette inertie. Il est donc positif que les deux moyens
n'agissent pas de la même manière, et ne peuvent pas être
substitués l'un à l'autre.

Il y a toutefois quelque chose de vrai au fond de l'opinion
ultramontaine adoptée par M. Desruelles. L'ergot est sédatif
de certaines irritations fluxionnaires et sécrétoires dues à une
asthénie locale ; c'est en accroissant le ton des parties qui en
sont le siége qu'il agit alors. J'ai cherché à expliquer de cette

(1) Annales de thérapeutique et de toxicologie, par le Dᵣ Rognetta ;
août 1845, pag. 196.

manière ses vertus astringentes thérapeutiques ; mais l'ergot
n'est pas un calmant direct de l'appareil vasculaire surexcité,
comme le sont la saignée, les tempérants, les émollients ; il
est positivement un excitateur des facultés toniques et contractiles dévolues aux organes, et en cette qualité, selon moi
du moins, il arrête les flux morbides, les hémorrhagies dont
ils sont atteints. Quoi qu'il en soit, j'admets en lui l'existence
des deux pouvoirs portant sur l'utérus, l'un hémostatique,
l'autre emménagogue s'exerçant chacun selon les circonstances.
Du reste, il peut y avoir contradiction involontaire dans la
théorie de celui qui veut expliquer les faits à sa manière ;
mais il n'y a pas certes contradiction dans ces faits. L'avenir
finira par rallier toutes les opinions qui possèdent une partie
de la vérité.

L'étude qui précède a été poursuivie autant que possible sans
perdre de vue les observations qui ont été mon point de départ.
Je sais que l'expérience n'a pas encore dit son dernier mot sur
ce sujet. Je reconnais que l'exposé théorique des propriétés
d'un médicament aussi nouveau et aussi complexe était une
entreprise fort aventureuse. On saura avec le temps ce qu'il
faut ajouter ou retrancher au présent article.

En attendant, pour éclairer et favoriser de nouveaux essais,
je donnerai les renseignements suivants : L'ergot de seigle
prescrit à doses médicinales ne provoque pas ces graves maladies connues sous le nom d'*ergotisme*. L'intoxication pharmacologique se montre seulement avec des symptômes modérés dont
voici les principaux : ce sont des malaises épigastriques, des
nausées, quelquefois des vomissements ; voilà pour l'effet sur
l'estomac. Quant aux mutations sympathiques ou générales, on
a noté le ralentissement du pouls, des étourdissements, la vue
de bluettes, des troubles dans la vision, des démangeaisons à
la peau, une céphalalgie fixe, etc. Mais ces accidents sont
légers et fugitifs ; ils indiquent que les doses auxquelles on est
parvenu sont suffisantes ou un peu trop fortes. Avec de la pru-

dence, on maintient cette intoxication dans un état de modération qui n'a aucun inconvénient sérieux et peut être utile pour le résultat thérapeutique. Il est même facile d'obtenir la tolérance de l'estomac, et de ne pas priver le sujet de ses facultés digestives, tout en continuant le médicament pendant un temps fort long. Lorsque la dose de l'ergot est considérable, on observe une espèce d'ivresse avec dilatation des pupilles, suivie quelquefois d'assoupissement. On n'a jamais observé aucun signe de phlegmasie du côté des voies digestives, lors même que le médicament a provoqué des vomissements.

Les phénomènes que je viens de décrire ont été surtout remarqués après l'administration de l'ergot pour des cas d'inertie de la matrice. Nous verrons tout à l'heure que les quantités ingérées sont alors considérables et pressées. Ces phénomènes se sont toujours dissipés assez promptement, et n'ont laissé aucune trace.

La médicamentation par l'ergot de seigle doit durer peu ou beaucoup, selon le résultat que l'on veut obtenir. La plus courte est celle qui a pour objet de hâter la parturition. La guérison d'une hémorrhagie exige plus de constance dans l'administration du médicament. La vertu emménagogue ne se développe qu'au bout de plusieurs jours. Les paralysies anciennes exigent une médicamentation décidément chronique; il en est à peu près de même des leucorrhées, des flux spermatiques, blennorrhéiques, etc. Ne redoutez pas une légère intoxication, ainsi que je le disais tout à l'heure; elle est l'indice d'une pénétration intime du médicament, telle qu'elle convient lorsqu'il s'agit de maladies opiniâtres. Cependant cette intoxication n'est pas de rigueur; on peut guérir sans elle. Il paraît même que l'ergotine, préparée d'après le procédé de M. Bonjean, n'est pas susceptible d'intoxiquer, du moins aux doses habituellement prescrites, et cependant elle a des vertus astringentes, et d'autres encore peut-être.

IV. Voici les préparations les plus recommandées d'ergot de seigle et les modes d'administration.

On prescrit surtout la poudre et l'infusion.

On donne la poudre comme emménagogue, pendant le temps indiqué dans les généralités placées en tête de la classe que j'examine, à la dose de 5 centigrammes à 1 gramme en pilules à consommer dans la journée ; elle est mêlée à d'autres substances susceptibles d'agir dans le même sens. La formule suivante, dont l'efficacité m'est démontrée, est un exemple de ce genre.

Pilules composées chacune de :

Ergot de seigle....... 10 centigrammes.
Rue................. 5   —
Aloès............... 5   —

A prendre par jour 6 jusqu'à 9 de ces pilules pendant une semaine, en employant concurremment l'apposition de sangsues, les bains de pied, les fumigations tièdes dirigées vers la vulve, etc.

On peut suspendre la poudre d'ergot dans une infusion de coquelicot, de feuilles d'oranger, de fleurs de tilleul, ou tout simplement dans de l'eau sucrée.

Cette poudre est également préférée pour l'usage obstétrical ; on la donne à la quantité de 2 grammes, rarement 3, 4, suspendus dans une quantité suffisante d'eau, en trois prises, à donner de 5 à 10 minutes d'intervalle. Les accoucheurs, quand la faiblesse est grande, emploient comme excipient le bouillon ou le vin. Si le médicament est rejeté par le vomissement, il faut le faire prendre dans un lavement. L'action contractile se développe ordinairement après 15 ou 25 minutes environ ; elle dure une heure ou une heure et demie. Assez souvent on prescrit une autre dose semblable pour faciliter le passage de la tête par l'orifice valvaire. Si la première quantité reste sans effet, ou si les contractions ne font pas marcher l'accouchement, il faut, avant de la répéter, s'assurer de nouveau et avec plus de soin qu'il n'y a pas d'obstacle s'opposant à la sortie de l'enfant ; et cet obstacle, s'il existe, sera écarté par les moyens chirurgicaux ou autres. La continuation inopportune du médicament peut, on s'en souvient, être très-préjudiciable.

L'infusion est préférée par quelques accoucheurs, en petit nombre cependant; on la prépare avec 1 à 4 grammes pour 250 grammes d'eau, et elle se prend à cuillerées chaque 6, 10 minutes.

M. Ollivier d'Angers a conseillé les pilules suivantes, qu'il croit propres à la résolution des engorgements atoniques de l'utérus :

Poudre d'ergot de seigle	8 grammes.
Oxyde de fer..........	4 grammes.
Poudre de rhubarbe.... } āā	2 grammes.
Poudre de gentiane..... }	
Poudre de gomme......	1 gramme.

Faites à l'aide du sirop de sucre 60 pilules; chacune contient 10 centigrammes d'ergot. On en prescrit 4, 6, jusqu'à 8 par jour.

M. Allier, pour le traitement des rétentions d'urine, commence par 1 gramme de poudre et s'élève rapidement à 2 grammes par jour.

M. Payan, ayant à traiter des paralysies, a fait choix de l'infusion ; il a pu en donner, à l'aide d'augmentations graduées, 5 grammes dans le même espace de temps ; au début, il prescrivait 75 centigrammes pour 150 grammes d'eau bouillante. Le médicament était pris le matin à jeun. Les signes d'intolérance ou d'intoxication, quand ils se sont présentés, n'ont pas duré plus d'une heure ; tout rentrait dans l'ordre au bout de ce temps.

M. Desruelles, pour les blennorrhagies, prescrit la poudre à la dose de 10 centigrammes formant un bol qu'on répète 2, 5 fois dans la journée. Le lecteur se souvient que M. Desruelles associe l'ergot au camphre, au nitre, etc. Ce confrère a remarqué que ce médicament avait plus d'efficacité quand il était uni à l'acide benzoïque. — M. Dupuis de Mayence (1) a également

_____

(1) Journal de médecine de Trousseau; janvier 1846, pag. 21.

employé la poudre d'ergot pour traiter les blennorrhagies
chroniques ; il conseille de la donner, à la dose croissante de
1 gramme à 4, toutes les trois ou quatre heures ; six à
dix jours de traitement suffisent, dit-il, ordinairement pour la
guérison. La différence des doses indiquées par ces deux confrères prouve que ce point de pharmacodynamie pratique
a encore besoin d'être examiné.

L'ergotine de M. Bonjean (c'est tout simplement, je le répète, un extrait obtenu avec l'eau froide) est formulée, comme
astringent anti-hémorrhagique, à la dose de 50 centigrammes
à 1 gramme et demi dissous dans 120 grammes d'eau qu'on
édulcore et à prendre par cuillerées. Quand l'hémorrhagie est
grave, on peut aller jusqu'à 8 grammes et demi ; les doses par-
tielles sont plus fortes et plus pressées.

L'ergotine peut être aussi formulée en pilules aux doses que
je viens d'indiquer ; mais généralement on l'administre en
solution. De cette dernière façon, elle est considérée comme
plus efficace. D'après M. Bonjean, 4 grammes de son ergotine
représentent 40 grammes d'ergot de seigle.

Si on voulait essayer la vertu hémostatique directe de l'ergotine, on pourrait imiter le procédé employé par M. Bonjean dans
ses expériences sur les animaux. Pour les hémorrhagies des
petits vaisseaux, M. Bonjean se sert d'une dissolution de 75
centigrammes dans 15 grammes d'eau ; il imbibe un tampon
de charpie qu'il place sur la plaie, et mouille avec le reste,
goutte par goutte, jusqu'à production de l'effet. S'il s'agissait
d'une lésion de gros vaisseaux, ajoute l'auteur, la solution
serait plus concentrée et le contact du tampon plus prolongé.
Dans l'état actuel de la science, un praticien qui, pour ce dernier cas, se contenterait d'un pareil moyen, assumerait sur lui
une grave responsabilité.

M. Bonjean a proposé un sirop d'ergotine qui contient 50
centigrammes d'extrait, par chaque 50 grammes. On le prend
par cuillerées, 2 à 4 dans la journée, et au-delà.

Le même auteur fait observer que l'ergotine doit être préparée au fur et à mesure du besoin à cause d'un principe fermentescible qu'elle renferme.

On a formulé d'autres sirops : l'un est fait avec l'extrait alcoolique de l'ergot ; l'autre (sirop de Calcar), avec le produit de la macération dans le vin. Ces préparations ont une valeur qui n'est pas encore fixée.

L'huile d'ergot (extraite par l'éther, procédé de M. Wrigth) agit, dit-on, comme la créosote pour arrêter les hémorrhagies et calmer les douleurs des dents. M. Wrigth assure que cette huile possède toutes les qualités hémostatiques et obstétricales de l'ergot. La dose est de 20 à 50 gouttes dans un véhicule chaud, tel qu'une infusion de thé, ou dans une potion légèrement spiritueuse. Quelques essais ont été tentés à la clinique d'accouchements de la Faculté de médecine de Paris, et ils n'ont pas répondu à l'idée qu'on s'était faite de cette huile, d'après les recherches de MM. Bonjean et Wrigth (1). Jusqu'à plus ample informé, on ne doit pas se servir de ce produit.

Appendice aux Évacuants.

Les sialagogues et les errhins n'ont, en général, rien de spécial dans leur mode d'action. Il faut en excepter quelques-uns, notamment le mercure et ses préparations, qui exercent certainement une influence élective. Mais cette propriété pharmacologique, effacée par d'autres plus importantes, est tout-à-fait secondaire. Les auteurs modernes ont donc bien fait de supprimer la classe des sialagogues et celle des errhins.

Toutefois, l'indication d'activer les sécrétions buccale, pituitaire, se présente quelquefois, et comme l'usage a consa-

(1) Annuaire de thérapeutique et de matière médicale, par le docteur Bouchardat, Paris, 1842, pag. 63.

cré l'emploi de certains médicaments, je crois utile de leur consacrer les généralités suivantes, sous forme d'appendice aux évacuants.

SIALAGOGUES.

On a donné ce nom aux agents qui augmentent la quantité des produits de sécrétion versés dans la cavité buccale.

Toute substance sapide a cette propriété, et surtout celles d'une saveur chaude, due à la présence de principes aromatiques.

Le mercure fournit l'exemple d'un sialagogue à effet lent, et dont la vertu ne peut pas s'expliquer par des qualités savoureuses; il agit sur les glandes et les follicules de la bouche, après avoir été saisi par l'absorption, et quelle que soit la surface où il est appliqué. La cause de cette action élective n'est pas connue; le mercure est donc, sous ce rapport, un véritable spécifique d'organe.

Long-temps on a pensé que ce médicament ne devenait anti-syphilitique qu'à la condition de se montrer préalablement sialagogue; on est revenu de cette erreur. Maintenant la salivation mercurielle est considérée avec raison comme un événement inutile, quelquefois fâcheux, et qu'il faut par conséquent éviter.

Le mercure est le seul sialagogue qui agisse d'une façon à peu près certaine, lorsqu'il est déposé avec une insistance suffisante, ailleurs que sur la surface buccale; presque tous les autres ne provoquent leur effet qu'à la suite d'un contact direct. Pour cela, on fait fondre le médicament dans la bouche, on l'y mâche long-temps, quand il ne peut pas s'y dissoudre par lui-même.

Rarement on a besoin d'avoir recours aux sialagogues, et ces médicaments ont peu d'importance.

Quelques praticiens les prescrivent dans la petite-vérole, lorsque la salivation critique observée quelquefois vers la fin de cette maladie, se supprime, ou ne s'établit pas convenablement.

Les sialagogues peuvent également contribuer à la résolution des maladies catarrhales de la bouche et de la gorge. Ceux qui sont excitants ou âcres réussissent quelquefois pour guérir une névralgie dentaire; ils amènent aussi, mais rarement, une dérivation favorable dans les catarrhes des yeux ou des oreilles.

Je conseille aux personnes dont l'estomac est paresseux l'usage des sialagogues après le repas. La salive abondante dont ils provoquent la sécrétion étant avalée, il m'a paru que l'œuvre de la digestion était moins difficile et s'accomplissait plus promptement. Les propriétés physiologiques attribuées à la salive, et son analogie avec le fluide pancréatique, pourraient donner la raison de ce fait que je crois exact.

Le mercure, le tabac, qui est un sialagogue dont l'emploi vulgaire est si répandu, seront étudiés ailleurs.

Les autres sialagogues sont des émollients sucrés ou des excitants. Il existe donc des sialagogues doux et des sialagogues chauds : les premiers conviennent quand il y a irritation; les seconds sont applicables lorsque la surexcitation de la partie est ou souhaitable, ou bien un évènement indifférent.

Les plus usités parmi les sialagogues doux sont la réglisse, les préparations saccharines et gommeuses, les pâtes faites avec les fruits émollients.

Les sialagogues chauds, dont on conseille l'emploi dans les vieux traités de pharmacologie, sont le girofle, l'angélique et surtout la pyrèthre. Toutes les substances aromatiques agréables peuvent être prescrites de la même manière.

J'aurai occasion de revenir sur la plupart des agents que j'ai nommés. Un mot seulement sur la pyrèthre dont il ne sera plus question, et qui mérite la mention que je lui accorde, du moins à cause de l'importance dont elle jouissait jadis.

La pyrèthre est une espèce de camomille (*anthemis pyre-thrum* de Linné, maintenant *pyrethrum officinale*, famille des synanthérées, section des corymbifères) dont on emploie la racine. Celle-ci a une saveur très-âcre; c'est un des plus forts des sialagogues chauds; on l'emploie en fragments que l'on tient dans la bouche. Vers la dernière période des amygda-lites, on peut essayer des gargarismes faits avec 8 grammes pour 1000 grammes d'eau réduits à moitié par l'ébullition. La pyrèthre est aujourd'hui un médicament presque abandonné.

ERRHINS.

Ces médicaments augmentent la sécrétion de la muqueuse nasale; ils doivent tous leur action à une influence excitatrice, locale, directe. Jadis on employait comme errhins la poudre de racine de cabaret (*asarum europœum*); la poudre de feuilles de muguet (*convallaria maialis*); la poudre de feuilles de la racine de bétoine (*betonica officinalis*). Maintenant le tabac, dont je parlerai ailleurs, est à peu près la seule substance usitée.

Les occasions d'employer les errhins sont plus nombreuses qu'on ne pense, et les médecins tirent trop peu parti de cette vertu médicamenteuse; elle est susceptible de rendre des ser-vices de plusieurs genres.

Tout le monde sait que les errhins agréables sont des exci-tants céphaliques très-utiles quand la tête est lourde, embar-rassée. Les errhins sont, en outre, des sternutatoires, et comme tels, en outre du genre d'utilité dont je viens de parler, ils provoquent des contractions dans les organes respiratoires, contractions dont les conséquences mécaniques peuvent être la rupture d'un abcès situé au larynx, au fond de la gorge, la sortie d'un corps étranger de petit volume. En leur qualité d'évacuants, les errhins employés assidûment entretiennent sur la muqueuse nasale un travail sécrétoire épispastique dont l'utilité est possible pour prévenir les coryzas, pour dissiper les fluxions catarrhales errantes qui ont de la tendance à se porter aux yeux, aux oreilles. Le tabac, malgré l'abus qu'on en fait, a rendu à quelques personnes des services de ce genre.

Les substances volatiles, excitantes (éther, ammoniaque, etc.), si souvent employées contre l'asphyxie, la syncope, les vapeurs, etc, se comportent alors à la façon des errhins.

Il y a une grande analogie entre l'action des errhins et celle de beaucoup de sialagogues. Ces agents peuvent se remplacer réciproquement; le lieu de l'application seul diffère.

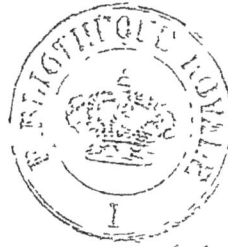

FIN DU TOME PREMIER.

TABLE DES MATIÈRES DU TOME PREMIER.

——

TABLE DES MATIÈRES.

FIN DE LA TABLE DU TOME PREMIER.

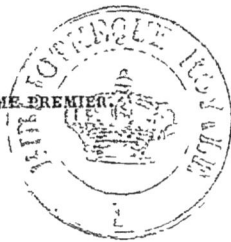

www.ingramcontent.com/pod-product-compliance
Lightning Source LLC
Chambersburg PA
CBHW060516220326
41599CB00022B/3344